Beyond Behaviours

Using Brain Science and Compassion to Understand and Solve Children's Behavioural Challenges

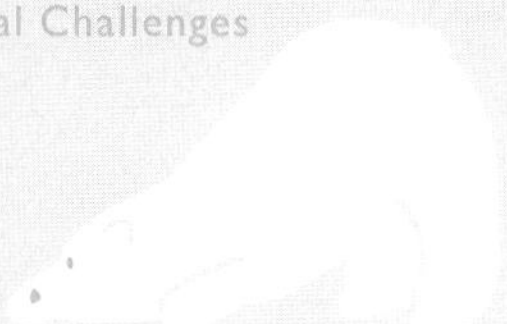

発達障害から ニューロダイバーシティへ

ポリヴェーガル理論で解き明かす 子どもの心と行動

モナ・デラフーク

Delahooke

丘ちぐさ 訳

heresa Hanaoka

春秋社

私の夫であり、この楽しい旅のパートナーであるスコットへ——
あなたの人生は、他者への思いやりを体現しています
私はあなたの愛とサポートに永遠に感謝します

本書に寄せられた賛辞

『発達障害からニューロダイバーシティへ』は、破壊的な行動をとる子どもたちを理解し、癒すためのパラダイムシフトの基礎を提供します。今までの教育や治療のモデルは、反社会的行動や非社会的行動を、動機づけられたものとして扱ってきました。デラフーク博士は、わかりやすく美しく書かれたこの本の中で、この神話のベールを剥がし、神経生物学的な情報に基づく治療モデルを提唱し、効果的な結果につながる洞察力のある指示を提供してくれています。

――ステファン・W・ポージェス、PhD
インディアナ大学名誉研究者、ノースカロライナ大学精神医学教授
『ポリヴェーガル理論入門――心身に変革を起こす安全と絆』著者

私は発達心理学者として、思いやりのある教師として、そして自閉症児を持つ母親として、この本は素晴らしいと心から思います。子どもの行動を「形成」する従来の方法は、子どもの感情状態を無視しており、子どもの学習能力、発達能力、安全な人間関係を形成する能力に大きな犠牲を強いています。この本では安全性を、子どもの学習の基礎として理解するための具体的な方法を紹介しています。脳の自然な機能に逆らうのではなく、むしろそれを活かして、子どもの学習の可能性を最大限に引き出すことができます。

――クリスティン・ネフ、PhD
テキサス大学オースティン校教育心理学科准教授
『セルフ・コンパッション――有効性が実証された自分に優しくする力』著者

私はこの本が大好きです。多くの人にプレゼントしたり、勧めたりする一冊になるでしょう。『発達障害からニューロダイバーシティへ』は、簡潔でわかりやすく、実践的で、科学的根拠に基づいています。そして、これによって社会が変わるでしょう。私が望むのは、親、教育者、臨床医、そしてすべての支援専門家がこの本を読むことだけではありません。トレーニングを受けている専門家の必読書となることを願っています。今こそ、私たちは科学的根拠に基づいたアプローチを用いて、単なる行動を超えて、子どもとその養育者を支援するときです。この本はその道筋を示すものです。

——ティナ・ペイン・ブライソン、PhD, LCSW

ニューヨーク・タイムズ紙のベストセラー『しあわせ育児の脳科学』『子どもの脳を伸ばす「しつけ」』共著者
センター・フォー・コネクション エグゼクティブ・ディレクター

この本は、子どもの行動上の課題に頭を悩ませているすべての親や専門家を包み込みます。そして今までの仮説を疑い、支援方法を再検討させるものです。デラフーク博士は、発達、脳科学、メンタルヘルス、子どもや親との経験などの視点を統合することで、私たちの理解を再構築し、神経の多様性を尊重した、洞察と思いやりのあるアプローチへと導いてくれます。『発達障害からニューロダイバーシティへ』は、すべての子どもと家族が進歩し、安全を感じ、人間関係を楽しみ、最大限に成長するための助けとなるでしょう。

——セレーナ・ウィーダー、PhD

プロフェクタム財団クリニカル・ディレクター、DIRモデル共同開発者
『*The Child with Special Needs*』『自閉症のDIR治療プログラム』共著者

デラフーク博士は、三〇年以上にわたり、ニューロダイバーシティや初期トラウマを含む行動上の課題を抱える子どもたちと関わってきた児童心理学者です。この読みやすい本の中で、子どもの専門家や家族に対して、問題のある行動は、初期に埋め込まれた危険や生命の危機の感情を覆い隠している氷山の一角であると考えるように勧めています。思いやりと洞察力をもって、安全で安心できる癒しの環境を作るために、私

たちを導いてくれます。

——マリリン・R・サンダース、MD, FAAP
コネチカット・チルドレン・メディカル・センター、新生児科医、コネチカット大学医学部小児科教授

私が『発達障害からニューロダイバーシティへ』が好きなのには、いろいろな理由があります。この本には、まず第一に、思いやりを持つことと、子どもにレッテルを貼らないというメッセージがあります。デラフーク博士は、親が自分自身を思いやり、難しい子どもたちに冷静に対応するために必要な前提条件として、優れたセルフケア技術を実践することがいかに重要であるかを示しています。この本の最大の特徴は、ひどく怯えていて扱いが難しい子どもであっても、癒しとサポートの関係を築くために必要な、冷静な自己受容を見出すための、実践的で力に満ちたステップ・バイ・ステップのアイデアを提供していることです。

——ドナ・マシューズ、PhD
発達心理学者
『*Beyond Intelligence-Secrets for Raising Happily Productive Kids-*』共著者

この本は、フラストレーションを抱えた親や、子どもたちを診断したり、行動計画を策定する立場の人たちの必読書になるはずです。氷山の一角だけに注目するのではなく、子どもたちの感情や行動をより大きな視点で捉えて、子どもを力づけ、サポートするデラフーク博士の導きに従ったときにもたらされる、素晴らしい結果を想像してみてください。

——ニコル・シュワルツ、MA, LMFT
ペアレントコーチ

デラフーク博士は、子どもたちの行動を改善しようとする人たちに、現実をしっかり見るように促します。彼女は新鮮で包括的な視点を提供し、「悩める子どもたちを理解し、教え、治療し、サポートするためのより人道的な方法」を提供しています。デラフーク博士は、心と身体の統合的なアプローチに焦点を当て、親と子が行動の違いや「因果関係の氷山」に対して、思慮深く、敬意を持って対処できるよう支援しています。

『発達障害からニューロダイバーシティへ』には、ケース・ヒストリー、ワークシート、実践的な戦略、リソースなど豊富な情報が含まれており、読者が行動上の課題の根底にあるものを理解し、意味と癒しのある、永続的な解決策を見出す力を与えてくれます。子育てに関する文献への歓迎すべき新たな一冊です！

――**ジョアン・フォスター**、EdD

才能教育と子どもの発達の専門家

『*Being Smart about Gifted Education*』『*Beyond Intelligence*』共著者

素晴らしい一冊です！　デラフーク博士は、乳幼児のメンタルヘルス、子どもの発達、臨床心理学、神経科学の分野の知識を統合し、子どもの問題行動に対する画期的なアプローチを提供しています。複雑な神経生物学的プロセスが、意味のある介入のための実用的なモデルに見事に変換されています。子どもたちの最も困難な行動に対するユニークで意義深い視点は、人生を変える力を持っています。本書は、子どもたちに関わるすべての人にとって必読の書です。

――**ミーガン・スティルウィル**、DO, FAAP

小児科医

本書は、子どもに関する複雑な概念や新しい考え方を、親や専門家が消化して使えるようにした素晴らしい本です。

――**ミム・オシェンベイン**、MSW, OTR/L

スター・センター感覚処理障害教育部門ディレクター

『発達障害からニューロダイバーシティへ』は、子どもたちの感情的なニーズを強調したケース・スタディと研究に基づいており、親や教育者が、子どもたちが困難な行動を乗り越えていくために、思いやりの心を持つことを教えています。

――**ケイティ・ハーレイ**、LCSW

『*No More Mean Girls*』著者

デラフーク博士は、『発達障害からニューロダイバーシティへ』において、S・W・ポージェス博士が開発したポリヴェーガル理論を子どもたちに適用し、うまく行動できない子どもたちの多くが、単にそのような発達能力を持っていないだけであることをわかりやすく説明し、子どもたちがどのように自己調整能力を身につけていくかについての社会情動的なロードマップを示しています。デラフーク博士は、子どもはストレスを感じたときに行動を起こすと述べており、私たちの道具箱の中でも最も重要なツールは、つねに子どもとのつながりであり、それによって安全性が回復するのだということを教えてくれます。この画期的な本は、「問題行動」を起こす子どもたちを捉え直し、セラピスト、教師、親として、子どもたちを助けられるように自分自身のパラダイムを変えることに挑戦しています。非常にお勧めです。

——**ローラ・マーカム、PhD**

『*Peaceful Parent Happy Kids*』著者

発達障害からニューロダイバーシティへ　目次

第3章　個人差について　75

II　解決策　117

第4章　安全がすべてのはじまり　119

第5章　行動の根底にあるものに対処する
ボトムアップで課題に取り組む　165

第6章 ボディアップからトップダウンまでの課題に取り組む 207

III ニューロダイバーシティ、トラウマ、そして未来への展望――249

第7章 自閉症とニューロダイバーシティを持つ人の行動――注意深く対応する 251

第8章　有害なストレスやトラウマにさらされた子どもの行動上の課題をサポートする

第9章　未来への希望と、今やるべきこと　

発達障害からニューロダイバーシティへ——ポリヴェーガル理論で解き明かす子どもの心と行動

はじめに

ある幼稚園児は、幼稚園教諭が問題行動を示す子どものリストにその子の名前を記入するたびに、家に帰ると父親から必ず腕をつねられます。

ある三歳の子どもは、母親が運転中に気を失ったため〔訳注：薬物乱用などで気を失うという意味が暗に含まれている〕道端に停められた車の中から救出され、養子に出されました。デイケアセンターの先生は、彼が「問題行動」を起こすたびに、彼を「反省室」に送ります。

ある一〇歳の子どもは、反抗挑戦性障害と診断されました。担任の先生によると、彼は慢性的な混乱状態にあり、つねに注目を集めようとしているそうです。彼の問題行動は、家族が新しい州に引っ越したあとに始まりました。

私は毎日のように、従来の戦略がうまくいかなかった子どもたちを、どうやって助けたらいいのか、必死に答えを探している教師や専門家、そして親たちに出会います。私は児童心理学者として、また講演者として、ブログやソーシャルメディア、そしてメールで、彼らの声を聞いています。

本書は、こうした問いに対する私の答えです。私の旅にお付き合いください。私は、挑戦的な行動を管理する方法について、今まで教えられたすべての定説に疑問を抱かざるを得ませんでした。時が経つにつれ、私は大学院で学んだ狭い理解とはかけ離れた、新しい理解を得ることができました。私は知りたかったのです。なぜ私たちは、最も深刻な挑戦的行動をとる子どもたちを助けられないのか？

私は、脳の深部にたどり着きました。先見の明のある神経科学者がついに答えを出したのです。子どもの難しい問題行動について書かれた本の多くは、脳と身体のつながりである自律神経系の状態を考慮せず、画一的なアプローチをとっています。また、子どもたちの個人差、つまりそれぞれの強みや課題を考慮していません。また、挑戦的な行動に対処するための従来のアプローチでは、子どもの社会情動的な発達の文脈でこうした課題を検討することができません。その結果、多くの治療アプローチは、包括的な根拠や指針を欠いており、ことごとく失敗に終わっています。

本書は、行動上の課題を理解するための新たな文脈を提供し、それぞれの子どもの脳と身体に基づいて判断するためのロードマップを提供することを目的としています。脳に関する研究と知識は過去三〇年間で飛躍的に進歩しましたが、その理解を実用化することはほとんどできていません。しかし、神経科学者であるステファン・ポージェス博士の研究から生まれたポリヴェーガル理論®、特にニューロセプションの概念は、行動に課題のある子どもとその家族をサポートするための新しい方法を提供しています(1)。

数年前のことですが、当時幼少期の子どもに関する専門家にお勧めできる簡単な入門書が見つからなかったため、社会性と情動の発達について本を書くことにしました。『早期介入における社会情動的発達：子どもに関わるためのスキルガイド（*Social and Emotional Development in Early Intervention: A Skills Guide for Working with Children*）』〔未邦訳。以下、未邦訳書は初出時に原題を併記した〕です。その中のひとつの章で、問題とされる行動について取り上げました。すると、その章に書いたことや、このテーマに関する私のほかの著作に、多くの反響が寄せられました。そこで、このテーマをより深く掘り下げるために本書を著すことにしました。

私は長年にわたり、私のオフィス、公立・私立のメンタルヘルス機関、学校など、さまざまな場所で、親、教師、セラピスト、管理者などと一緒に、問題とされる行動をとる子どもたちをどのように支援するかを議論してきました。必然的に、善意の専門家たちは、会話をすぐにテクニック、行動計画、強化の随伴性〔何度も繰り返して結果を体験することで行動が改善されるという考え方〕へと導きます。しかしこれらの計画は、私たちが基本的で重要な質問をしたあとに論じられるべきです。つまり、「子どもの脳と身体は安全を感じていますか？」「もしそうでなければ、どうすれば子どもが安全だと感じられるようになるでしょうか？」です。

私の回答には三つの情報源があります。一つ目は、ポージェス博士の先見性のある研究です。この研究は、子どもたちが感情や行動を自制するための多くのスキルを身につけるための基盤が「安全」であることを示しています。[2] 私は、ポージェス博士に深く感謝しています。博士は、子どものメンタルヘルスとそれに関連した分野に携わる私のような臨床家に、ポリヴェーガル理論を自分の仕事に応用する具体的な方法をわかりやすく教えてくれています。特に重要なのは、ポージェス博士が提唱するニューロセプションの概念です。ニューロセプションとは、「意識の及ばないところで環境中のリスクを評価する神経的なプロセス」[3] であり、この考え方は、子どもの神経系の独自のニーズに合わせてアプローチを調整するための脳科学的根拠となります。

次に、私の恩師であり、子どもの発達と象徴的な遊びの先駆者である心理学者のセレーナ・ウィーダー博士の教えがあります。ウィーダー博士は一九七〇年代後半に、スタンレー・グリーンスパン博士とともに、発達上の課題を抱えるリスクの高い乳幼児の研究をおこない、DIR®（Developmental, Individual-differences and Relationship-based：発達段階と個人差を考慮に入れた、相互関係に基づくアプローチ）と呼ばれるモデルを開発しました。[4] 彼らの発見は、子どもと家族に働きかけるときの新しく革新的な方法を開発するきっかけとなりました。これにより、子どもの社会情動的な発達段階に対する新たな概念が生まれました。また、すべての人間に内在する広範な個人差を尊重することで、子どもと家族への支援を図ることが重要であることを説明しました[5]。

私のアプローチに影響を与えている三つ目の要因は、私たちが感覚系（感覚システム）を通してどのように情報を取り込むかが重要であるという認識です。多くの専門家や教育者が、感覚系の重要性を認識しておらず、この重要な要素をメンタルヘルス、医療、教育に統合できていません。実は、感覚系は人間のすべての行動の基盤を形成しています。作業療法分野の同僚から、子どもの感覚系と好みを分析することは、子どもが問題とされる行動を示したときに、子どもをどのように理解し、支援するかについて、実践的な視点を提供すると教わりました[6]。

私は、臨床心理士として二五年間にわたり、子どもの問題行動、挑戦的な行動、混乱した行動を理解するために、親、専門家、教育者と一緒に仕事をしてきました。私たちはみな、このような行動に、どのような意味を持たせるかについて悩んでいます。

現在の治療パラダイムの多くは、行動上の課題の一般的な原因として、注目を集めること、命令に従いたくないこと、操作、好まない活動の回避などに焦点を当てています。対照的に、本書では、行動上の課題を別の視点から見ています。つまり、発達と関係性に基づいたアプローチを説明しています。実は、持続的で問題のある行動の多くは、子どもが脅威のニューロセプションを経験したときに起こる、生理的なストレス反応の表れなのです。問題行動を、子どもが**意図的に反抗**しているのではなく、「**適応的な反応**」であると考えるようになったとき、私の子どもと家族を支援する方法についての考え方がガラリと変わったのです。

私は臨床活動の中で、永続的な挑戦的行動が、意図的な反抗、回避、操作によって引き起こされることはほとんどないことを発見しました。しかし、重度の問題行動に対する治療アプローチの多くは、そのような考えを前提としています。多くの場合、子どもを支援する方法はプレマックの原則に従っています。つまり、より高いレベルの内発的強化を持つ行動は、好ましくない行動に対する報酬や強化として用いることができるというものです。[7]言い換えると、正の強化、つまり良くできたら褒め、間違っていたら困った結果を味わうことになるということを教えることで、規則を学ぶことを覚え、問題行動が減るというわけです。しかし、子どもたちの持続的で深刻な挑戦的行動は、強化スケジュールや罰、タイムアウトなどのテクニックが通用しないことが多いのです。

多くの専門家は、問題のある行動は、子どもが**何かを得ようとしたり、何かから逃れようとする**努力の表れだと考えています。私たちはしばしば、子どもの行動上の課題を「いい加減な」子育てや診断のせいにします。子どもや一〇代の若者が必要としているのは、よりよい行動管理、より一貫した子育て、またはよりよい薬だと思い込んでしまうことが多々あります。しかし、現在の神経科学は、より複雑な現実を明らかにしています。つまり、問題行動の多くは、子どもの脳と身体がストレスをどのように受け止めているかを反映しているのです。

本書で紹介する新しいアプローチは、単に子どもや親を責めることから脱却しています。「ゼロ・トゥー・スリー財団（Zero to Three Foundation）」〔子どものより良い発達について研究しサポートする団体〕による最近の世論調査では、九〇％の親がほとんどの場合、自分が批判されていると感じていることがわかりました。[8]行動上の課題を抱える子どもの親を対象とした世論調査では、おそらくその割合は一〇〇％に近いでしょう。私たちは、気づかないうちに子どもの行動を、子ども自身や親のせいにしてしまうことが多々あります。

さらに、「子どもたちは自分の意思で問題を乗り越えられる」と信じてしまいがちです。私たちは、子どもたちがより良い行動をするように「**自分の意思でできるように**」手助けをしたいと思い、チアリーダーになります。そして、私たちの最善の努力にもかかわらず問題行動が続くと、子どもたちに、そして私たち自身にも失望してしまいます。私たちは、ある程度の年齢に達した子どもたちは、自分の感情や行動を自発的にコントロールできると思い込んでいます。この誤った思い込みが、行動上の問題を抱える子どもを助けるための多くのテクニックを失敗させ、人間関係に大きなダメージを与えてしまいます。

本書では、三つのセクションに分けて、行動上の課題を分解し、それぞれの子どもの挑戦的行動の原因やきっかけを発見する方法を紹介しています。第I部（第1〜3章）では、子どもたちを支援するために、問題と注意すべき点を定義します。**第II部**（第4章〜第6章）では、この知識を使って何をするのか、どのように応用するのかを説明しています。**第III部**では、特定の特徴を持ったグループに焦点を当てます。第7章では、自閉症やその他のニューロダイバーシティ（神経多様性）を持つと診断された子どもたちの、難しい行動の意味を再定義するために、このアプローチを適用する方法を説明しています。第8章では、有害なストレスやトラウマにさらされ、行動上の課題を示す子どもたちをサポートする方法を説明しています。第9章では、行動上の課題を持つ子どもと関わる際に感じるストレスやプレッシャーを打ち消すために、子どもや家族がポジティブな経験を積むことができるように、私たちができることを説明しています。

脳科学は非常に複雑です。私は、わかりやすくするために、脳に関する情報を大幅に簡略化しました。私は、根っからの臨床家であり、私自身、子育てをしている母親です。神経科学の概念を翻訳することは、私の専門ではなく、しばしば難しさを感じます。私が神経科学の基礎を説明する際には、多くの人々に実用的な情報を提供するために、あえて還元主義を採用しています。ここは、「深く学べ。然らずんばピエリアの泉の水を飲むなかれ」というアレキサンダー・ポープの格言を引用するのが適切だと思います[9]［ギリシャ神話では、ピエリアの泉の水を飲むと学識が与えられるといわれた。専門知識は専門家として深く学ぶべきもので、生半可な知識で物事を語るべきではないという意味］。臨床家が脳の働きを単純化しすぎるのは問題ですが、私は長年の臨床経験でその効果を目の当たりにしてきたので、噛み砕いた形で脳の働きについて語る資格があると思っています。また、私がニューロセプションの概念を正確に理解しているかどうかを確認するために、過去数年間にわたる私の臨床での知見について「ポリヴェーガル理論」をもとに解釈したものを、ポージェス博士に読んでいただきました。博士には、時間を惜しみなく割いていただき、感謝しています。

では、協力と関係構築の精神に基づき本書の立ち位置を説明します。巷にはそれぞれの分野で伝統的な手法を用いて子どもたちと接している熱心な仲間がいますし、あなたも懸命に子育てをしていることでしょう。本書は、その方法を非難したり、批判したりするものではありません。むしろ、本書が、子育て、教育、発達、少年司法、ソーシャルワーク、メンタルヘルスの各分野における現在のアプローチを見直すための新たなレンズとなり、困難を抱える子どもたちを支援するために、私たち全員が受け入れることのできる、基本的な概念に焦点を当てるものになることを願っています。

本書は、それぞれの子どもに対する専門的なアドバイスやサポートに代わるものではありません。あなたが親であれば、子どもの課題を解決するために、信頼できる専門家から適切なサポートを受けるべきです。また、自分自身の心の健康が損なわれていると感じたら、サポートを求め、セルフケアの機会を見つけることが大切です。自分自身の心の健康を大切にし、精神的に安定した状態を保つことが、自身の子どもや、ケアを提供している子どものためにできる最善のことなのではないでしょうか。

最後にエクササイズに関する注意点を述べておきます。本書には、ひとりでおこなえる活動が多く含まれています。しかしすべての心理学的手法と同様、予期せぬ反応が起こる可能性があります。私が説明したエクササイズが、あなたやあなたが関わっている子どもに苦痛を与えた場合は、そのエクササイズを中止してください。

私はこの情報を皆様と分かち合うことができ、大変うれしく思っています。本書では、行動についての新たな視点を獲得することで、困難を抱えている子どもたちをより人間的に理解し、教え、処遇し、サポートすることができ、こうした子どもたちの人生をより良いものに変えていく可能性があるということを書きました。皆様がこの希望に満ちたメッセージを受け取ってくださることを心から楽しみにしています。

＊本書は、情報の提供または教育を目的としており、医学的なアドバイスや治療の代わりになることは意図していません。医師の診察を要する症状のある方は、資格を有する医療従事者または適切なセラピストにご相談ください。

I　行動を理解する

第1章 行動に隠された適応性を明らかにする

我が人生を振り返り、優秀な先生方と人間の気持ちに寄り添ってくれた方々に感謝を捧げる。
——カール・ユング

スチュアートが小学二年生になるころには、先生たちは彼を「問題児」と決めつけていました。愛情のある家庭で育った彼は、善悪の判断ができることはわかっていましたが、頻繁にけんかをしたり、教室を混乱させるような暴言を吐いたりしていたのです。スチュアートには、スクールカウンセラー、民間のセラピスト、発達小児科医などが関わり、多くの専門家が彼を助けようとしていました。

スチュアートが自分の行動をコントロールできるようになると、彼の両親やチームは安心しました。ときには数日、あるいは数週間にもわたってうまく行動をコントロールできることがあり、そのようなときは親も専門家チームもホッとするのですが、突然、仲間や先生、親に対して怒りを爆発させてしまうのです。彼の状況は、時間とともに悪くなっていきました。最終的には精神科医から、「反抗挑戦性障害」と診断されました。両親は、彼を特別な支援学校に通わせ、さらに入所型の治療センターにも通わせました。しかし、多くの人が懸命に努力したにもかかわらず、彼にはわずかな進歩しかありませんでした。

私は児童心理学者として仕事をしていますが、つねにスチュアートのような子どもに出会います。大人から障害と診断されたり、悪さをするためにしつけが必要だと思われたり、間違った選択をしたと判断されたりした若者たちです。親や周囲の人たちは、彼らの問題行動を「治す」ことを期待して、私のようなメンタルヘルスの専門家のもとに彼らを送りこみます。親、教師、その他の専門家の誰もが、さまざまなテクニックやアプローチを使っていますが、それらはときに互いに矛盾し、効果がないことも多く、私たちは苛立ちと混乱を覚えます。私はこのような状態を長いこと見てきました。

しかし、希望はあります。本書では、行動を理解するための新しい方法と、その理解に基づいた新しく有用なアプローチを紹介します。セラピストであれ、教育者であれ、準専門家であれ、親であれ、行動とは何か、なぜそれが生じるのかについて、新しい視点を得ることができるでしょう。そして、子どもとその家族の生活を改善するために活用できるツールを提供します。本章では、まず、現状のどこが問題なのかを検証します。そして、行動の治療や管理において、私たちが犯しがちな三つの間違いを見ていきます。さらに、現在のアプローチの限界を確認し、行動を理解するための新たな方法を検討し、最新の神経科学に基づいた、有益で啓発的なアプローチをご紹介します。

現状のままでは何が悪いのか？

行動上の課題に対する新しいアプローチの検討に入る前に、なぜ現行の理解、評価、治療の方法では不十分なのかを理解することが重要です。繰り返しになりますが、私たちは三つの重大な間違いを犯しています。

（1）対処する前に行動の病因を正しく特定しない、（2）個人に合わせて治療をおこなうのではなく、画一的なアプローチをおこなう、（3）適切な時期に適切なアプローチをおこなうための発達上のロードマップを使用しない、ということです。この三つの問題点をそれぞれ見ていきましょう。

行動を変えようとする前に、その行動の病因を見極めることができない

ティミーは幼少期を児童養護施設で過ごし、四歳になるころには複数の精神疾患を持つと診断されていました。友達と意見が合わなかったり、逃げ出したり、暴力をふるったりすることが多く、一年のうちに里親が三件も変わりました。彼は何の前触れもなく突然に激しい反応を見せてしまいます。八歳のとき、大好きだった体育の先生が、他の学校に異動したことを知って動揺し、授業をすべて拒否しました。また、給食の配膳の列に並ぶように先生に言われたときには、重い机を倒してしまいました。

担任の先生は、対策として、適切な行動には報酬を与え、学校の規則に沿わない不適応な行動にはテレビや携帯を見てもよい時間を制限するなどの罰を与えるという詳細な行動計画を立てました。しかし、これらの取り組みは効果がありませんでした。なぜでしょうか？　**それは、この計画が、ティミーが自分の行動を自発的にコントロールできるという前提に基づいて作られていたからです。**しかしその前提は事実に反していました。彼の行動は、彼が感情をコントロールすることが困難であったために起こっていました。彼は、報酬を得るために自分の行動を変えることが、まだできない段階だったのです。先生の計画は、ティミーの行動を改善するどころか、彼を苛立たせ、ようやく生まれつつあった自己イメージにマイナスの影響を与えるだけでした。

このケースでは何が起こっていたのでしょうか？　ティミーの先生は、彼の行動の原因を完全に理解する

前に、彼の行動に対してどうすべきかを決定していました。私たちは認知中心の環境にいます。そのために、子どもが意図的に行動を選択した、あるいは誤った行動をとったと思いがちです。これは、子どもがある範囲の「非定型的な」行動をしたときに罰を与えることに価値を見出す、文化的な偏見を反映しています。

では事例を紹介しましょう。センター・フォー・アメリカンプログレス（Center for American Progress）〔アメリカにおける社会問題などを取り上げて活動する団体〕では、二〇一六年におこなわれた「子どもの健康に関する全米調査」のデータを分析しました。その結果、五万人の未就学児が少なくとも一度は停学処分を受け、一万七千人が退学処分を受けたと推定されました。[1] この調査から浮かび上がったもうひとつの文化的偏見は、暗黙の偏見とも呼ばれるもので、これらの停学や退学処分を受けた子どもの中には有色人種の男児が一貫して高い割合で含まれていたのです。**これは、子どもの資質の識別方法において、人種的偏見が影響を与えていることを示唆しています。こうした現象は、子どもが示す挑戦的な行動の意味とその解決策に、根本的な誤りがあることを示しています。**

なぜこのような判断の誤りが生じるのでしょうか？　**子どもたちは、ほとんどの場合において意図的に挑戦的な行動をとったのではなく、彼らの不作法に見える行動は、ストレスに対する子どもの身体の反応だったということです。私たちはこの事実をしっかりと認識しなくてはなりません。そうしないと、子どもたちがまだできないのに、思考、感情、行動を論理的に結びつけるためのテクニックを教えることに労力を費やしてしまいます。**後述しますが、行動に対処する際、目標が高すぎることもあれば、低すぎることもあります。子どもの行動が、実際にはストレスに対する反応であるにもかかわらず、思慮深く意図されたものであると仮定した場合には、目標が高すぎます。また、実際には持っている能力を持っていないと決めつけてしまうと、低すぎる目標になってしまいます。たとえば、他の多くの子どもとは感覚や動きに違いのあるニューロダイバーシティを持つ子どもたちは、脳の配線の関係で、複雑な思考やアイデアを表現したり、行動を抑制することができないのかもしれません。

問題のある行動や混乱した様子を目にしたとき、私たちが最初に問うべきことは、「どうすればそれを取り除くことができるか」ではなく、「これはその子について何を物語っているのか」ということです。

その答えは、次に何をすべきかの貴重なヒントになります。第2章では、ある行動がトップダウン（制御可能、意図的、計画的）なのか、ボトムアップ（反射的、無意識、ストレス反応）なのかを判断する方法と、その答えが私たちの関わり方、治療ツール、テクニックにどのような意味を持つのかを学びます。

画一的なアプローチをしている

小学校五年生のアンナは、ほぼ毎日、学校での生活に苦労していました。学校に行くのを嫌がることも多く、父親はアンナを無理やり車に乗せて学校に連れて行かなくてはなりませんでした。アンナは、不安で頭が真っ白になり、爪を噛んだり、血が出るまで皮膚をひっかいたりしていました。これを受けて、担任はサポートプランを作成しました。担任は、アンナが肌を傷つけていることに気づくと、アンナに「感覚を落ち着かせる休憩」を取るように指示しました。アンナは部屋の周囲を歩き回り、気持ちを落ち着かせて、よりポジティブな行動に移るように努めました。この方法は、以前に行動上の問題を抱えていた生徒に有効な戦略だったことを先生は知っていました。

しかし、その戦略はアンナには効果がありませんでした。先生が「感覚を落ち着かせる休憩です」と言ったとたんに、アンナは、先生が自分を特別視して責めているように感じ、クラスメートが見ている中を歩き回ることに気が引けてしまいました。アンナは自分の行動を深く恥じ、混乱していました。
リラックスするための「感覚を落ち着かせる休憩」という先生のアイデアは、たしかに効果がある場合もあるのですが、**アンナにとっては逆効果でした**。なぜでしょうか？　それは、その介入をアンナがどう認識するかを考慮しておらず、さらに、アンナが感情的に苦痛を感じる根本的な理由について、適切に対処していなかったからです。要するに、この計画は、アンナが持つ**独特な状況**を、正確かつ包括的に扱っていなかったのです。

現在、問題行動を示す子どもたちを支援する多くのパラダイムやプログラムがあります。しかしそれらは、子どもの発達に関する**一般的な**概念に基づいた原理が用いられており、そこから問題が生じています。**このようなプログラムは成功することもありますが、多くの場合、子どもたち一人ひとりのニーズに合っていないために、うまくいきません**。食器洗い機に温度や時間を調節できる設定があるように、子どもにもそれぞれ感覚、感情、認知、学習に関し子どもが最もよく反応する「設定」があります。子どもたちの個々の違いを理解し、それぞれの子どもに最適な設定を見つけ出すのはたしかに大変な作業ですが、不可欠なのです。

ここでいう「**個人差**」とは、人が身体と心を通して世界をどのように認識するかに影響を与えるものすべてを指します。[2] これには、身体やその他の感覚、思考、感情など、意識的、または無意識的なレベルで感じるものすべてが含まれます。[3] このような個人差は、子どもと養育者の関係にダイナミックに影響し、社会情動的な発達や子どもの行動、感情の調整、行動の制御に深く影響します。重要なのは、養育者やケアの提供者が、子どもの基本的なニーズや好み、先天的な特徴など、子どもの個々の違いを理解することです。[4] 一般的なテクニックが一部の子どもには役立つとしても、アンナの場合のように、感情や行動のコントロールが困難な子どもには不十分な場合が多いのです。今から数十年前、スタンレー・グリーンスパン博士とセレーナ・ウィーダー博士は、子どもの発達や乳幼児のメンタルヘルス治療において、個人差を慎重に考慮することを提案しました。[5] 私が一九九〇年代に彼らの視点を学んだとき、心理学を実践する方法、そして自分の子どもを育てる方法が大きく変わりました。

一人ひとりの子どもの違いを理解することで、関係性や治療のアプローチを調整することができます。 往々にして、子どものニーズに合った支援方法や環境であるかどうかを問わずに、決めつけてしまうことがあります。現在、医療分野では、個人に合わせたアプローチをおこなうという考え方が一般的になっています。特に、**精密医療**〔個人に合わせた最適なオーダーメイドの医療〕は、遺伝子、環境、ライフスタイルなどの個人差を考慮して、病気の治療や予防をおこなう新しいアプローチとして知られています。[6] すべての子どもを同じように扱うやり方には、必ず不十分さが伴います。それを補うために私たちは、精密医療の原則を用いることができます。このような複合的なアプローチが、子どもたちへの支援方法を大きく変えることになるのです。実際、人間の脳と身体のつながりを最もよく表している言葉は、「複雑さ」です。この複雑さを受け入れなければ、子どもたちが最も必要としているところで支援するための本質的な機会を逃してしまうことになります。

一人ひとりの子どもの違いを理解することで、関係性や治療のアプローチを調整することができます。

子育てや行動をサポートするために書かれた本は、一般的に役に立つ多くのアドバイスが盛り込まれていますが、ほとんどの本には、一人ひとりの子どもの独自のニーズにどうやってこれらのヒントをあてはめていったらよいかという視点が欠けています。最近の大規模調査でも、六三％の親たちが、「自分の子どもについて理解していない人が子育てに関するアドバイスをしようとすることには懐疑的である」と回答したことが明らかにされています。[7] 私たちは、子どもの独自の状態に合わせてコミュニケーションしなくてはなり

ません。一人ひとりの子どもの身体、感情、体感や考え方を理解し、それに最も効果的に働きかける方法を探すことが必要です。第3章では、「すべての子どもにあてはまるやり方」ではなく、それぞれの子どものニーズに合わせた交流の仕方について論じます。またこれは、本書全体を通じたテーマでもあります。

各アプローチに最適な時期を判断するための発達ロードマップを使用しない

リアムは問題を抱え、専門家チームの支援を受けていました。両親と専門家チームは、彼のニーズを満たす特別学校を探し、リアムが六歳のときにその学校に転入しました。二重に特別（twice-exceptional）なリアムは、知的好奇心が旺盛で、学業面では学年上位の成績を収めていました。しかし、感情調整と言葉の表現に問題があり、クラスで頻繁に感情のメルトダウン〔本来は原子力発電所の炉心溶融を意味するが、発達上の違いを持つ人が、刺激が多すぎて対処できなくなり、パニック状態に陥ることを指す〕を起こしていました。以前通っていた学校では、学級委員から、「北極圏の動物」という彼の好きなテーマの本を片付け、昼食の準備をするように言われたとき、事態は限界に達しました。彼は、クラスメートのアドバイスに応じる代わりに補助スタッフ〔主幹教諭が主任業務に専念するために、支援を必要とする子どものそばについて世話をする担当者〕のすねを蹴ってしまいました。

リアムの新しい学校では、先生が気を利かせて、リアムのために名前入りの美しい絵本を注文してくれました。「リアムが落ち着く本」です。その本には、リアムが動揺したときにどうすればいいのか、詳しく書かれていました。リアムの両親とチームは、この新しいサポート環境の中で、リアムの行動の爆発が収まることを大いに期待しました。これは数日、うまくいきました。しかし、運動場で友達がリアムからボールを奪い取ったときに、リアムは再びその子を蹴ってしまいました。

なぜこの計画はリアムの行動を抑制できなかったのでしょうか？　それは、この計画はリアムの発達段階に合わせたものではなかったからです。「リアムが落ち着く本」を用意したのはたしかに素晴らしいアイデアで、社会情動的能力がより発達した子どもには有益だったかもしれません。**しかし、この本はボトムアップの行動や感情の反応を止めるために、トップダウンの処理を必要としました。**リアムには、この本を適切なツールにするだけの発達能力が、まだありませんでした。

発達のロードマップは、どの行動がトップダウンで、どの行動がボトムアップなのかを知るのに役立ちます。子どもの大きな発達像の中で、特定の行動がどこにあてはまるかを知ることで、初めて、子どもがニーズを表現したり、苦痛を伝えたりするのを助けることができ、それによって行動上の課題を防ぐことができます。もちろんこれは、言うは易し行うは難し、です。子どもに落ち着いて言葉で説明するように求めても、子どもにそのような能力がない限りはうまくいきません。子どもたちに衝動的な行動を抑制するように求めても、その子どもの発達段階から考えて「その子の状況」に合わないことである場合は、期待してもうまくいかないことがあります。子どもの発達段階や「そのとき」の能力を超えたものを求めてしまうと、すべての人に混乱とフラストレーションをもたらします。

私たちのアプローチの多くは、子どもたちが自分の感情や行動を自己調整できると誤って想定していますが、実際には子どもたちはまだその能力を持っていません。

たとえば、幼児の行動に親がイライラする理由のひとつに、「期待のギャップ」があります。[8]　多くの親は、幼い子どもが、ある特定の行動をできるはずだと思い込んでいますが、幼児の脳はまだ準備できていないことがあります。

乳幼児の幸福の研究を専門とするゼロ・トゥー・スリー財団がおこなった大規模な調査によると、五六％の親が「三歳児は、禁止されたことをしたいという欲求を我慢する衝動制御能力を持つ」と考えていることがわかりました。また、そのうち三六％の親が、二歳未満の子どもにもそれができると考えています。本当は、幼児がこうした能力を身につけ始めるのは、早くても三歳半から四歳になってからなのです。[9] 同じ調査によると、四三％の保護者が、二歳未満の子どもであっても、他の子どもとおもちゃなどを共有し、順番を守って行動できると考えています。実際には、この能力は三〜四歳の間に発達します。[10]

子どもたちは、脳の発達や養育者との積極的な関わりを通して、トップダウン思考で自分の行動をコントロールする能力を身につけていきますが、その関わり方は子どもの成長とともに複雑になっていきます。子どもたちがどのように自制心を身につけていくのかを理解することで、それぞれの子どもたちをサポートするために、どこに焦点を当てればよいのかを知ることができます。

グリーンスパン博士とウィーダー博士は、子どもの社会的・情動的な発達段階を理解するための精緻な概念的アプローチを提供する、発達のロードマップを紹介しました。[11]「文脈」を理解するうえで、こうした情報はとても有効です。このようなガイドがないと、弱い立場にある子どもたちの行動や感情の課題を支援する際に、私たちの方法論を適切に利用することができず、失敗してしまいます。第2章では、社会情動的発達に注目し、子どもがトップダウン型の処理をしているのか、ボトムアップ型の処理をしているのか、そしていつそのような処理をしているのかを判断するためのロードマップとして、この概念的アプローチを検証します。子どもの行動を、その社会的・情動的プロセスの文脈の中に置くことは、子どもが行動上の混乱を経験したときに、何を言うべきか、あるいは何をすべきか、さらに、何を言わないべきか、あるいは何をしないべきかに関する私たちの判断の指針となります。

子育てや行動学の専門家の多くは、より良い行動をとるための方法を子どもに教えることを重視しています。教えることは、子どもが神経発達上、学ぶ準備ができているときにはとても有効ですが、子どもを助けるための基礎は、人間関係の中での愛、安全、つながりの経験を通して築かれます。思いやりのある大人との感情的な協働調整が、自己調整の成功につながります。本書を読み進めていくうちに、この違いがはっきりしていくことでしょう。問題がボトムアップ的なものであれば、まずボトムアップ的なアプローチを使うタイミングを知る必要があります。往々にして、私たちはボトムアップの問題に対して、トップダウンのアプローチだけに頼ってしまい、関係者全員がフラストレーションを感じてしまいます。

行動を理解するための新しい方法

ここまで、行動に対処する際に私たちが犯してしまう最も大きな間違いについて説明しましたが、ここからは、これらの問題を理解するための新しい方法を探っていきましょう。そうすることで、行動上の課題に対処するためのより効果的で成功の可能性が高いアプローチを見つけることができます。

行動とは何か？

まず、行動とは何かを考えてみましょう。それは、私たちの内的・外的な経験に対する観察可能な反応です[12]。この広い定義によれば、行動は人の内的な身体的プロセスや環境からの情報をどのように処理するかといった知覚、感情、思考、意図が外に向かって表れるものであると考えられます。しかし、私たちは、目に見えるものに基づいて助言や治療計画、テクニックを構築し、その裏にあるものを十分に考慮しないことがよくあります。

そうではなく、別のアプローチ、つまり目立たない多くの要因を考慮に入れる方法を考えるべきです。行動を氷山の一角のように考えてみてはいかがでしょうか。つまり、ある人について私たちからもよく見える部分です。氷山の一角は、その人の「何たるか」という問いに対する答えを示しています。氷山の先端だけが見えて、その本体のほとんどが水面下に隠れているように、子どもの行動を観察する際には、その要因となる多くの要素が見えないことを理解したうえで、事態を観察することが大切です[13]。

氷山と同じように、水面下には、目には見えないけれど、大きくてはるかに重要な部分があります。ここには、子どもの行動の「理由」を理解するのに役立つ貴重な情報が隠されており、考えられる原因やトリガー〔引き金・きっかけ〕**についての豊富な手がかりも含まれています。**

氷山の一角に目を向けることのもうひとつの利点は、放っておくべき行動を判断するのに役立つことです。多くの子どもたちは、集中したり快適に過ごしたりするために身体を動かすなどの行動をとっていますが、教師や保護者はその行動を強みベースではなく、欠点ベースで見ているために、変化を求めてしまいます。たとえば、自閉症と診断された子どもたちの多くは、何らかの特徴的な動きを示すことがあります。しかし、こうした子どもをサポートする際、私たちはこれらの動きがその子どもにとってどのようなメリットや適応目的があるのかを徹底的に評価する前に、動きや動作の違いをなくすことを目的とした行動計画を立てています。自閉症と診断された子どもをサポートする際には、こうしたアプローチは慎重に進める必要があることを第7章で説明します。よく吟味すると、すべての行動を理解することができ、その行動に対して何をすべきか、あるいは何をすべきでないか、をより慎重に判断することができます。

私たちは、目に見えるものにばかり気をとられて、水面下を見る時間をとらないことが多いのではないで

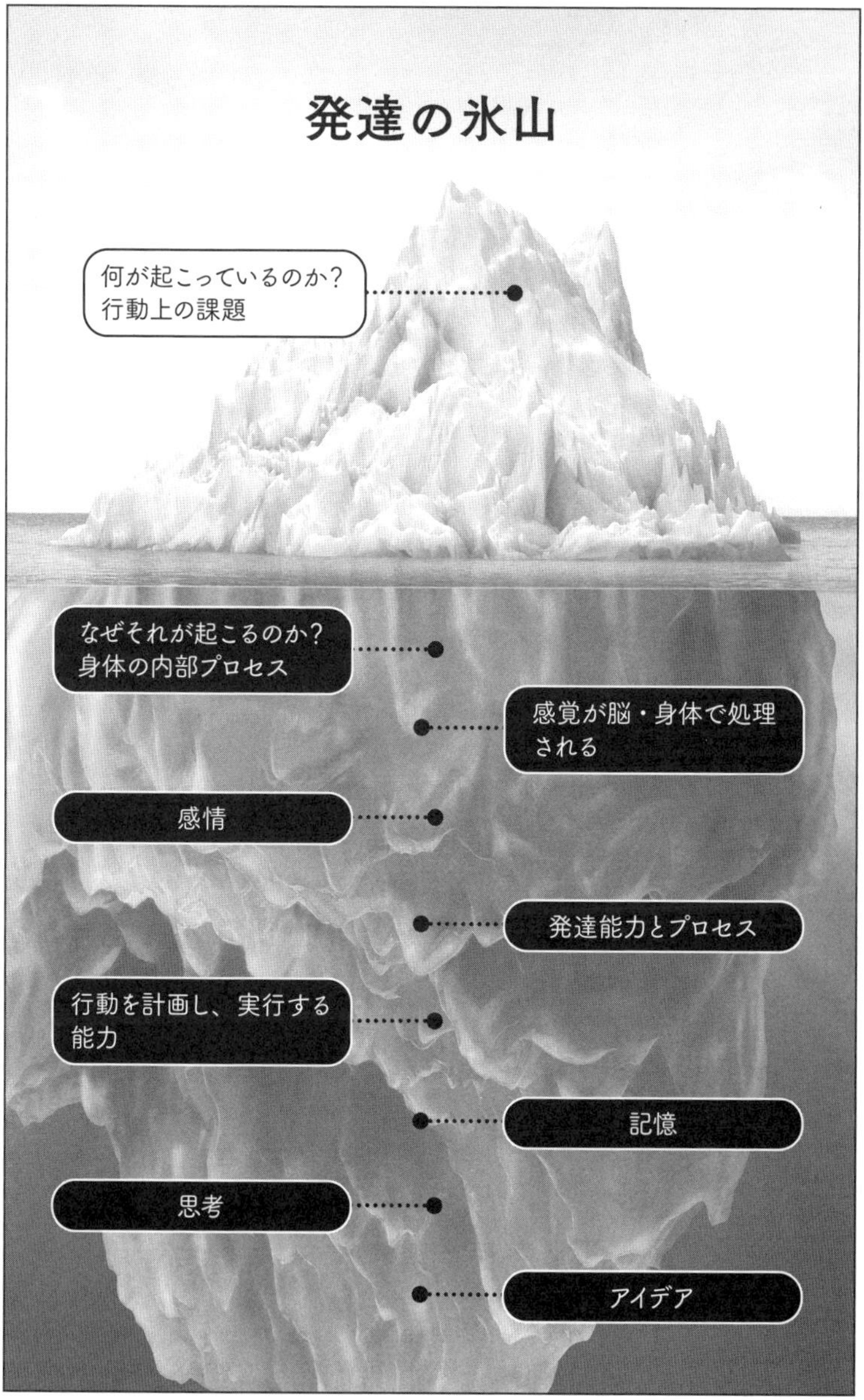
発達の氷山
何が起こっているのか？
行動上の課題
なぜそれが起こるのか？
身体の内部プロセス
感覚が脳・身体で処理される
感情
発達能力とプロセス
行動を計画し、実行する能力
記憶
思考
アイデア

しょうか。

持続的な行動上の課題を変えるのが難しい理由のひとつは、間違ったターゲットに焦点を当ててしまうことです。観察可能な行動だけに注目すると、より大きな全体像を見失ってしまいます。全体像を見るためにはどうすればいいのでしょうか？　**子どもをとっさに責めるのではなく、新しいレンズを使って、一人ひとりの子どもに目を向けるのです。**このように意図的にターゲットを変更することは、幼少期の専門家や教育機関のトレーニングでは体系的におこなわれていません。たとえば、トラウマ情報に基づくケアのリーダーであり、「サンクチュアリ・プログラム」の共同設立者であるジョー・フェデラーロとサンドラ・ブルームは、「私たちは意図的に態度を変え、問題を抱えた人や困っている人に直面したときに発する基本的な質問を、『何が悪いのか』から、『あなたに何が起こったのか』『どうしたら助けられるのか』に切り替える必要がある」と提案しています。(14)

また、氷山の一角に目を向けるとき、別の質問をすることで、子どもに何か問題があるという思い込みから脱却することができます。すなわち、「この子は今、身体と心の中で何を体験しているのだろう？」と問うてみるのです。

子どもたちに最も効果的な方法は、水面の上と下を見ることです。なぜ私たちは日常的にこれをおこなわないのでしょうか？　なぜ私たちは、子どもの行動の根本的な原因を十分に理解することなく、その行動を「良い」「悪い」と判断してしまうのでしょうか。それは、親、教師、里親、養育者、家族、専門家など、子どもを愛し、子どもと関わる私たちには、身体と脳と心のつながりの複雑さを認識する、現代的な視点を含む共通の知識基盤が欠けているためです。(15)

そこで、この本の出番です。本書では、行動上の課題を新しい拡張されたレンズで見ることの利点を説明します。この視点は、三つの分野のダイナミックな統合によってもたらされます。（1）ステファン・ポージェス博士のポリヴェーガル理論による神経科学、特にニューロセプションという指針となる原理、（2）社会情動的発達、（3）そして個人差を理解することです。

本書の第Ⅰ部第1章では、第一の領域であるポリヴェーガル理論の臨床応用を検討し、第2章で社会情動的発達、第3章で個人差について説明します。その後、第Ⅱ部以降では、これらの知識の実践的な応用とその活用方法について説明します。

ポリヴェーガル理論——行動を理解するための新しい光

ステファン・ポージェス博士は、インディアナ大学キンゼイ研究所とノースカロライナ大学チャペルヒル校に所属する科学者です。彼のポリヴェーガル理論は、脳と身体が双方向に連携して、人間の生存と成長を助ける仕組みを見事に説明しています。[16] この複雑な視点によって、子どもたちが見せる問題行動が果たしている適応的な役割について、肯定的に捉えることが可能になりました。ポリヴェーガル理論はまた、神経科学的な情報を提供してくれたので、私は、大学院で教わったよりも新しい、より効果的な子どもと家族の支援戦略を構築することができました。

ポージェス博士の説明によると、行動反応は、人の神経系がストレスに対する身体の反応をつねに調整している様子を表しているといいます。[17] つまり、子どもが持続的な行動上の課題を経験するということは、子どもの神経系がこれらのさまざまな形のストレスを自動的に調整し、反応していることを示しています。

ポリヴェーガル理論の視点から、私たちは、行動を、絶えず変化する個人の神経系に対する**適応的な**反応であり、系統的な能力、すなわち、生存と繁栄を目指す人間の進化の歴史に基づく原動力を示すものと考えています。[18]

人間は、生きていくための生物学的な生存本能に基づいて人生をスタートし、「心理」は、私たちの世話をする人が私たちの生物学的な環境認識をどのように満たすかによって構築されます。[19]

ポージェス博士の説明によると、これらの生存本能は、「社会交流」（社会的関与とも訳される）、「防衛（闘争／逃走）」、「生命の危機（シャットダウン）」という三つの基本的な神経生理学的状態の中にあります。社会交流システムは、系統的に見て最も新しく最も適応的なものですが、三つの状態はすべて、生存本能によって駆動され、安心できないときに身体を安全な場所に移動させることを可能にしているという観点から、適応的なものです。[20] 基本的に、内臓状態、つまり身体の生理的状態は、子どもの行動や反応に影響を与え、子どもが世界でのユニークな経験に対処するのを助けます。[21]

行動をすべて適応的と捉えることで、行動や感情、発達に違いのある子どもたちとその家族に対する見方、診断、サポートの仕方が変わりました。それは、行動上の課題を持つ子どもたちに対する見方や扱い方について私が訓練を受けてきた方法とは、根本的に異なるものです。**医療モデル**では、観察可能な行動に焦点を当て、症状の集まりを治療すべき障害と見なすことを学びました。この新しいアプローチでは、行動の原因となる**根本的なプロセス**に焦点を当てます。[22] 持続的に行動の問題を抱えている子どもたちをサポートするにあたり、このように理解するとより包括的な方法が見えてきます。

行動のみに焦点を当てたパラダイムでは、一般的に次のような質問がなされます。つまり「子どもはその行動から何を得ているのか？」です。しかしこの新しいパラダイムでは、質問は異なります。「子ど

「もの根本的な神経生理学的プロセスについて、行動は何を語っているのか?」

ニューロセプション――指針となるもの

行動を適応的なものとして理解するための鍵となるのが、ポージェス博士が考案した「ニューロセプション」という概念です。ポージェス博士は、脳と身体が無意識のうちにおこなっている環境の安全性と脅威の監視を意味するものとして、二〇〇四年にこの言葉を導入しています[23]。人の身体と脳は、実際には安全なのに脅威を検知したり、逆に実際には危険なのに安全を検知することがあります。ポージェス博士は、これを「ニューロセプションの誤作動（誤ったニューロセプション）」と呼び、彼の見解では、これが多くの精神医学的な診断や障害の核心であるとしています[24]。

これはまた、おそらく多くの行動上の課題の根底にあるものだと思います。言い換えれば、深刻で持続的な挑戦的行動は、物理的または関係的環境におけるリスクに対する、子どもの潜在的な認識に基づいた反応なのです。子どもが闘争、逃走、シャットダウンなどの防衛的な行動をとるとき、子どもの身体は、基本的な生存を目的としたプロセスに関与しています。これらの内部プロセスは目に見えず、水面下にあります。観察されるのは、その結果としての挑戦的な行動です。

ニューロセプションの誤作動の原因は何でしょうか。子どもは、状況や環境を評価する際に、過剰に反応（感覚過敏）したり、過小に反応（感覚鈍麻）したりすることがあります。神経系が脆弱であったり、トラウマを抱えていたりする子どもは、安全であるにもかかわらず、環境の中に脅威を誤って察知し、防衛反応を引き起こしてしまうことがあり、それがニューロセプションの誤作動の原因となります。本書では、ニューロセプションを理解することで、次のようなことが可能になるという例を紹介します。これは行動上の課題の原因を解明するのに役立つことでしょう。[25]

私は、ニューロセプションは、子育て、メンタルヘルス、早期介入、教育、そしてすべての子どもの専門家の間で、子どもへの対応の指針となる最も統一された概念であると考えます。この概念は、行動のすべての次元を説明し、人間の状態を語っており、とても優美なものです。さらに、「安全であること」が人間の行動に与える影響を調べると、子どもおよび養育者の潜在的な安全の認識が**生理的状態**を制御しており、これが重要な仲介変数、つまり刺激と反応の間に影響を与える変数となるわけです。[26]

第4章でご紹介するように、ニューロセプションの概念は、私たちが行動に対応する方法を変えます。

これは、「子どもに何をするか」に焦点を当てるのではなく、「どのように子どもと一緒にいるか」を優先することでもあります。問題行動をなくすことに焦点を当てるのではなく、子どもたちに、それぞれの子どもの神経系に合わせた、安全の合図を与え、社会交流行動が自然に生まれるようにする必要があります。[27]

「人間が考える脳を働かせるためには、安心感が必要である」という考え方は、脳科学の分野では共通しています。たとえば、ブルース・ペリー博士の「ニューロシーケンシャル・モデル・オブ・セラピー（NMT、神経連続性モデル療法）」では、子どもと効果的に関わるためには、まず、**関係を築くために調整する**必要があり、それができて初めて、子どもに対してなぜ「あること」が良いのか、あるいは悪いのかを言って聞かせることができるとしています。[28] ダニエル・シーゲルとティナ・ブライソンは、「コネクト&リダイレクト」と呼ばれる「全脳型育児戦略」にこの考え方を取り入れ、**子どもとのすべての関わりにおいて**、対人関係のつながりを重視しています。[29] ひと言でいえば、困難を抱えている子どもを支援する最初の一歩は、その

子どもたちと安心できる関係性を築くことです。

待てよ、診断はどうするんだ？

私が大学院に在籍していた数十年前、私たちはアメリカ精神医学会のDSM（『精神疾患の診断・統計マニュアル』）を学び、感情、行動、発達上の問題や、精神疾患を持つ人々の診断と治療をおこなっていました。[30] 当時、DSMは進歩的で、人々の健康状態を改善し、苦しみを軽減するために臨床家を導くツールであると考えられていました。しかし、状況は変わりました。DSMは今でも重要で必要な診断ツールであり、保険適用や公的支援の決定には欠かせません。しかし今必要なのは診断名というレッテルではなく、根本的な原因に焦点を当てた、より多くの情報に基づいたアプローチによって、結果を改善することです。

人間の行動の原因、感情の役割、心や身体の問題に、人間がどのように適応していくのかについては、情動神経科学や認知神経科学をはじめとする、さまざまな分野の知見が新たな光を当てています。これらの原因に焦点を当てることの価値が明らかになるにつれ、**レッテルの意味が薄れ、根本的な因果関係を見極めることの重要性が増していきます。**

この変革は、アメリカ国立精神衛生研究所（NIMH）の方針にも反映されています。二〇一三年、NIMHは、DSMの基準のみに基づいた研究から資金を引き上げました。[31] なぜでしょうか？　この分野のリーダーたちは、DSM‐5のような症状チェックリストよりも、診断カテゴリーを横断する根本的な原因を特定することのほうが重要であると合意したからです。NIMHは、この変化に対応するために、人間のさまざまな行動や状態に関連する**基礎的なプロセス**の研究に資金を提供しています。[32]

スチュアート――その背景にあるもの

この章で行動について学んだことを踏まえて、爆発的な行動を抑えるのが難しい青年、スチュアートについてもう一度考えてみましょう。スチュアートは幼児期に養子に出されたときから、日常の出来事に過剰に反応していたようです。たとえば、見知らぬ人の姿や声といった小さなきっかけで爆発してしまうことがよくありました。小さいころは、大勢の人がいる場所から逃げ出したり、人との会話を拒んだりすることが多かったようです。その後、親や幼稚園の先生からの簡単な頼みごとを断ることが多くなりました。小学校のころには、言いつけに従わないといった些細な行動が、次第に反抗的な態度や嘘をつくような行動に変わっていきました。

問題は、彼の人生において多くの人が、彼の**観察可能な行動**、つまり彼の発達の氷山の一角に注目し、水面下に隠れている原因を理解する努力をしなかったことでした。医師が彼の「反抗的かつ挑戦的状態」に対して治療をおこなったり薬を処方したりすると、数週間単位では効果がありましたが、彼の反抗的な行動は毎年のように続いていました。なぜスチュアートは苦悩し続けたのでしょうか？　それは、彼の治療が間違ったターゲットに向けられていたからです。治療において、**根本的**な原因ではなく、**目に見える**行動に焦点が当てられていました。

最終的に助けになったのは、両親、教師、セラピスト、医師を含む多職種のチームが、彼の氷山全体をさまざまな角度から検討したことでした。彼の社会情動的発達を調査した結果、スチュアートは幼児のころから、基本的に大切なことである「身体を穏やかな状態に保つ」ことに困難を感じていたことがわかりました。そのため、彼は日常の多くの活動や感覚をストレスに感じていました。

つまり、スチュアートのニューロセプションに問題があったのです。なぜでしょうか？　スチュアー

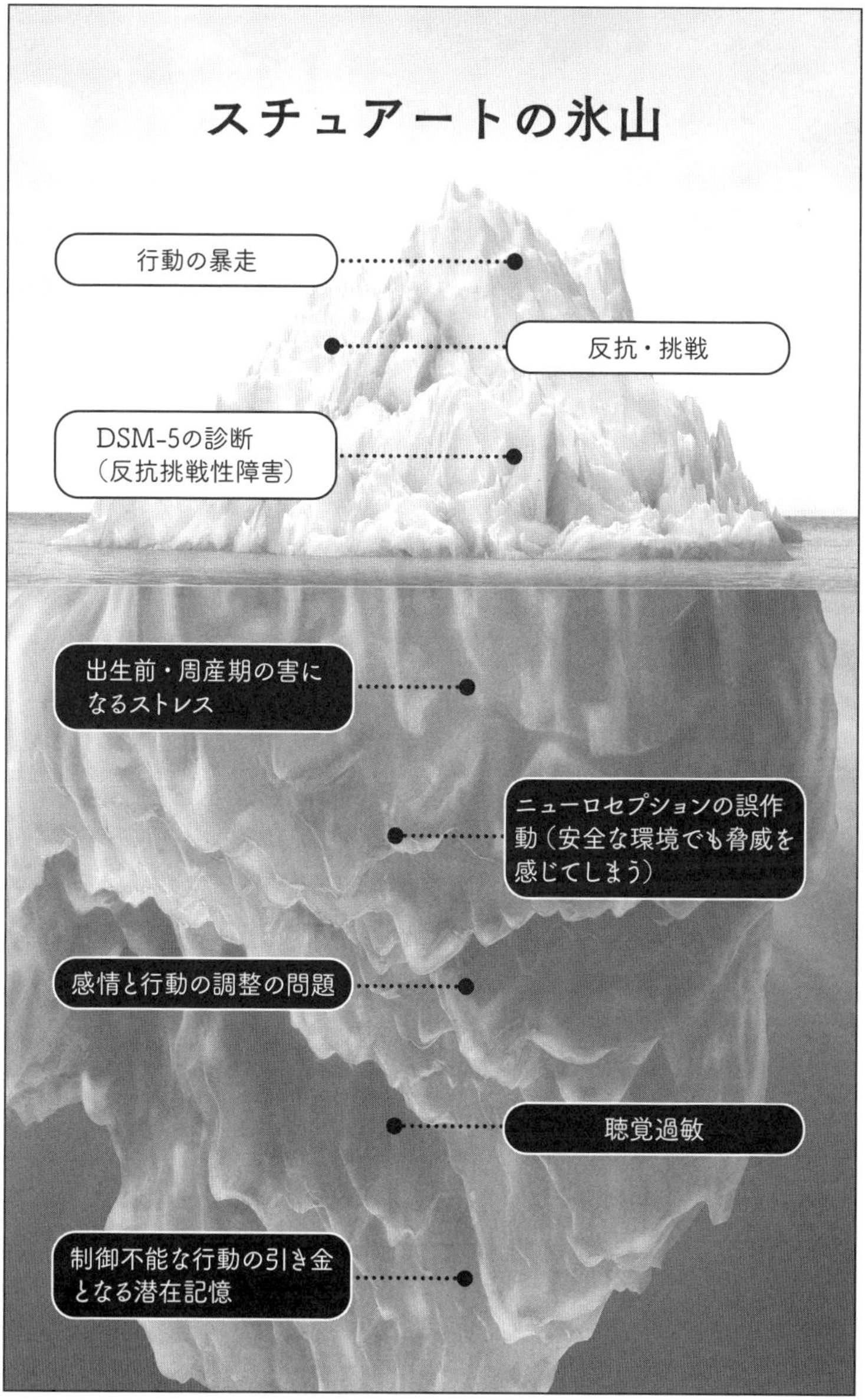
スチュアートの氷山
行動の暴走
反抗・挑戦
DSM-5の診断
（反抗挑戦性障害）
出生前・周産期の害になるストレス
ニューロセプションの誤作動（安全な環境でも脅威を感じてしまう）
感情と行動の調整の問題
聴覚過敏
制御不能な行動の引き金となる潜在記憶

トの養父母は、彼を養子に迎えたときから、彼を助けるために最善の努力をしました。それにもかかわらず、スチュアートは最も基本的なレベルで感情的な困難を経験していました。しかし、それは何年も気づかれることがなかったのです。日常的な出来事や特定の人の声が彼を興奮させることがあり、多くの人にとっては取るに足らない普通の出来事であっても、彼は脅威と感じていたのです。年を重ねるごとに、それらの経験は記憶の断片として残り、彼の認識や行動に影響を与えていきました。このような記憶の断片は**「潜在記憶」**と呼ばれます。潜在記憶は過去の経験によって形成され、意識的には覚えていないものの、強い影響力を持ちます。

スチュアートの人生の初期に、ある医療従事者が、少年の行動は注目を集めることによって強化された学習反応である可能性が高いと両親に伝えていました。つまり、両親や周囲の人がスチュアートに反応することで、より多くの行動が強化されたり、誘発されたりするということでした。しかし、それは正確ではありませんでした。スチュアートは、反抗挑戦性障害と診断され、レッテルを貼られましたが、それはあまり助けにはなりませんでした。しかし、彼の新たなサポートチームが、彼の個人的な違いを尊重しながら、人間関係の安全性に基づいた治療アプローチから彼の行動を見たとき、初めて彼の行動が理解されました。彼の行動が、実は誤った危機感からきていることが理解され、チームは適切な対応をとることができ、ついにスチュアートは回復し始めたのです。

行動から学ぶ

スチュアートの例で見たように、挑戦的な行動はパラドックスをもたらします。親、教育者、専門家は、挑戦的な行動を、懸念や対立の原因となる有害なものと見なします。しかし、同時に、行動は明確な利益をもたらすものであり、生存を確実にしようとする人間の努力の素晴らしさを表しているのです。お行儀が悪いように見える子どもでも、その子の固有の環境に適応し、生き延びています。行動を、単に取り除くべき問題として捉えるのではなく、それぞれの子どもの神経系をサポートするための指示書を形成していると考えるとよいでしょう。

行動を、脳と身体の全体的なパラダイムで包括的に見ると、行動のルールの遵守を強調することと、行動制御の根底にある感情調整の能力を構築することの違いが理解できるようになります。

この新しいレンズを使い、行動を適応的と見なすことで、**行動のルールを守らせる**ことを目標とするのではなく、個別に**情動的・関係的な安全性**を優先するようになり、最終的に子どもが自己調整や、行動の意図的なコントロールを身につけるための、最適な状態を作り出すことができるようになります。

さて、行動を適応的であるとして説明するのに役立つ神経科学には、いくつかの理論があります。それらが、子どもの社会情動的発達という大きな絵の中でどのように位置づけられるかを見ることはとても重要です。第２章ではその点について深めていきます。

第１章のポイント

・行動上の課題を持つ子どもを支援する従来のアプローチの主な限界は三つあります。（１）行動を変えようとする前に、その行動の病因を特定していないこと、（２）画一的なアプローチを用いていること、（３）適切な時期に、適切なアプローチを用いていることを保証するのに役立つ、発達のロードマップを使用していないこと。

- ニューロセプションとは、ポージェス博士が開発した概念で、環境の安全性と脅威を、脳と身体が無意識のうちに継続的に監視していることを意味します。
- 子どもの心の健康は、関係性や物理的環境に対する子どものニューロセプションを、養育者がどのように満たすかによって影響を受けます。
- 私たちは、意図的な不作法とストレス反応の違いを理解する必要があります。
- 関係性の安全性を最優先にして介入すると、臨床的アプローチや子育ては、すべて恩恵を受けることができます。

第2章　トップダウンか？ ボトムアップか？
行動に対応する前にその根源を理解する

社会的行動と挑戦を管理する能力は、生理学的状態の神経的調整に依存している。
——ステファン・ポージェス博士

リナルドは、幼稚園に入園したときから、行動面での課題に悩まされていました。小学校二年生になったばかりのころ、担任の先生は、彼が指示に従えず、何度もやめるように言っても、頻繁に仲間を叩いたり、おもちゃなどを奪ったりしている様子を見てきました。彼の個別教育計画を策定するために集まったチームは、リナルドが、「身体的な行動ではなく、言葉を使って自分が必要としているものや感じていることを相手に伝えられるようになること」を第一の目標として、この問題に取り組むことに決めました。

もちろん、もし彼がそうする能力を備えていれば、この方法は効果があったでしょう。しかし何度も注意されたにもかかわらず、リナルドの衝動的で破壊的な行動は続きました。教師や両親は何度も注意し、リナルドは真剣に従おうとしましたが、彼は言葉を使って問題を解決することができませんでした。毎年、サポートチームは行動目標を次の学年に繰り延べしなくてはなりませんでした。しかし、彼らは、最も単純な質問をしていませんでした。つまり、「**なぜ**リナルドは衝動的に行動するのではなく、言葉を使うことができないのか？」です。

その答えは、リナルドの固有の発達段階では、まだ感覚や考え、感情を言葉で表現する能力が備わっていなかったからです。子どもが何歳までにこうした能力を身につけるかは決まっていません。その能力は、その能力につながるほかの多くの能力を獲得して初めて表面化します。リナルドの周りの大人たちは、リナルドには、自分の感情をそのまま行動に移すのではなく、話すことで表現するという、中核的な能力がすでに備わっていると思い込んでいました。しかしリナルドは、九歳になってもその能力を獲得していませんでした。この能力は、子どもの心身の成長に合わせて育てていく必要があり、傷つきやすい子どもにとっては時間がかかるものです。

なぜ、持続的な行動上の困難を抱える子どもたちに対して、よかれと思って立てた目標が失敗することが多いのでしょうか？ **それは、こうしたアプローチが、子どもの社会的・情動的な発達に合わせてカスタマイズされていないからです。**

別の見方をすると、こんな感じです。子どもの挑戦的な行動に遭遇したとき、最初にするべき質問はこうです。「その行動の原因はトップダウンなのか、ボトムアップなのか？」

つまり、これは目的を持った、意図的な不作法なのでしょうか？ それともその行動は、子どもの発達上の課題や、認識された脅威に対する反射的な反応、あるいはその両方を表しているのでしょうか？ これらの質問に答えを得るまでは、行動に対応するための最善の方法を決めることはできません。私は、博士課程

を終了したのち、さらに乳幼児のメンタルヘルスと子どもの発達の分野のトレーニングを受けました。そして、こうした新しい視点から子どもの行動を見ることの重要性を理解するようになりました。幸運なことに、この時期にポージェス博士の研究とポリヴェーガル理論を知ることもできました。しかし、それが自分の臨床に大きな影響を与えることになるとは、まだその当時は思っていませんでした。その後、乳幼児のメンタルヘルス専門誌[1]に掲載されたポージェス博士の画期的な論文である「ニューロセプション：脅威と安全を検知する意識下のシステム（"Neuroception: A subconscious system for detecting threats and safety"）」を読みました。そのとき初めて、ポリヴェーガル理論が自分の臨床活動に大きな影響を与えることになると得心しました。

この論文を読んだあと、今までのような視点で子どもの挑戦的な行動を見ることは、二度とありませんでした。私は、学校での臨床活動において、子どもたちがストレス反応と思われる行動をとったために、否定的な評価を与えられているのを見て、不快感を覚えました。ポリヴェーガル理論を、心理学の実践のための組織原理として使い始めると、**子どものニューロセプションに基づいて私が考案した戦略は、大学院で教えられたものや、学校や教育機関が子どもの挑戦的な行動を管理するために当時使っていたものよりも（実はそれらは今でも使われています）、はるかに効果的であることがわかりました。**

「この行動はトップダウンなのか？　ボトムアップなのか？」という質問に答えるためには、二つの方法で子どもを理解する必要があります。

（1）子どもの社会情動的発達を理解する。

（2）行動の根底にあるものを明らかにするのに役立つ、子どもの瞬間的な合図を読み取る。

本章では、その方法を学んでいきます。最初に、子どもの社会情動的発達を詳しく検討し、発達過程が子どもの行動に与える影響を、あなたが認識するためのツールを提供します。次に、その場で行動を分析するためのテクニックを紹介します。行動が子どもの自律神経系の状態やストレスレベルについて何を物語っているかを判断するのに役立つ、カラーシステムです。このような視点とツールを手にすることで、あとの章ではこれらの行動に対処するための戦略を進めることができるようになります。しかし、その前に、「トップダウンか？　ボトムアップか？」という質問に答えられるようにしておく必要があります。

トップダウンの行動――意図的な行動と計画性

行動の中には、個人が特定の行動をとろうという意思のもとに採用されるものもあり、思慮深い意図の結果であるものもあります。ゴールマンとデビッドソンは、トップダウン処理を「私たちの意識的な心とその『心の動き』を反映する脳の活動」と表現しています。[2] ダニエル・シーゲルとティナ・ブライソンは、トップダウン思考を、大脳皮質として知られる脳の一部である「階上」の脳で起こる精神的なプロセスとして記述しています。[3] トップダウン思考は、脳の「実行センター」として知られる領域である前頭前野のシナプスの接続によって、時間をかけて発達します。前頭前野は、運動、認知、感情、社会的行動を計画し、指示するのに不可欠な部位です。[4] ほとんどの子どもは、三歳半から四歳までに、注意、衝動、行動を「意思の力によってコントロール」できるようになりますが、これらの能力が完全に発達するには、さらに何年もかかることがあり、そのプロセスは大人になってからも続きます。[5] 最終的には、脳が養育と配慮の行き届いた関係に支えられることで、意図的なコントロール、学習、反省、計画、長期的な目標の追求が可能になります。[6]

就学前の子どもたちは、自分の身体をコントロールし、自分の考えを持つことができることに気づくと、その力に酔いしれます。この時期は、親にとってはあまり楽しいものではありません。親は子どもに制限を設け、境界線があることを教えなければなりません。これは、**意識的な努力**、**意図**、**思考**を伴うトップダウンの精神的処理の発達の始まりです。効率的なトップダウンの思考は、個人の発達にもよりますが、何年もかかることがあります。また、前章で発見したように、脅威や危険を経験すると、生存基盤である本能的な低次脳に乗っ取られる可能性があります。

ボトムアップの行動――ストレス反応

私たちは、効率的なトップダウンの思考を身につける前に、**ボトムアップの行動**に頼っています。私たちは生まれながらにしてボトムアップの能力を持っており、それによって生きていくことができるのです。この二つ目のカテゴリーの行動は、意図的ではなく、無意識のうちに出てくるものです。こうした反射的で自律的な反応は、ボトムアップの行動として知られており、意識的な思考を伴いません。[7] 第１章で述べたように、これらの行動は、安全と脅威の潜在的な認識から生じます。これは自己防衛のための本能的な欲求から生まれる適応的な行動です。シーゲルとブライソンは、ボトムアップ反応に関連する脳の領域を「階下」の脳と表現し、扁桃体を含む、大脳辺縁系と呼ばれる脳の領域が活性化されるとしています。[8]

しばしば世話をする人、教師、支援者、親は、子どもが故意に行動していると思い込んでいますが、実際には、行動は脅威のニューロセプションによって引き起こされるストレス反応です。ゴールマンとデビッドソンがいうように、「トップダウンだと思っていたことが、実はボトムアップだったということが意外に多い」のです。[9]

行動の根源について間違った仮定をすると、リナルドのための行動目標で見たように、子どもを助けるのに効果のない対応をしてしまうことがあります。**だからこそ、子どもが示しているのはトップダウンの行動なのか、ボトムアップ、あるいはボディアップの行動なのかを特定することが重要なのです**（本書では「ボトムアップ」と「ボディアップ」という言葉を同じ意味で使っています）。

もちろん、行動をトップダウンまたはボトムアップと表現することは、複雑な脳と身体のつながりを単純化しすぎています。なぜなら、私たちの身体、脳、心はフィードバック・ループで密接につながっているからです。私たちの脳と身体にある、広大な「情報ハイウェイ」には、中枢神経系と末梢神経系のダイナミックな影響が含まれています[10]。しかし、この単純化は、子どもと家族を支援するための行動上の課題を理解するための新しいアプローチを概念化するのに役立ちました。

本書では、自律神経系に焦点を当てたポリヴェーガル理論のレンズを通して、行動上の課題を説明し、その実践的で効果的な応用法を、子どもを育てたり、子どもに関わるすべての人に紹介しています。ただし、神経科学については深く説明しませんので、興味のある方はポリヴェーガル理論や脳と身体のつながりについてもっと学んでみてください。

専門的なトレーニング・プログラムにおいて、分野を超えて共通の神経発達のロードマップを使用しない理由のひとつに、心身二元論をもとに、脳と身体を切り離して考える傾向があげられます。しかし、二元論は、子どもを育てたり、子どもに関わる仕事をしている私たちにとってはかえってマイナスとなります。ポージェス博士はこのように言っています。「脳の構造と身体の器官の間の、このダイナミックで双方向のコミュニケーションは、精神状態に影響を与え、環境に対する認識を偏らせ、個人が他者を歓迎するか、あるいは防御するかのどちらかになるように準備する[11]」。

私たちは、子どもたちの行動を身体と脳の両面から理解し、子どもと家族を真にサポートするためには、どこに介入すべきかを理解しなければなりません。そのためには、どうすればよいのでしょうか。私は神経科学者ではなく臨床家なので、ボトムアップ処理とトップダウン処理の違いと、それが私たちの治療やサポート戦略にとってどのような意味を持つのかを、簡単に説明します。人間がトップダウン思考を身につけるまでの道のりを理解するために、まず、子どもの社会情動的な発達曲線という大きな図式を見てみましょう。

新生児からコミュニケーターへ——社会情動的発達の概要

子どもたちに、自分の言葉を使い、自分の行動をコントロールできるようになってほしいと願うのは当然ですが、私たちは誰もが生まれながらにしてそのような能力を持っているわけではありません。意図を持って行動し、自分のニーズを伝える能力は、調和のとれた人間関係に育まれた長い発達過程の中で生まれます。そのプロセスを理解するために、まずは概要を説明します(12)。

赤ちゃんが生まれて最初にすることは、母親の身体の外で息をすることです。その瞬間、誰もが立ち止まり、赤ちゃんを見て、赤ちゃんがちゃんと呼吸し、泣き声を上げるのを待ちます。泣き声を聞くと、赤ちゃんが健やかな成長を遂げることが予想できるのです。

赤ちゃんが生きていくためには、息をしなければなりません。すると、本能的に、吸う、飲み込む、息をするという動作が同時におこなわれるようになります。赤ちゃんが健康であれば、この三つのことはごく自然におこなわれます。

その後、数時間、数日、数週間、数か月の間に、これらの基本的な能力が適切に発達し、注意深い養育者によってニーズが適切に満たされると、赤ちゃんは周囲の世界に落ち着いて注意を払うことができるようになります。未熟児やこれらの基本的な能力に問題がある赤ちゃんは、この段階に到達するのが遅くなることがあります。赤ちゃんは両親の目を見るのが好きです。人間の赤ちゃんはそうするようにできています。身体的能力と人間関係のサポートが整ったことで、子どもは社会情動的発達の最初のプロセスである「**調整と**

注意」に入ります。

身体が調整された新生児は、次の発達過程である「**交流**」の能力が目覚ましく伸びていきます。それは身体や脳の奥深くにある安心感から自然に生まれてきます。数か月後には、養育者が喜んで微笑み返してくれるような笑顔を見せ、人とのつながりを持つようになります。赤ちゃんと養育者の間の生理的に調整されたシステムから、**関わりとつながり**が生まれるのです。

このつながりは、他の人の心に触れる能力であり、相互に影響し合うものです。赤ちゃんが微笑み、声を出し、養育者がその声や行動を真似することで、一方通行の世話《ケア》ではなく、「ケアの共有」がおこなわれるのです。[13] これは、人間の親子が、双方向の関係性の中で本能的に繰り広げるダンスです。これは、社会情動的発達の第三過程である、「**双方向のコミュニケーション能力**」を構成します。赤ちゃんが微笑むと、ママも微笑みます。赤ちゃんが背中を丸めて腕を上げれば、パパが抱き上げます。やがて、最初の一年の間に、赤ちゃんは何かや誰かを指差したり、ジェスチャーしたりする運動機能を身につけます。うまくいけば、養育者はその合図を受け取り、赤ちゃんが指差した方向を見るなど、赤ちゃんに生まれつつある社会的コミュニケーションに対応することができます。

最初の一年間、赤ちゃんは自然に表れてくる活発な運動制御の力を発揮します。一歳になると、赤ちゃんは指差しやジェスチャーで、突然、ベビーベッドから出たい、靴を履きたい、外に出て散歩したい、と世話をする人に伝えることができるようになります。また、顔や身体のジェスチャーや感情を使った行動で、自分の要求を伝えたり、相手が自分に伝えていることを理解したりすることができます。そして、子どもはもうひとつの発達過程である「**社会的問題解決の共有**」に到達します。

この能力によって、子どもは新しい可能性を手に入れることができます。自分のニーズやアイデア、感情について、話し言葉を使わずに相手に尋ねたり、伝えたり、示したり、指示したりすることができるのです。

次に、コミュニケーションをより効率的にするプロセスとして、「**言葉やシンボルの使用**」があります。身体を使ったジェスチャーや、身体が使えない場合は、絵や指差し、電子機器を使ったジェスチャーをするだけでなく、言葉を使って身体の動きを代用することができるようになります。ママの手を引いて部屋から部屋へと移動してキッチンに行く代わりに、子どもは単に「クッキー」と言えばいいのです。シンボルを使って物理的な行動を代用することができれば、どれだけ生活が楽に、楽しくなるか想像してみてください。

その後、子どもの発達に応じて、数年、あるいはそれ以上の期間をかけて、物を表現するための言葉から、自分の気持ちを表現するための言葉を獲得するように成長していきます。子どもは、**自分の気持ちや内面を表現し、その経験を他の人と共有する**という、これからの人生に役立つ能力を身につけていくのです。

このシンボルを使う能力は、人間の発達のもうひとつの頂点である「**人と人との架け橋**」につながります。他人に共感する方法を学び、他人が自分と同じように感じるとは限らず、自分とは異なる意見を持っているかもしれないことを理解します。議論に参加したり、自分の意見を述べたりすることができるようになり、複雑な社会環境の中で生きていくための段階に入ります。

こうしたダイナミックなプロセスを経て、子どもたちは最終的に自分の衝動や感情、行動をコントロールする能力を身につけていきます。自分のニーズ、内面、葛藤、恐怖、感情などを行動に移すことなく話すことができる能力は、思春期を経て大人になっても発達し続けます。このプロセスは、その子の人間関係、経験、幼少期の環境、体質、脳の配線など、個人の要因によって異なります。

機能的な情動の発達

今述べた発達の軌跡は、一九七〇年代にグリーンスパンとウィーダーが社会情動的な発達を説明するロードマップを作成した研究に基づいています。[14] 彼らが説明した能力は、機能的情動発達レベル（ＦＥＤＬ：Functional Emotional Developmental Levels）と呼ばれ、子どもが人間関係をどのように利用するかを、発達の階層で表しています。

・**機能**とは、個人が世界をどのように受け止め、理解するかを意味します。
・**情動**とは、各レベルにおける感情の役割と、感情が経験の意味と理解を変える方法を示しています。
・**発達**とは、マイルストーンを通じた成長のパターンを示しています。
・**レベル**とは、子どもの成長に伴うさまざまな段階で、社会情動的な成熟に必要な経験を示しています。

子どもたちは、感情や生理的な調整と、人間関係や物理的環境との複雑な相互作用によって生きる能力を高め、それがまた次の力を高めるというように循環していきます。

ウィーダー博士は現在、レベルをマイルストーンやフェーズではなく、**プロセス**と表現しています。[15] これらのレベルは、次の章で説明する多くの変数に応じて変化する動的なものであるため、非線形な性質を持っています。子どもたちは、感情や生理的な調整と、人間関係や物理的な環境との相互作用を複雑に絡み合わせながら、これらのプロセスの中で能力を循環させていきます。すべての子どもたちは、それぞれのペースで成長していきます。これらのプロセスは、それぞれの子どもの脳と身体のつながりに応じて異なって見えます。私たちは、子どもの個人差、幼少期の環境、固有の脳配線に応じて、それぞれの発達に差があることを予測しておかなくてはなりません。「普通ならこの程度に発達しているだろう」といったフィルターをかけてはいけません。親として、また教育者としての私たちの課題は、子どもの行動を適切に読み取り、それ

がその子にとって何を意味するのかを解釈することです。

あなたの子ども、あるいはあなたが関わっている子どもの能力は、社会情動的発達に関するこの理論にきちんとあてはまらないかもしれません。しかし、子どもの行動上の課題を理解し支援するのに苦労しているときには、こうした考え方を参考にすることができます。

家を建てる——社会情動的発達のプロセス

これまで見てきたように、自分の行動をコントロールしたり、自分の身体が感情に反応する方法を調整する能力は、誰もが生まれながらにして持っているわけではありません。むしろそれは、時間をかけて、また適切な人間関係の中で身につけていく能力なのです。このようなプロセスを理解するには、家を建てる方法を考えるとよいでしょう。家を建てるときには、それぞれの段階を経て最終的な構造が完成します。人間の成長過程も同じです。感情調整と意図的に行動をコントロールする能力を子どもたちが育てていくにあたり、各段階を経ていくことが大切です。

そして、家を建てるときと同じように、さまざまな状況や要因が発生し、それぞれのプロセスが独自のものになります。家を建てる仕事を一手に引き受けている業者は、ある場所では合板が不足していて、特定の作業ができないこともあれば、電気工事のスタッフが必要なときに、他の工事に手をとられて、人繰りができないことがあります。ですから、臨機応変に異なる順序で物事を進めなければなりません。それと同じように、子どもたちはそれぞれ同じ発達過程に遭遇しますが、他の多くの過程から影響を受けています。だからこそ、子どもの成長をリアルタイムで追跡し、最適なサポート方法をピンポイントで見つけ出すことが重要なのです。そして人間関係は子どもの社会情動的発達の原動力です。大人も自分の成長を把握する必要があるのです。

このことが、子どもたちの行動への対応を理解するうえで、なぜ重要なのでしょうか。**子どもの生理的、感情的なニーズに適切に対応することで、挑戦的な行動をとらなくてはならない理由が薄れていくからです。**このようなアプローチは、行動管理のみに焦点を当てるのではなく、まず子どもの感情調整をサポートすることで可能となります。では、子どもの感情調整をサポートする方法について理解を深めるために、社会情動的発達の「家づくり」の六つのステージを見てみましょう(16)。

家の基礎部分

プロセス1――調整と注意

最初の発達過程は、落ち着いて注意を払う能力を身につけることです。子どもが落ち着いていながらも鋭敏であるときは、集中して周囲の世界に注意を払うことができます。この能力は、社会情動的発達という家の土台だと考えてください。しっかりとした土台の上に建てられた家は、嵐が来ても持ちこたえることができます。子どもが自分の世界や周囲の人々に落ち着いて注意を払うことができれば、将来のすべての発達のための強固な基盤ができあがります。

基礎は家の中で最も重要な部分です。子どもの社会情動的な家の基礎は、しっかりしている場合もあれば、薄っぺらい場合もあり、その中間の場合もあります。そしてそれは、子どもが環境の要求に反応することによって、つねに変化します。

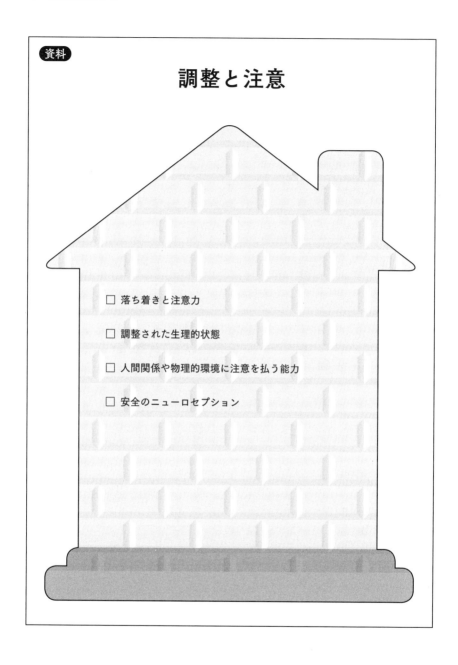

資料

調整と注意

- □ 落ち着きと注意力
- □ 調整された生理的状態
- □ 人間関係や物理的環境に注意を払う能力
- □ 安全のニューロセプション

家の骨組み

プロセス2――関わり合いと関係性

家の基礎ができたら、家となる構造物の骨組みを丁寧に作っていきます。この骨組みは、家のすべてのものを定義するものであり、これがなければ、家の残りの部分を建てることはできません。社会情動的な二つ目のプロセスである、温かく結ばれた人間関係の体験と交流についても同様です。愛情に満ちた人間関係は、家の骨組みのようなもので、その中で成長がおこなわれると考えてください。社会情動的なプロセスの第一段階で達成された落ち着きのある注意力という強固な基盤に加えて、人間関係は、子どもたちがそれぞれの可能性に応じて成長するための支えとなります。

電気配線について

プロセス3――目的意識を持った感情的な相互作用

心地よさ、安心感、そして安全性を感じたら、人とのコミュニケーションを始めることができます。家の骨組みが愛情のある関係を築く能力を象徴しているとすれば、コミュニケーションは家の電気配線だと考えてください。配線が家の中のさまざまな場所に電気を流すように、顔の表情や姿勢などのジェスチャーが、人と人とのコミュニケーションを可能にします。

資料

関わり合いと関係性

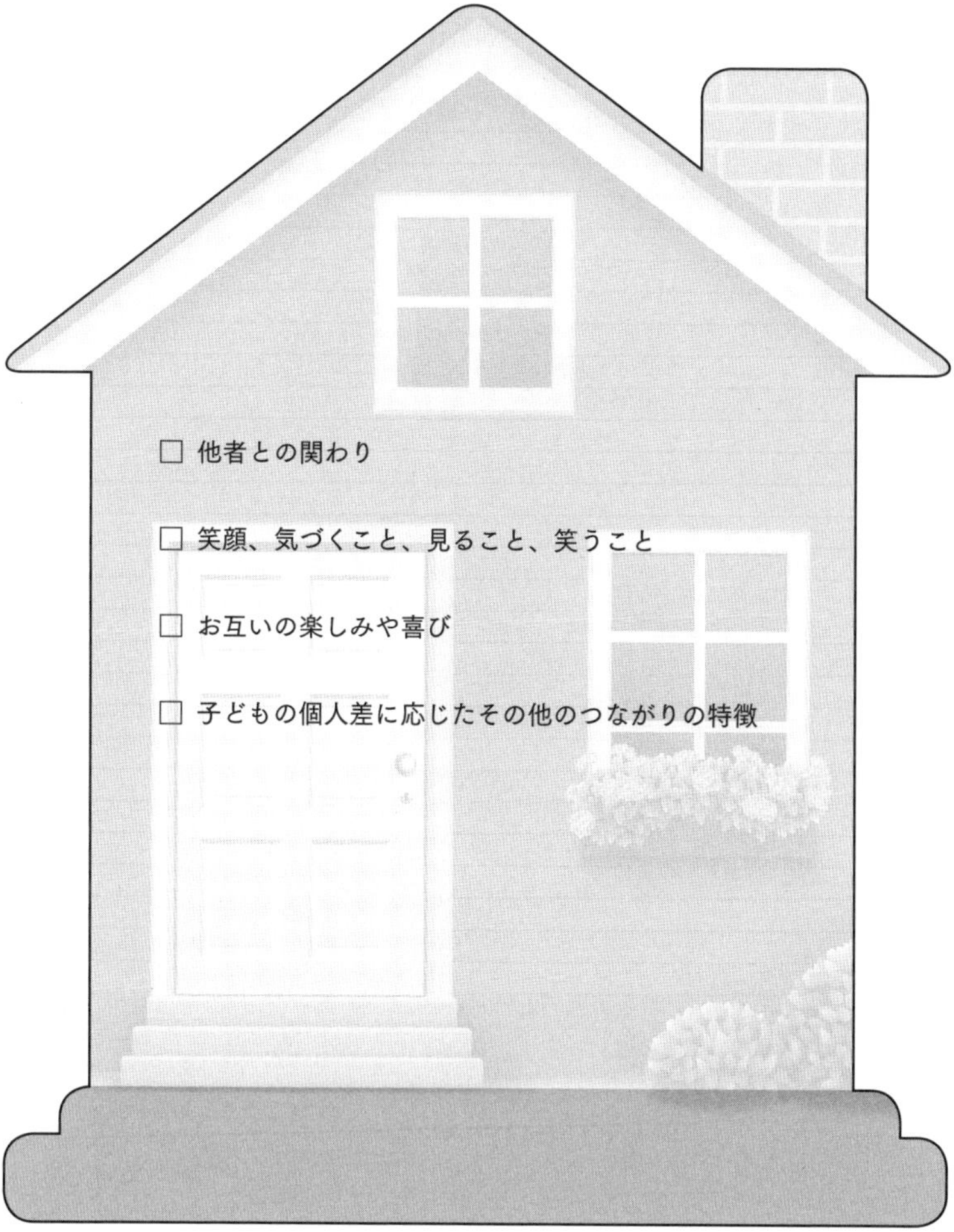
□ 他者との関わり
□ 笑顔、気づくこと、見ること、笑うこと
□ お互いの楽しみや喜び
□ 子どもの個人差に応じたその他のつながりの特徴

資料

目的意識を持った感情的な相互作用

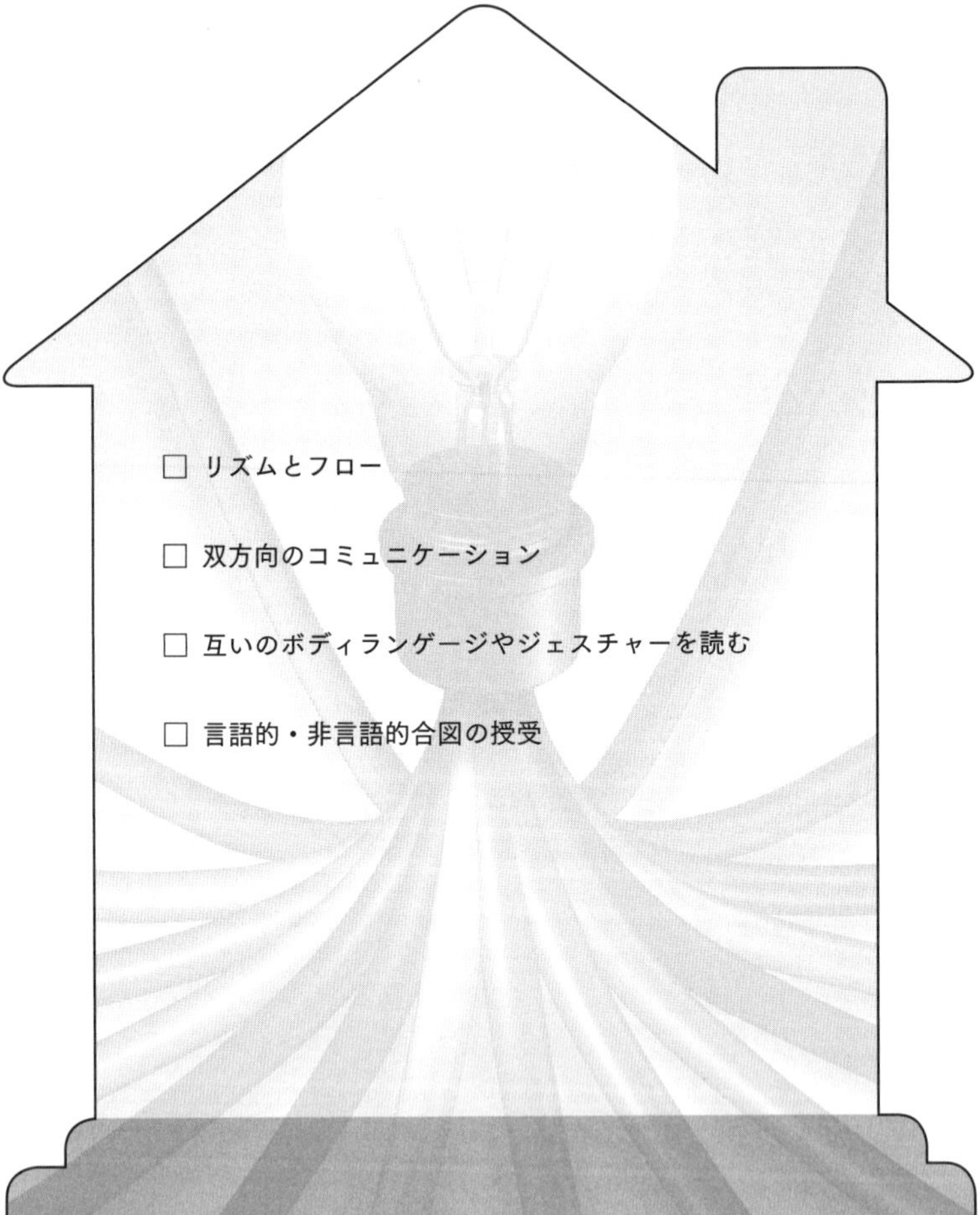
□ リズムとフロー
□ 双方向のコミュニケーション
□ 互いのボディランゲージやジェスチャーを読む
□ 言語的・非言語的合図の授受

家の中の様子

プロセス4――社会的問題解決の共有

このプロセスは、家の部屋や廊下のようなものだと思ってください。プロセス3の双方向のコミュニケーションのおかげで、子どもは社会的問題解決を通じて、家の中のすべての部屋を探索することができます。あるアイデアに突き動かされた子どもは、目標を達成するために、養育者に一連の非言語的な手がかりを与えます。子どもは、見せたり、伝えたり、尋ねたり、その他の方法で他者とコミュニケーションをとるために、さまざまな双方向のやりとりをおこないます。

家の中を飾る

プロセス5――シンボルを作り、言葉やアイデアを使う

土台、骨組み、配線は、子どもが家の中の部屋を探索する能力を支えます。これらの能力は、子どもが創造性を花開かせるための、真の原動力となります。つまりそれは言葉とシンボルを使うことです。このプロセスを、家の飾り付けと考えてみてください。子どもは新しい能力を手に入れ、言葉、説明、意見、そして「ごっこ遊び」で自分の世界を飾ることができます。欲しいものを手に入れるために親の手を握る代わりに、子どもは自分の望みを言葉で表現したり、アイデアを代弁するために絵を指し示すことができるようになります。子どもは、言葉やアイデア、自分の意識を使って、自分の行動を説明し、最終的にコントロールする

資料

社会的な問題解決

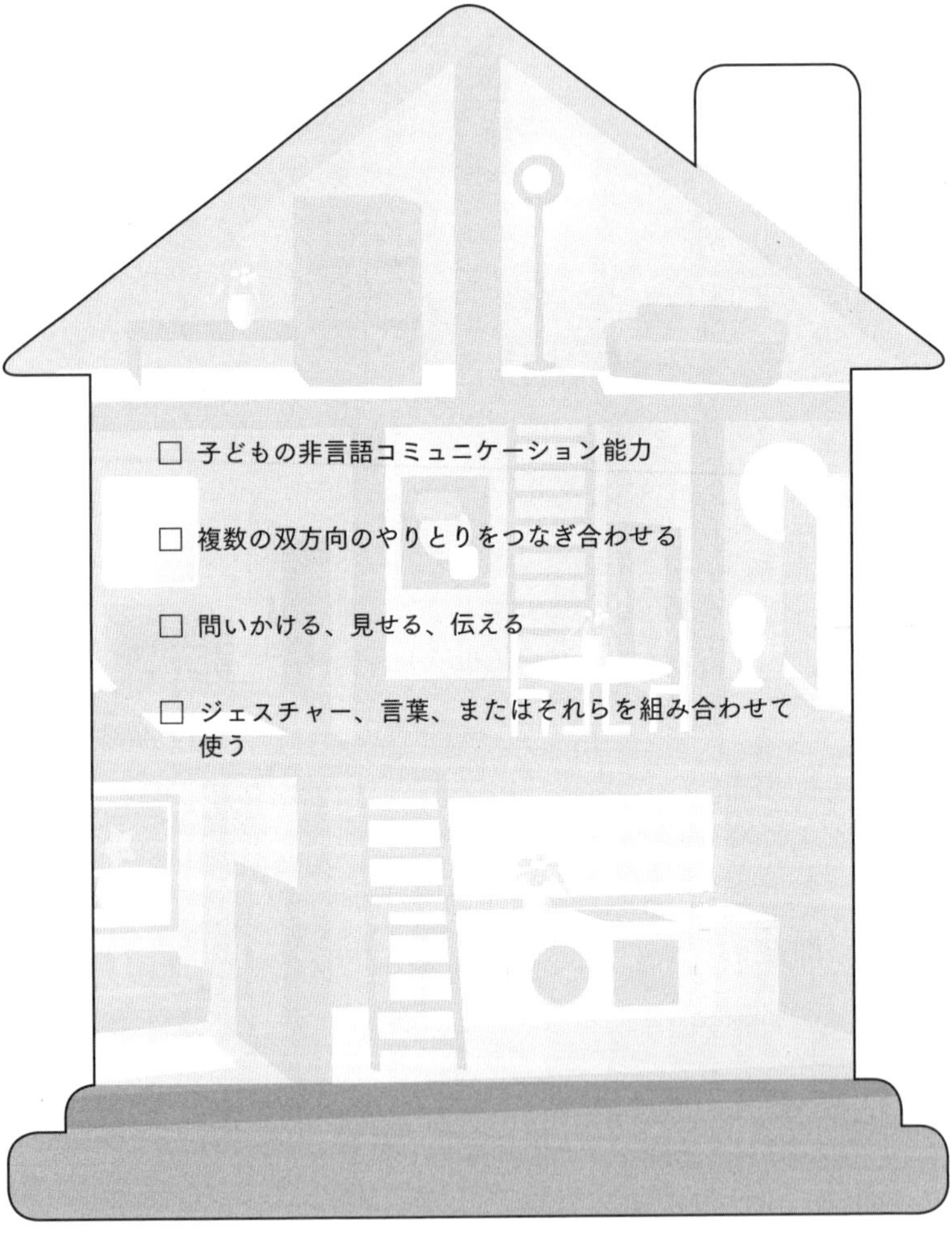

- □ 子どもの非言語コミュニケーション能力
- □ 複数の双方向のやりとりをつなぎ合わせる
- □ 問いかける、見せる、伝える
- □ ジェスチャー、言葉、またはそれらを組み合わせて使う

資料

シンボル、言葉、そしてアイデア

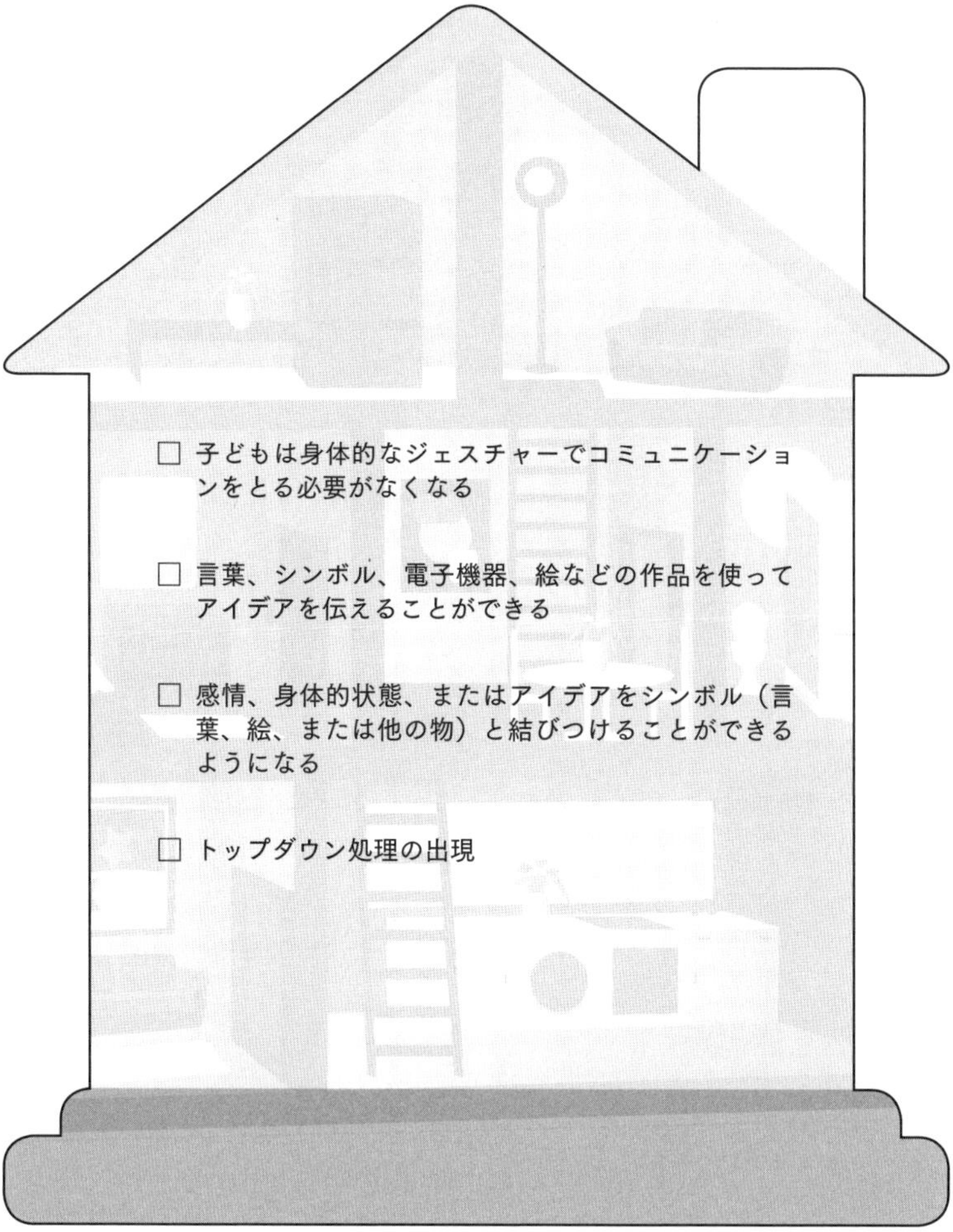

- □ 子どもは身体的なジェスチャーでコミュニケーションをとる必要がなくなる
- □ 言葉、シンボル、電子機器、絵などの作品を使ってアイデアを伝えることができる
- □ 感情、身体的状態、またはアイデアをシンボル（言葉、絵、または他の物）と結びつけることができるようになる
- □ トップダウン処理の出現

ことができるようになります。子どもは、ボトムアップの反応をトップダウンの構造で理解することで、混沌とした状態から意味を生み出すことができるのです。**子どもは今、内的な感覚、感情、思考、情動を言葉に結びつけ始めています。これは、トップダウンの思考によって自分の行動を理解する能力につながります。**

世界へつながる道

プロセス6――感情的思考とアイデアの架け橋

アイデアや考えを言葉やシンボルに置き換えることができるようになると、他者とのコミュニケーションは新たな段階に入ります。つまり、自分の行動や動機についての理解を、他人と共有することができるようになります。自分の考えや感情を整理することができるようになり、その結果、論理的に考えることができるようになり、自分の考えと他の人の考えの間に橋を架けることができるようになります。

この新しい能力は、家を出て外の世界へとつながる道のようなものです。子どもがWとHで始まる質問〔いつ（when）、何を（what）、なぜ（why）、どこへ（where）、どのように（how）〕に答えられるところまで発達すると、その子どもは、自分の考えと他の人の考えを同時に考える能力を獲得したことを意味します。つまり、自分の意見を持ち、話し合うこともでき、他の人が違う意見や考えを持つこともあることを理解することができるということです。

資料

アイデアの架け橋

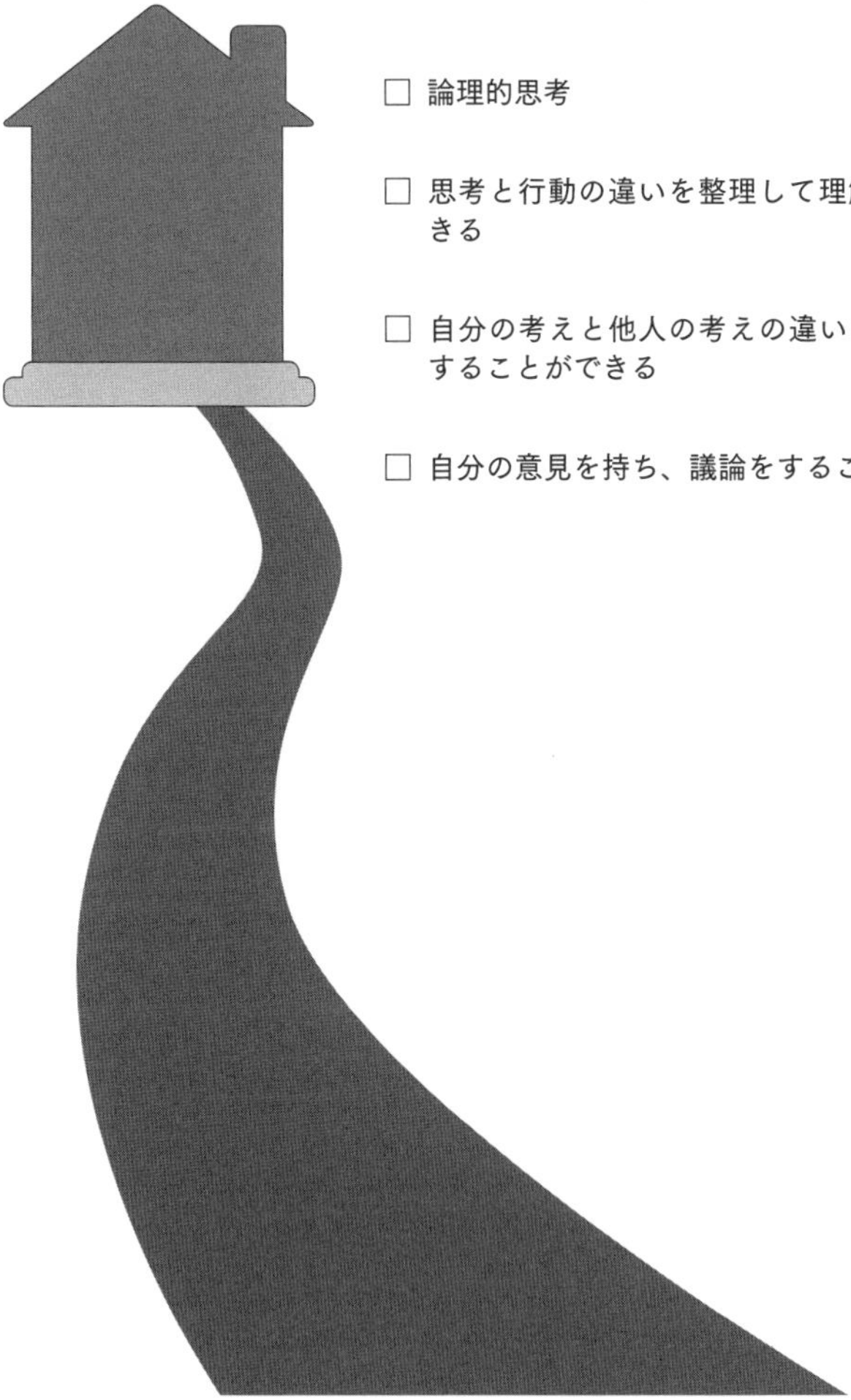

- □ 論理的思考
- □ 思考と行動の違いを整理して理解することができる
- □ 自分の考えと他人の考えの違いを整理して理解することができる
- □ 自分の意見を持ち、議論をすることができる

資料

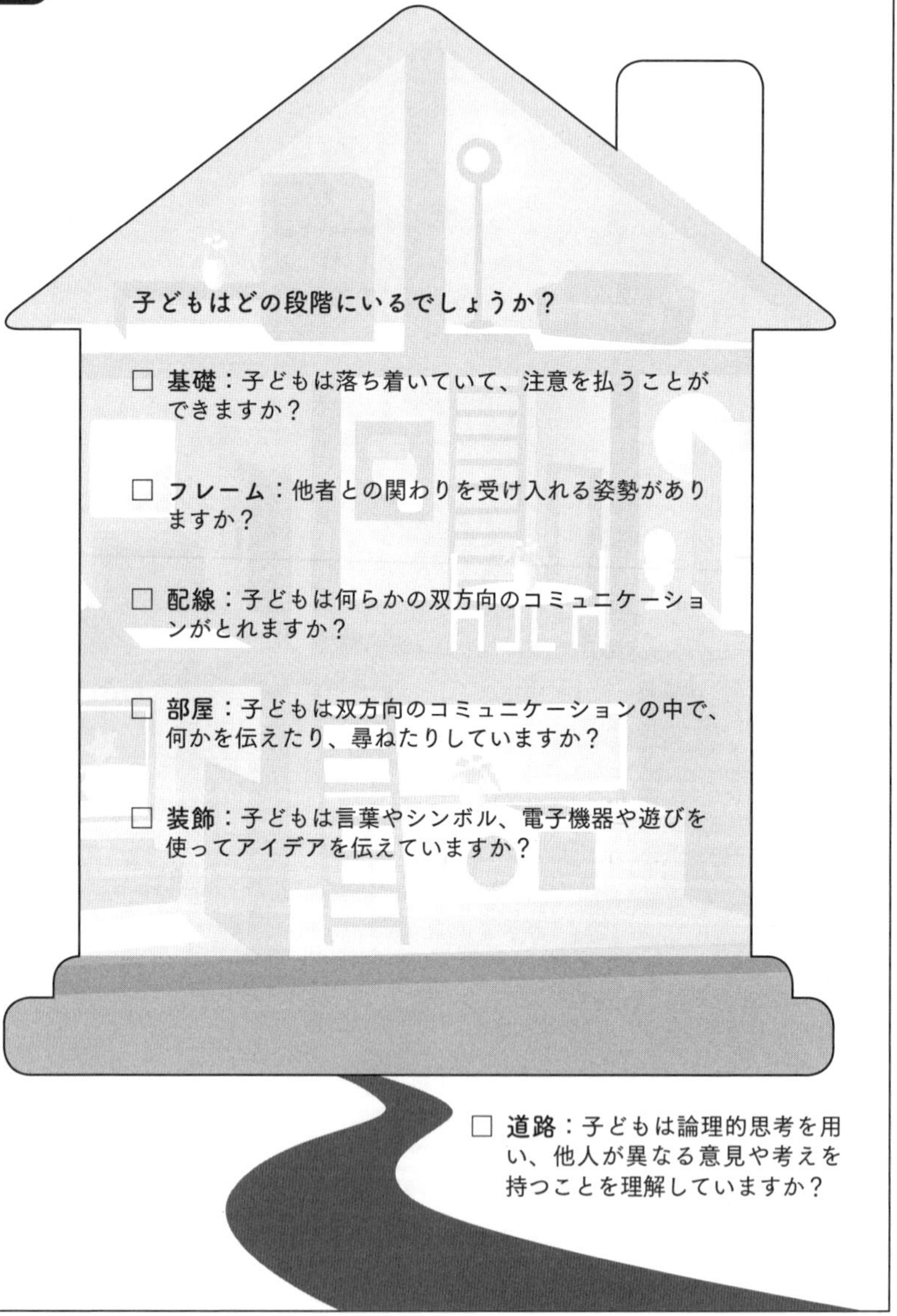
子どもはどの段階にいるでしょうか？
□ 基礎：子どもは落ち着いていて、注意を払うことができますか？
□ フレーム：他者との関わりを受け入れる姿勢がありますか？
□ 配線：子どもは何らかの双方向のコミュニケーションがとれますか？
□ 部屋：子どもは双方向のコミュニケーションの中で、何かを伝えたり、尋ねたりしていますか？
□ 装飾：子どもは言葉やシンボル、電子機器や遊びを使ってアイデアを伝えていますか？
□ 道路：子どもは論理的思考を用い、他人が異なる意見や考えを持つことを理解していますか？

資料

子どもは以下の状態にありますか？

- □ 落ち着いた状態（基礎）
- □ つながりのある状態（フレーム）
- □ 双方向のテンポの良いコミュニケーションがとれる
- □ ジェスチャーを使ったコミュニケーション（ジェスチャーが使えない場合は電子機器などの道具を使ったコミュニケーション）がとれる
- □ 言葉やシンボルを思考やアイデアに結びつけられる
- □ 他の人とアイデアや考えをやりとりできる

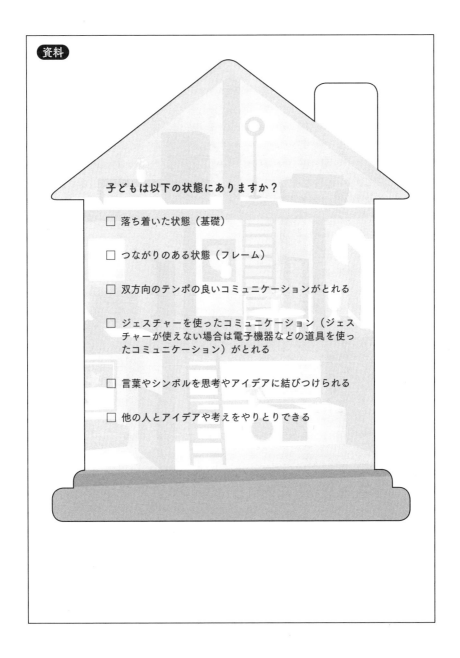

その子の立場は？

社会情動的発達という家の中で、子どもがどのような位置にいるのかを知るにはどうしたらよいでしょうか？　重要なのは、その時点で、子どもが「社会情動的発達の家」のどの段階にいるかを調査することです。58ページの質問は、この段階を簡略化したものです。

もう一度同じ質問に戻る――トップダウンか？　ボトムアップか？

私たちは、ある行動の背景にあるものをどのように判断し、どこにサポートの焦点を当てるべきかという疑問からスタートしました。つまりそれは、トップダウンなのか？　ボトムアップなのか？という質問です。赤ちゃんの能力と行動はすべてボトムアップであることがわかっています。なぜなら、より高度な思考を支える脳の回路がまだ発達していないからです。私たちが生まれたとき、脳の脅威検知システムは完全に作動しています。しかし、計画を立てたり、考えたり、学習したり、自分を落ち着かせたりするための脳の部分は、神経的な接続が必要で、それを構築するには時間がかかります。そしてそれらは最終的にはトップダウンの制御能力を支えます。

「社会情動的発達の家」のコンセプトをもとに、ある行動がトップダウンなのかボトムアップなのかを特定するにはどうすればよいでしょうか。このように考えてみましょう。私たちが議論したプロセスのうち、最初の四つはボトムアップの機能が優勢であることを示し、最後の二つはトップダウンの処理が優勢であることを示しています。

これらのプロセスはダイナミックなものであり、子どもが経験したことによって変化することを忘れては

なりません。子どもの「社会情動的な家」のさまざまな部分は、いつでも改装中です。実は、大人の家でもつねに改装中なのです。したがって大切なのは、子どもの状況をリアルタイムで把握し、つねに基礎から始めて、一番最初にぶつかった課題に対処することです。

基礎をまず重視するという考え方を初めて知ったのは、自分の子どもが小学生のときでした。それを知ったとき、「そういうことだったのか」と得心しました。私は児童心理学者として、社会情動的発達の概念を学んだことはありませんでした。私が受けた教育やトレーニングでは、子どもとのたしかな絆の重要性や、認知行動療法のアプローチについては十分な説明がありましたが、脳と身体がどのように連携して経験を形成するのかについては扱われていませんでした。そのため、私は自分の子どもが意図的に悪さをしていると思い込んでしまうことがよくありました。しかしそれは、子どもにとってはストレスに対するボトムアップの反応であることが多いのです。

ある日会議を終えて帰宅すると、娘は宿題をやらないと言っていました。どうもその日に何かあったようでした。そこで私は、すぐに娘と問題を解決しようとするのではなく、意識を変え、娘の部屋の床に座って、新たに学んだ思いやりの精神を持って接することにしました。彼女は苦しんでいるのであって、わざと反抗的な行動をとって、私を困らせようとしているのではないことに気づきました。彼女は、年度のはじめでストレスを感じており、そのうえに私がいなかったために辛い思いをしていたのです。私は自分の目から涙をぬぐいました。娘ははじめ、「私の部屋で何をしているの?」とでもいうように、私を訝しげに見ていました。私は、会議に出席しなくてはならず一緒にいられなかったけれど、あなたがいなくて私も寂しかったので、今一緒に座っていたいと伝えました。

三〇分ほどすると、娘は顔を上げ、学校での仲間とのトラブルについて私に話し始めました。私たちは、一時間ほど座って話しました。これは私にとってのパラダイムシフトでした。私ははじめ、娘が宿題を嫌がっているという問題について、娘と共に向き合うことが最も重要だと思っていました。しかしこれは氷山の一角であり、彼女がその日受けたストレスや、私とのつながりや温かさを求める気持ちは、水面下にあることがわかりました。

社会情動的発達に関する理解が深まったことで、私自身の子どもや、クライアント、そしてその家族との接し方が大きく変わりました。社会情動的な発達については、私の専門である心理学ではなく、乳幼児のメンタルヘルスや早期介入の分野で扱うものとされていました。しかし、社会情動的な発達の経路を理解してみると、人間のストレス反応、さらにいえば、ストレスがいかにトップダウンの能力を狂わせるかについて、もっと知る必要があることが明らかになりました。

ポージェス博士によるポリヴェーガル理論、特にニューロセプションの概念と、グリーンスパンとウィーダーの発達段階に関する理論は、社会情動的な発達と自律神経系の働きをつなぐ線を形成しています。私は、親、教師、教育者が子どもの発達段階を支援するためには、上記の二点に関する基本的な理解が必要だと考えました。そこで私は、身体と脳の驚異的な脅威検知システムであり、行動上の課題をサポートするための入り口でもある自律神経系について、実践的な研究を始めました。

自律神経系の経路

多くの専門家がカラーシステムを使って、個人の自己調整能力や感情のコントロール方法を教えています。(17)私は、子どもに教えるためではなく、**大人が**子どもの、そして自分の自律神経系の状態をリアルタイムで知るために色を使います。言い換えれば、私は色を、生理的および感情的な協働調整を育むために、子どもとの相互作用をどのように図ればよいかを教えてくれるガイドとして使用しています。

以下のカラーチャートは、リラスとターンブルの研究から引用したもので、行動とそれに関連する色は、**自律神経系の特徴とさまざまなレベルのストレス反応、または穏やかで鋭敏な注意**を表しています。[18]

色は、ポリヴェーガル理論で定義された三つの自律神経系の反応経路のうち、どれが活性化しているかを表しています。最も古い経路は、原始的な**背側《はいそく》迷走神経系**で、身体を不動化したりシャットダウンしたりすることで、生命の危機から身を守ることを可能にします。[19] 第二の経路は**交感神経系**で、一般的に「闘争／逃走」反応として知られる、可動化によって生存を可能にします。[20] 進化的に最新の経路である**腹側《ふくそく》迷走神経系**は、安全という条件の下で社会交流やつながりを支持します。[21] 本書では、これら三つの主要経路をそれぞれ〈青〉、〈赤〉、〈緑〉の色で表現します。

私は、脳に関するこの複雑な用語の略語として、シンプルなカラーチャートを使っています。これは、子どもたち、あるいは私たち自身の覚醒状態を簡単に符号化する方法です。子どもたちが**〈緑の経路（腹側迷走神経系）〉**にいるとき、子どもたちはコミュニケーションをとり、遊び、学ぶことができます。セラピストのデブ・デイナは、「腹側迷走神経経路にしっかりと根づいているとき、私たちは安全でつながりがあり、落ち着いていて社会的だと感じます」と述べています。[22]

自律神経系の**〈赤の経路（交感神経系）〉**では、心臓がドキドキしたり、汗をかいたり、その他の活性化の兆候が見られます。〈赤の経路〉では、子どもは脅威のニューロセプションに対処するために、適応的に可動化されています。[23]

〈青の経路（背側迷走神経系）〉では、身体が生命の危機の合図に反応しています。[24] この状態では、心拍数や呼吸数が減少し、身体が重くなります。そして、生き残るためにエネルギーを節約し、引きこもります。これも適応状態です。〈青の経路〉の子どもたちは、明らかな行動上の困難を示さないため、見過ごしてしまうことがあります。しかし、このような子どもたちは脆弱でリスクが高い状態にあります。彼らは、必ず

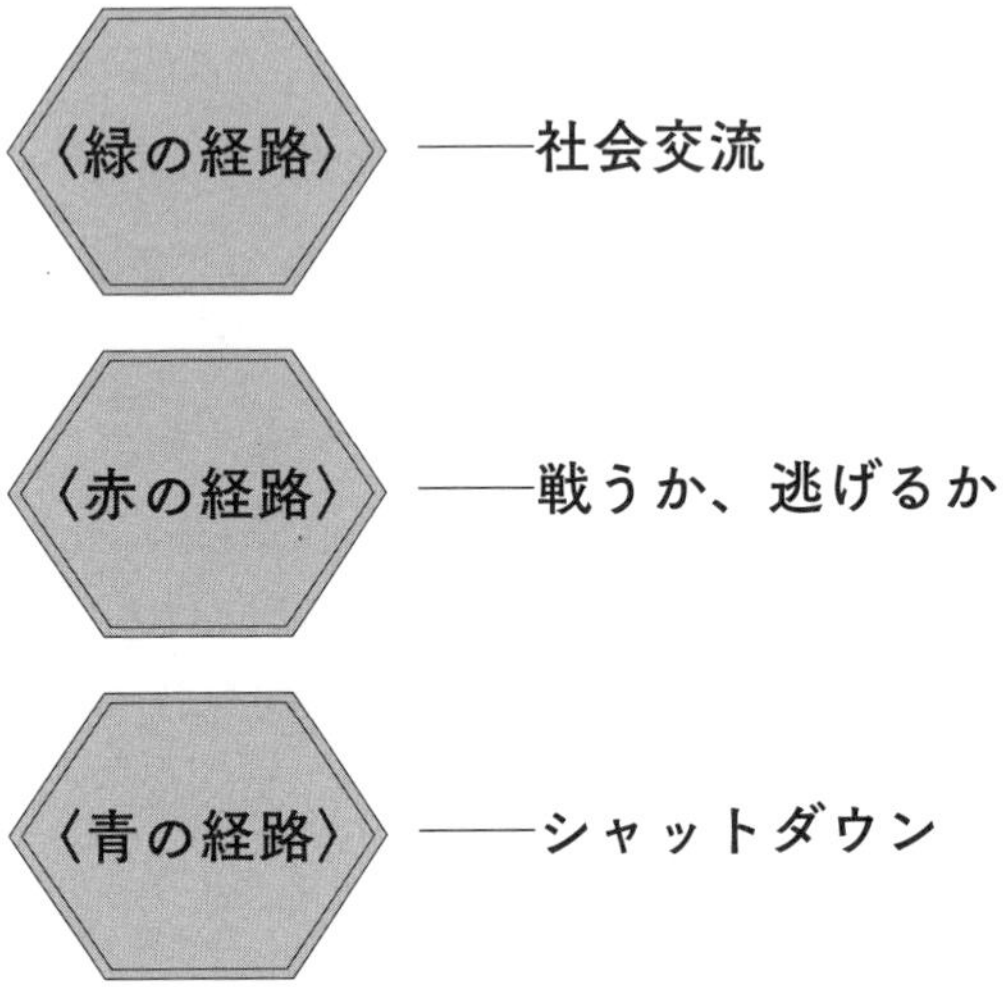

しも私たちが一般的に考える行動上の課題を示していませんが、実はこうした子どもたちにも、細心の注意を払わなければならないのです。

自律神経系の経路を三つに分類し、色で表しましたが、これは特定の行動にも対応しています。子どもの目、顔、声、身体、動きの速さやリズムなどの特徴を観察することで、そのヒントを探ります。

これらの経路は、私たちの基本的なレーダーとなり、子どもが助けを必要としている場所を知らせてくれます。前章で述べたように、一律にＤＳＭの診断を用いたり、子どもの神経系における適応の意味を理解せずに単に行動を追跡するのではなく、これらの自律神経経路によって説明される子どもの生理学的状態を利用することのほうが、私たちの関わりにとってはるかに効果的な指針となります。子どもの生理学的状態と自律神経系の状態は、その子の固有の状況において、適応的なのです。

なぜ、子どもの自律神経系の経路が重要なのでしょうか？　なぜなら、〈緑の経路〉は、健全な社会情動的発達につながる経路だからです。〈赤〉と〈青〉の

〈緑の経路〉――社会交流

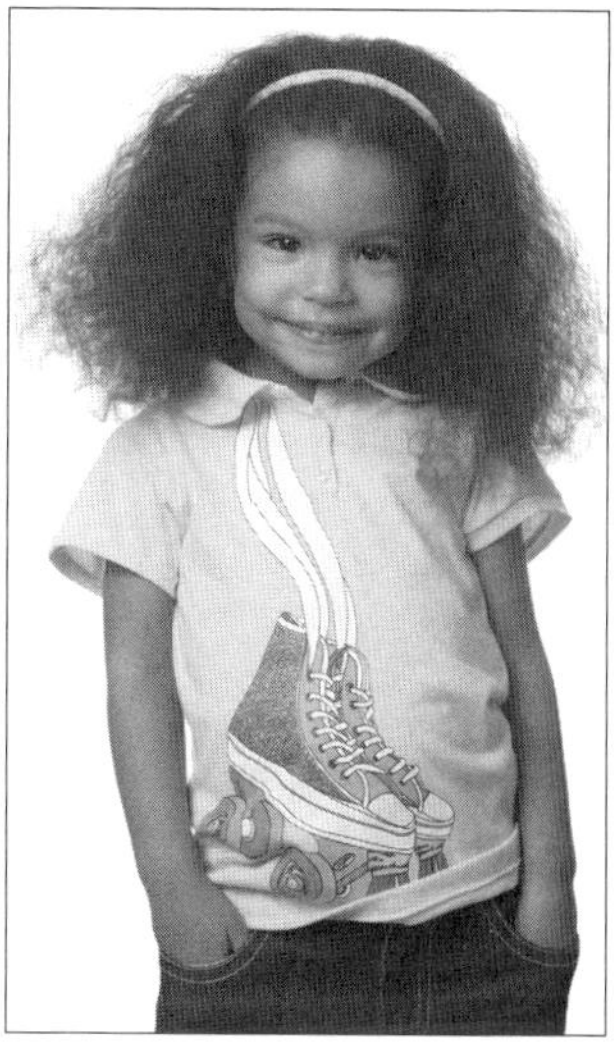

目

- □ 明るく、キラキラ輝いた目
- □ 人や物を直接見つめる
- □ 一旦視線をそらしたあとまた目を合わせ、つながりに戻る
- □ 意識が鋭敏で、情報をよく取り込んでいる

身体

- □ リラックスした、ほどよい筋肉の緊張がある
- □ 安定し、バランスのよい、協調した動きができる
- □ 腕と脚を身体の中心に向かって動かす（乳児）
- □（乳児が）抱っこされたときは大人の身体にしっくり収まる
- □ 環境に応じて動作を速くしたり遅くしたりできる

顔

- □ 微笑み、喜びを示す
- □ ニュートラル
- □ すべての感情を表現できる

声

- □ 笑う
- □ 韻律の変化がある

動きのリズム・速度

- □ 環境に応じてスムーズに変化させられる
- □ 速すぎず、遅すぎない動き

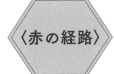

〈赤の経路〉——戦うか、逃げるか

目

- □ 目を大きく見開く、目を細める、閉じる
- □ まっすぐ強烈に相手を見る
- □ 眼球が上に回転する
- □ すばやく部屋の中を見回す

身体

- □ 指を広げる
- □ 背中を丸め、身体を緊張させる
- □ つねに動いている
- □ 押したり突いたりして自分のスペースを守ろうとしたり、他人のスペースに入り込んだりする
- □ 噛む、叩く、蹴る、跳ぶ、投げる
- □ 物にぶつかる、転ぶ
- □ 脅迫的なジェスチャー（指や拳を振るなど）をする

顔

- □ 大きく開いた口
- □ 怒りや嫌悪を示す
- □ しかめっ面、不機嫌な表情
- □ 無理をして作り笑いする
- □ あごや歯を食いしばる

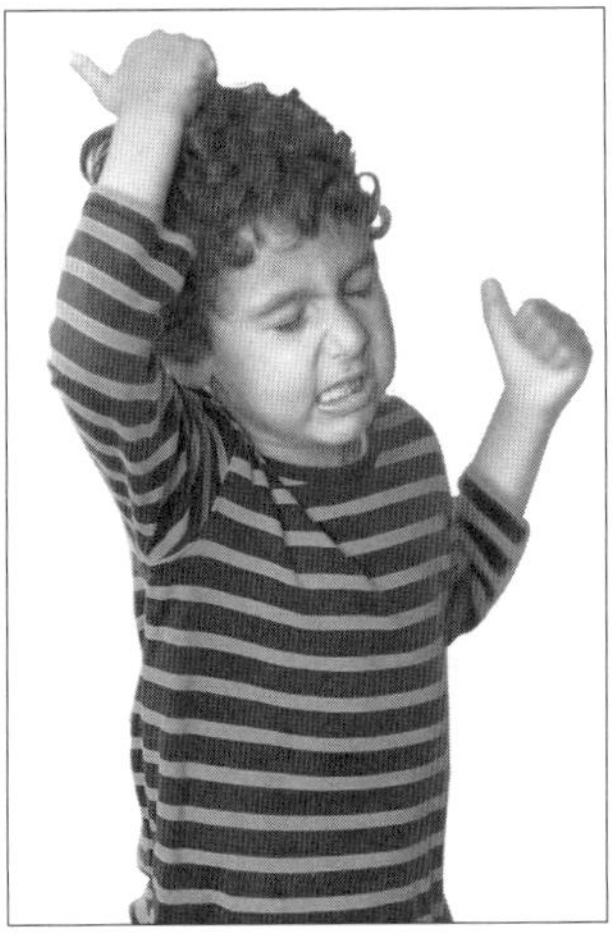

声

- □ 甲高い声で泣く、怒鳴る、叫ぶ
- □ 大声を出す
- □ 敵意に満ちた、不機嫌な調子
- □ 皮肉っぽい
- □ 抑制できない笑いを続ける

動きのリズム・速度

- □ 速い動き
- □ 衝動的な動き

〈青の経路〉——シャットダウン

目

- □ 遠くを見るような焦点の合っていない目
- □ 長い間視線を合わせない、下を向いている
- □ 眠気や疲れを感じている
- □ 部屋の中に興味をそそるものがないかどうか見回そうとしない
- □ 人よりも物に視線がいく

身体

- □ 腰が引けている、うつむいている
- □ 筋肉の緊張が低い
- □ 好奇心や探究心が少ない、またはない
- □ うろつく
- □ 凍りついている、または動きが鈍い

顔

- □ 無表情、表情が変わらない
- □ 口をへの字にした、悲しい表情

声

- □ 抑揚がない
- □ 何も声を出さない
- □ 冷たい、小さい、悲しい、ほとんど聞こえない声

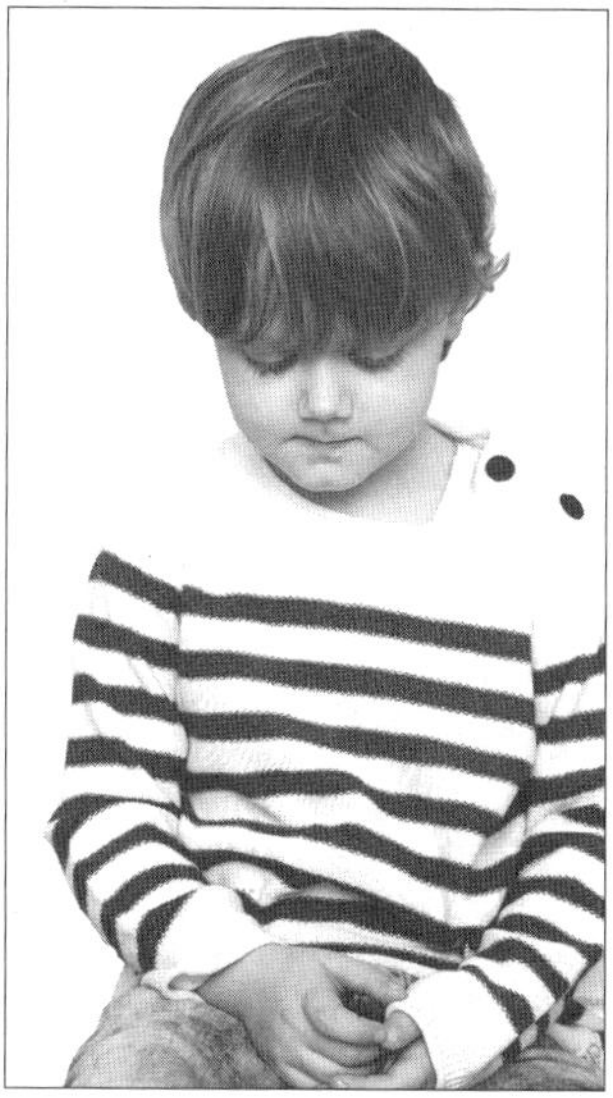

動きのリズム・速度

- □ ゆっくりとした動き
- □ 動き出しが遅い

出典：*Infant/Child Mental Health, Early Intervention, and Relationship-Based Therapies: A Neurorelational Framework for Interdisciplinary Practice*, by Connie Lillas and Janiece Turnbull.

経路では、脳は基本的な生存に焦点を当てており、人との関わりやつながりを重視していません。本書の中で紹介されているように、このことを理解していないと、私たちのツールやテクニックを、〈緑の経路〉以外の経路にある子どもに適用してしまいます。それでは、効果は低くなります。

もちろん、子どもたちはそれぞれ個性的で、それぞれの閾値や好みを持っていますが、この三つの色は、人間のさまざまな生理的反応の状態を知らせる行動パターンを表しており、ほとんどの子どもたちにとって有用な指標となります。観察可能な行動を用いると、観察できるものだけに依存していることになってしまい、おのずと限界があります。自閉症スペクトラムを持つ人の中には、身体と脳のつながりの違いによって、顔や身体の動きに影響が出る人がいます。つまり、顔、ジェスチャー、ボディランゲージが、内的な自律神経系の覚醒レベルを正確に反映していない場合があるのです。第8章では、このことを詳しく説明し、第9章では、こうした動きの違いに惑わされない感知技術について説明します。

子どもたちは、つねにこの三つの経路のグラデーションの中を移動しています。**重要なのは、〈赤〉や〈青〉の経路に長く留まらないこと、あるいはその影響を強く受けすぎないことです**[25]。ストレスに健全に適応できれば、直面する状況の要求に応じて神経系を変化させるとともに、問題が収束したら、すぐに〈緑の経路〉に戻ることができます。それができず、ストレスが長く続くと、有害なストレスパターンに陥る可能性があります[26]。

なぜこのようなことが重要なのでしょうか？　私たちは目に見える子どもの行動に反応し、その行動の背景を理解する前に対応を決めてしまうことがよくあります。そうではなく、一旦立ち止まって、「**これはトップダウンなのか？　ボトムアップなのか？**」と問いかける必要があります。**これは発達上の課題なのか、ストレス反応なのか。それとも、意識的、意図的な行動なのか**。それを大人が立ち止まって問い直すのです。

これらの質問に丁寧かつ正確に答えることが、最も効果的で有益な対応を決定する鍵となります。

成功例——発達段階を考慮した治療法

子どもの発達段階を正確に読み取り、適切な対応ができるようになると、どうなるでしょうか。元気いっぱいのキラは、幼稚園生活のスタートで失敗しました。両親がキラを幼稚園に送っていったあと、キラは頻繁に泣き、一日中ひとりでいて、仲間との交流を避けていました。

園のサポートチームが評価をおこなったところ、キラには軽い言葉の遅れがあり、「社会性」に問題があることがわかりました。そこで園は、キラを言語療法のクラスに入れました。このクラスでは、フラッシュカードを使って顔の表情を認識できるようにするなど、感情やコミュニケーションについて学ぶことを目的としています。しかし、このクラスに参加しても、キラの行動は改善されませんでした。それどころか、彼女は言語聴覚士が声をかけてくることを恐れ、事態は悪化しました。キラの不安と過敏さが増してしまったのです。

翌年の夏、キラは、別のアプローチを提供する発達言語療法士の介入を受け始めました。このセラピストは、キラの自律神経系の調整（色の経路）と発達過程（発達の家）を評価し、それらがキラの課題にどのように影響しているかを確認することから始めました。つまり、彼女は次の質問をしてみることから始めたのです。キラが〈緑の経路〉で仲間と関わるのを妨げているものは何なのでしょうか？　キラの状態を評価してみると、この疑問の答えはすぐに明らかになりました。キラは言葉を使って基本的なニーズを伝えることができましたが、彼女の社会的コミュニケーションの**基盤**（発達過程一～四）は、実はまだ構築中でした。

そこでセラピストは、キラの成長をサポートするための最初のステップとして、母親がキラの〈緑の経路〉を構築することに焦点を当てました。最大の目標は、二人が安心して一緒に楽しめるようにすることです。セラピストは、母親がキラに何かを教えたり要求したりするのではなく、双方向の遊びの楽しさに基づいて、キラと母親が心地よく行き来するリズムをサポートしました。ポイントは、母娘が楽しく交流し、一緒に楽しむことです。キラの社会情動的な発達の「筋肉」を鍛えるのです。

夏の終わりには、キラの態度が変わりました。キラは、近所の公園で他の子どもたちに近づき、自発的に一緒に遊ぶようになりました。それまで未熟だった社会的な問題解決能力も、同年代の子どもたちと同じレベルに近づいてきました。セラピストの狙いが功を奏したのです。セラピストは、キラに社会性を「教えよう」とする一般的なアプローチではなく、発達と関係性に基づいたアプローチをおこないました。関係の安全性が確保された状況下で、キラの社会交流行動は自然発生的に現れました。やがて、問題となっていた不登校、仲間を避ける、遊びの欠如といった行動はすべて解消されました。

この章では、キラのような子どもたちに対し、対応方法や目標設定を決める前に、彼らの発達レベルを評価し、行動がトップダウンかボトムアップかを、彼らの自律神経系の状態と合わせて評価すると、どのようなメリットがあるかを説明しました。このようなアプローチをとり、その子どものことを十分に理解してから進めば、一人ひとりの子どもを最大限にサポートする方法を学ぶことができます。

子どもがトップダウンで考えたり、理性を働かせることに対するサポートが必要なときもあれば、まずボトムアップのサポートが必要なときもあります。また、両方を同時にサポートする必要があることもあります。私たちはつねに、子どもの自律神経経路を最初に調べる必要があることを忘れないでください。複雑に見えますが、パズルのすべてのピースを組み合わせれば、とてもシンプルなことだということがわかります。どのような状況で、どのようなアプローチをとるべきかを知ることで、行動上の課題を抱える子どもたちを支援する能力が大きく向上します。この知識を用い、社会交流のプロセスを通じて、子どもの神経系の「再

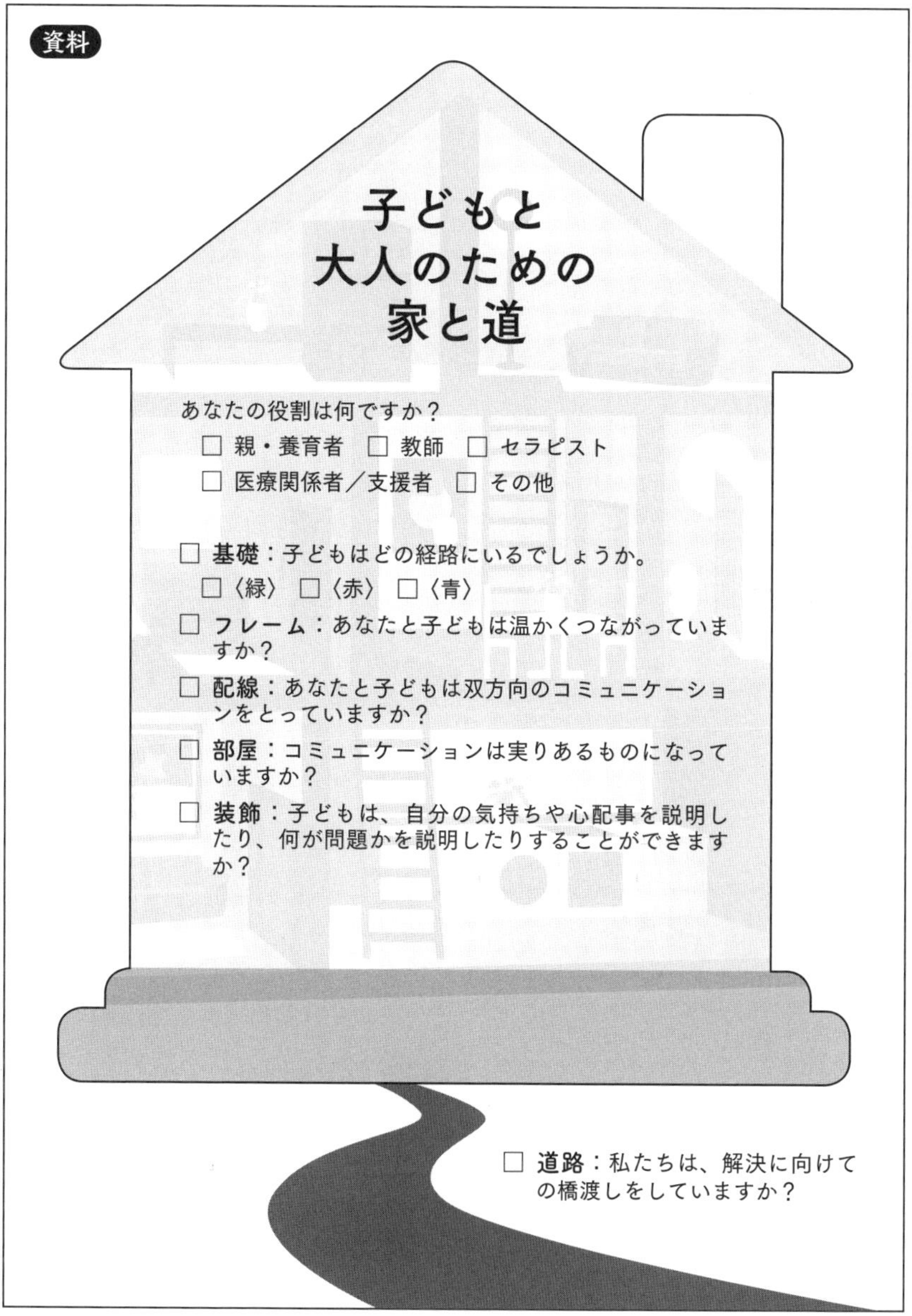
資料
子どもと
大人のための
家と道
あなたの役割は何ですか？
□ 親・養育者　□ 教師　□ セラピスト
□ 医療関係者／支援者　□ その他
□ **基礎**：子どもはどの経路にいるでしょうか。
□〈緑〉 □〈赤〉 □〈青〉
□ **フレーム**：あなたと子どもは温かくつながっていますか？
□ **配線**：あなたと子どもは双方向のコミュニケーションをとっていますか？
□ **部屋**：コミュニケーションは実りあるものになっていますか？
□ **装飾**：子どもは、自分の気持ちや心配事を説明したり、何が問題かを説明したりすることができますか？
□ **道路**：私たちは、解決に向けての橋渡しをしていますか？

調整」を始めることができます。[27]

ここまで、発達段階に応じた社会情動的ロードマップの基本と、行動がトップダウンかボトムアップかを見極める方法について説明してきましたが、子どもたちの行動上の課題をサポートする方法の理解を深めるために、三つ目の分野である個人差の理解に目を向けてみましょう。

第2章のポイント

・子どもの挑戦的な行動に遭遇したとき、この行動の原因はトップダウンなのか？　ボトムアップなのか？という質問への答えを得る必要があります。
・ボトムアップ、つまりボディアップの行動は、反射的、自己防衛的、無意識のうちの反応であり、子どもが意識的におこなっていることではありません。
・トップダウンの思考は、時間をかけて発展し、最終的には行動や衝動を意図的にコントロールできるようになります。そして自分の行動から学び、反省し、長期的な目標を追求することができます。
・ほとんどの子どもは、三歳半から四歳にかけて、自分の行動、注意、衝動を「努力してコントロール」できるようになりますが、これらの能力が完全に発達するには、さらに長い年月がかかります。
・社会情動的発達の六つのプロセスは、思いやりのある大人との社会的な関わりを通して、子どもが時間をかけて、努力して行動をコントロールすることができるようになることを示しています。
・色の異なる三つの経路は、ポリヴェーガル理論で説明されている自律神経系の三つの主要な状態を表しています。古い**背側迷走神経系**による〈青の経路〉は、不動化とエネルギーの温存に関与し、**交感神経**

系による〈赤の経路〉は、闘争または逃走行動を支持し、**腹側迷走神経系**による〈緑の経路〉は、社会交流とつながりを可能にします。

＊〔ポージェス博士のポリヴェーガル理論では、「腹側迷走神経複合体」および「背側迷走神経複合体」という用語が使われている（S・W・ポージェス『ポリヴェーガル理論入門』「用語解説」（18）、（20）ページ）。デラフーク博士はこの言葉を用いず、「腹側迷走神経系」あるいは「腹側迷走神経経路」、「背側迷走神経系」あるいは「背側迷走神経経路」と表記しているため、本書では原文に即した訳語を採用した。解剖学的背景については『ポリヴェーガル理論入門』を参照のこと。〕

第3章　個人差について

あなたは、誰もがそうであるように、絶対的に唯一無二の存在であることをつねに忘れないでください。
――マーガレット・ミード

一人ひとりの個人差（個性）を認めることで、子どもが、意図的に悪さをしているのか、それとも身体からの合図に適応するために特定の行動をとっているのか、その決定的な違いを見極めることができるようになります。また、子どもの個人差を認めると、私たちが個人的な偏見や限られた専門分野に基づいて、説明や解決策を構築するという過ちからも解放されます。さらに、個人差を理解することで、同じ状況でも二人の子どもの反応が異なる理由を説明することができます[1]。個人差をありのままに理解することで、治療、教育、子育てのやり方をカスタマイズし、一人ひとりに合ったものを作っていくのに必要な情報を得ることができます。

本章では、感情や行動の問題の原因となっている個人差のさまざまな例を説明します。本章の事例は、個人差の四つの主要なカテゴリーを説明するものであり、包括的な治療例を示すものではありません。本章では、それぞれのカテゴリーの顕著な特徴を紹介しながら、子どもたちの発達の氷山の見えないところまで知り、挑戦的な行動をより良く理解する方法を見つけていきます。そして、本書の第II部（第4章、第5章、第6章）では、この知識をどのように応用するかを説明します。

身体的プロセス、感覚、感情、思考

「個人差」とはいったい何でしょうか？　個人差とは、私たちが周囲の世界をどのように受け止め、どのように反応するかを形成する特徴や資質のことで、遺伝や環境の影響を受けます。これには、私たちが時々刻々と移り変わる自分の身体、感覚、感情や思考を体験する方法も含まれます[2]。本章では、子どもたちの個人差が行動上の課題にどのように影響するかを見ていきます。それにはまず、個人差の一般的なカテゴリーについて、神経系の発達の順序に沿った形で説明していきます。身体全般から、感覚の処理方法、そして最後に感情と思考に分けて説明します。そこで、行動に影響を与えるボディアップの入力による個人差（空腹、血糖値、病気など）と、トップダウンの影響（意識的な考えやアイデアなど）を区別することの重要性を強調するために、身体が子どもの行動にどのような影響を与えるかについて概説します。

それにはリッチーの話が参考になるでしょう。

リッチー――身体的プロセスが行動に与える影響

リッチーは１型糖尿病とずっと付き合ってきました。その様子を理解すると、身体的プロセスと行動の関係が見えてきます。リッチーは七歳のとき、突然、極度の喉の渇き、無気力、頻尿を経験しました。

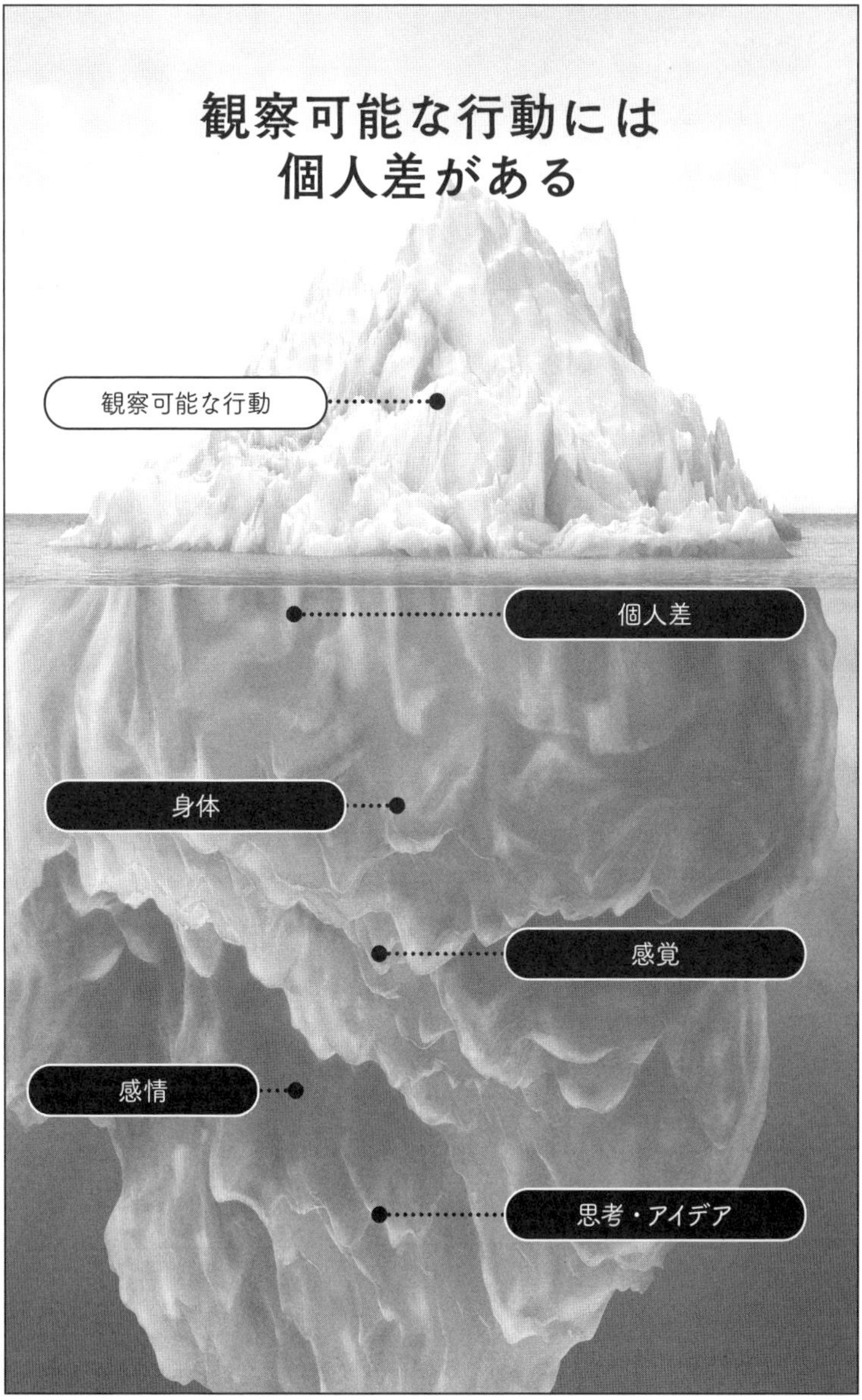
観察可能な行動には
個人差がある
観察可能な行動
個人差
身体
感覚
感情
思考・アイデア

数週間後、リッチーは小児科医から若年性糖尿病と診断されました。リッチーを大切に育ててきた両親は、この病気には治療法がないことを知り、打ちのめされました。この病気によって息子と家族の人生が、永遠に変わってしまうのではないかと恐怖を感じました。両親が最初のショックから解放され、息子の状態を管理する方法を学んだあとは、糖尿病をコントロールすることが彼らの日常生活の一部となりました。

小学校三年生のとき、リッチーの両親は、彼が宿題のことでよくかんしゃくを起こすことに気づきました。ひとつでも間違えるとページを破り捨ててしまうこともありました。また、簡単な作業でも、うまくいかないとテーブルに手をついて母親を怒鳴りつけることもありました。リッチーのかかりつけの看護師は、血糖値が変動すると気分が変わり、イライラしたり、理不尽な行動をとったりすることがあり、また、ストレスも血糖値に影響を与えることがあると指摘しました。リッチーの場合も、血糖値が気分に影響していることがわかりました。血糖値が上昇すると、リッチーは気が動転し、興奮してしまいます。しかし、血糖値が上がっているときは、すぐに皮膚穿刺《せんし》や薬剤の投与をしなくてはなりません。すでに興奮し、非協力的になっているリッチーに、さらに嫌がることをしなくてはならず、こうしたリッチーの体調管理に伴うストレスは、家族全員にとって大変なものでした。

リッチーへの支援策を検討するにあたり、最も重要視したのは、血糖値の変動を管理・予防することでした。というのも、リッチーは血糖値の測定に抵抗があり、今やっていることを中断させられることを嫌がっていたからです。両親が毎日、日記をつけて彼の行動を分析したところ、血糖値が彼の感情や行動のコントロールに大きな影響を与えていることが明らかになりました。血糖値の管理をしなくてはならないことで、家族にストレスが生じていることもわかりました。

最終的に、リッチーの両親は、息子が自分でケアをおこなえるような方法を考えました。両親の許可

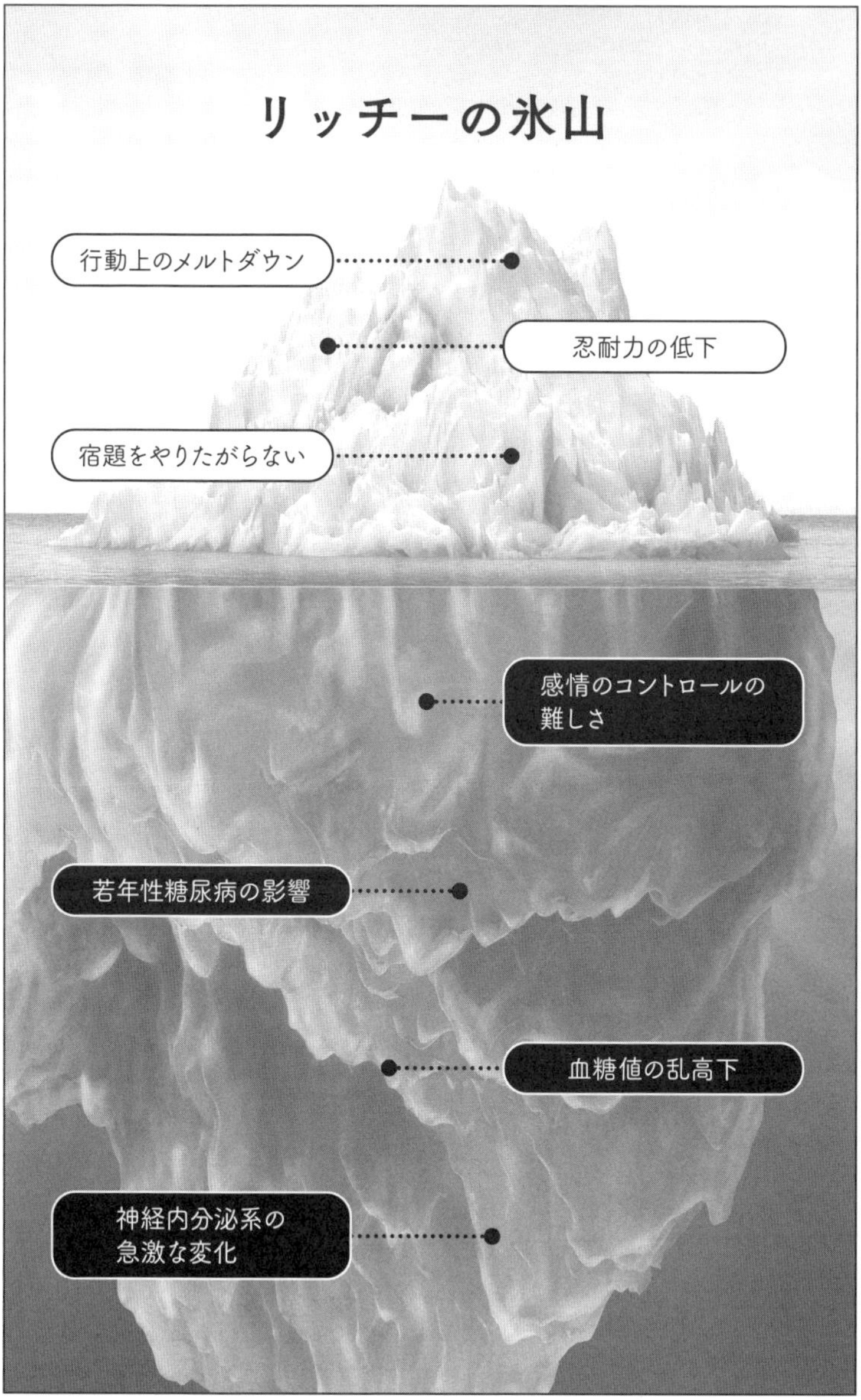
リッチーの氷山
行動上のメルトダウン
忍耐力の低下
宿題をやりたがらない
感情のコントロールの
難しさ
若年性糖尿病の影響
血糖値の乱高下
神経内分泌系の
急激な変化

を得て、私は彼の看護師と話をし、彼の状態をより詳しく知り、どうすればリッチーがより積極的に行動できるようになるのかを考えました。その後、両親と私は、リッチー抜きで面談し、リッチーが経験するさまざまな変動にうまく対応できるよう、工夫を凝らした解決策を考えました。

リッチーの両親は、彼がグルコース検査をタイミングよく自分でできるようにするために、独創的な儀式を考え出し、彼がより落ち着いて協力的になれるようにしました。リッチーは「学校ごっこ」が好きで、先生役をするのが得意でした。そこで、自宅で学校ごっこをするための小道具として、大きなホワイトボードを購入しました。リッチーはホワイトボードに、低血糖や高血糖の初期症状や、その対処法などを書き込んでおき、いざとなったときに、そこに書かれた対処法を実施するようにしました。

リッチーは、学校で若年性糖尿病について発表し、友人がこの病気について理解する機会を提供することにしました。同じクラスの友達は、リッチーの体験談に興味を示し、何本もの注射に耐えた彼の勇気に感銘を受けました。それを知ったリッチーも喜びました。クラスメートたちはたくさんの質問をし、リッチーは、自分の知識が大切なものであることを再認識し、誇りに思いました。

血糖値の変動の管理を強化するとともに、週一回、親子ヨガクラスに参加するなど、ストレスレベルを管理するための追加サポートが提供されました。これにより、リッチーの行動上の課題は著しく減少しました。リッチーとその家族を支援する鍵は、彼の行動と糖尿病との関連性を理解してもらうことにあったのです。

レオン——潜在的身体記憶がもたらす感情や行動への影響

リッチーの例は、子どもの身体的プロセスが行動上の課題の背景にあることを示しています。いっぽう、これから説明するレオンの例に見られるように、身体の感覚とそれに伴う感情のパターンの刷り込みが、人生の早い段階で起こることもあります。レオンは妊娠三三週目に早産で生まれました。体重は四ポンド〔約一・八キログラム〕近くありましたが、呼吸や最適な体温を保つことはできませんでした。感染症を発症したレオンは、ＮＩＣＵ（新生児集中治療室）で数週間を過ごし、心配した両親はそばに付き添いました。病院のスタッフは親切でしたが、ＮＩＣＵの環境は、両親にとっては決してやさしくありませんでした。両親は早産のショックからまだ回復していませんでしたが、レオンのベッド脇に座りました。入れ替わり立ち替わり、医療スタッフがレオンの小さくひ弱な身体をチェックしに来ました。レオンが小さなかかとから採血されるたびに、母親は泣きました。息子を痛みから守りたいという思いはありましたが、息子の命は、侵襲的な処置と医療計画にかかっていることを知っていました。両親とともに、息子の命を救うためには、医療処置が必要であることはわかっていましたが、長引く治療の中で、自分たちの無力さを感じていました。

幸い、レオンは一命をとりとめ、八週間後、両親に連れられて退院しました。両親もやっと安堵しました。しかし、両親は退院後まもなく、彼が環境に敏感であることに気づきました。部屋の電気をつけると、全身で嫌がりました。逆に、雑音が多いほうがよく眠れるようでした。せっかく退院できたものの、残念なことに、レオンは生後六か月のときに気管支炎を発症し、数週間入院しました。これがまた、レオンにとってはトラウマになる体験でした。ジェットコースターのような一年間だったと両親は語っています。

生後一八か月になると、レオンは、ドライヤーの音やトイレの水を流す音など、予期しない音がすると泣き出しました。また、病院のような場所を怖がるようになり、予防接種や小児科の定期健診の際にもパニックを起こしていました。レオンは、慣れない場所では落ち着くことができませんでした。両親もそれをわかっていたので、レオンが二歳になるころには、彼を公共の場に一切連れ出さないようになっていました。レオンは三歳になって私のところに連れられてきました。そのとき両親は、レオンのことを、支配的で、しつこくて、かんしゃくを起こしやすい子だと言っていました。

私たちは、彼が乳児期に経験した痛みを伴う医療行為が、彼の身体にとっては逃れられないものと感じられたため、彼が〈赤の経路〉へと導かれ、そのために光や音などの特定の感覚に関連した潜在的な記憶が作り出されたのではないかと考えました。このような幼少期の感覚的な体験と、彼の体質や遺伝的な要素が相まって、脅威を検知するシステムがすぐに作動するようになってしまったようです。その結果、この脆弱な子どもは、あわただしい幼稚園での生活を含め、日常の多くの感覚に耐えることができなくなっていたのです。彼が〈赤〉の状況に**適応**し、身体の安全を確保しようとした方法は、他者をコントロールし、しがみつき、抗議することでした。

レオンのチームには、優れた発達小児科医がいて、彼が小学校に上がる前の難しい移行期に、彼を私に紹介してくれました。そこで私は、レオンの両親や先生方と協力して、レオンが教室や家庭でリラックスして安心して過ごせるように計画を立てました。発達支援の専門家が、レオンは周囲の環境に対して敏感であることを指摘してくれました。ですから、私たちはレオンが人との関係の中で何か居心地の悪さを感じたときには、大人に相談し、身体的、感情的に感じていることを説明する方法をレオンに学んでもらいました。すると、レオンは、気になることを話せるようになりました。時間が経つにつれ、彼はトップダウンの思考を使って、ボディアップの反応や感情を克服していったのです。これは、ティナ・ブライソンとダニエル・シーゲルが提唱した、対人神経生物学の教訓が正しかったことを示しています。両氏は、私たちは自分の衝動を次第にコントロールできるようになっていく、と説きました(3)。

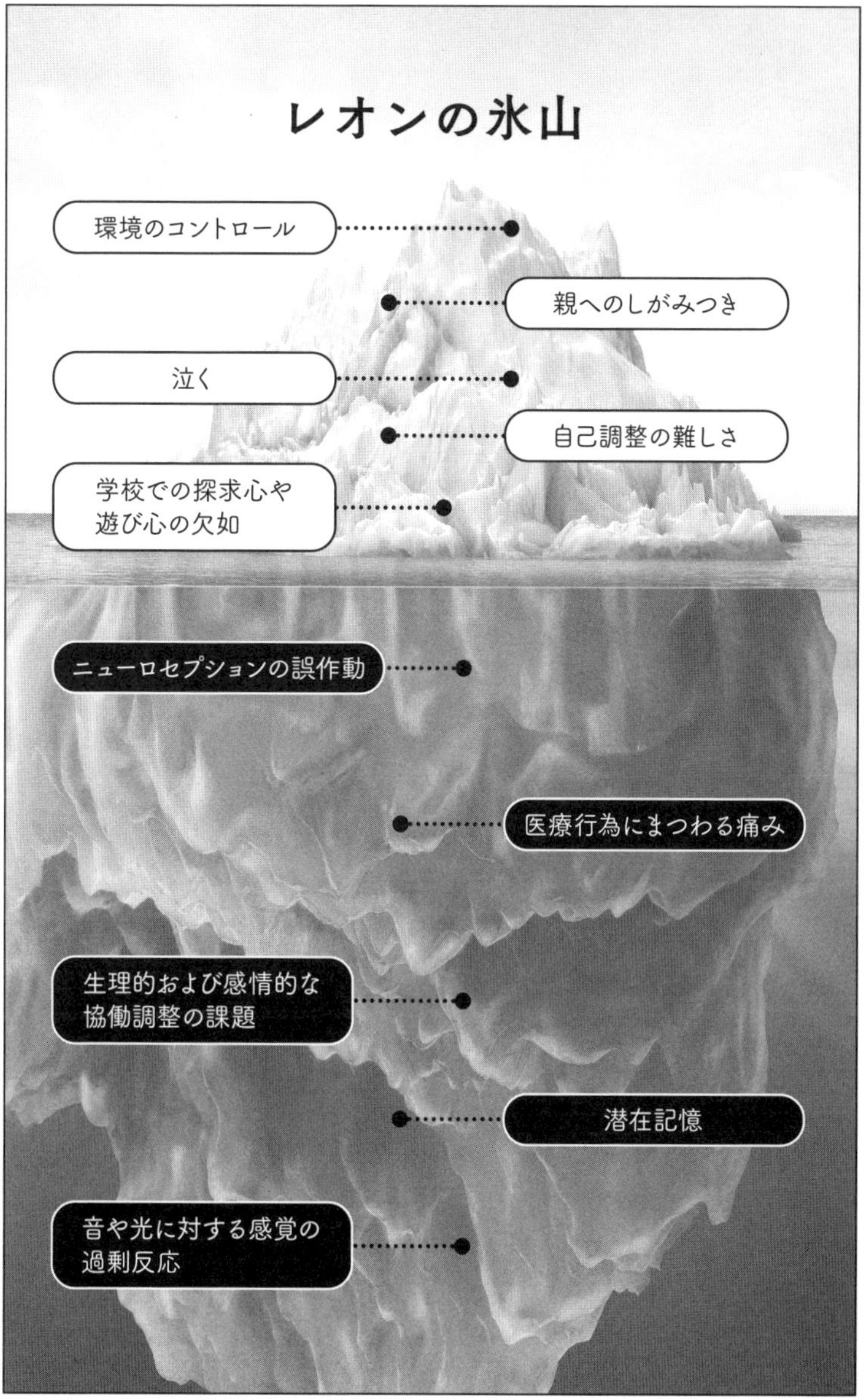
レオンの氷山
環境のコントロール
親へのしがみつき
泣く
自己調整の難しさ
学校での探求心や
遊び心の欠如
ニューロセプションの誤作動
医療行為にまつわる痛み
生理的および感情的な
協働調整の課題
潜在記憶
音や光に対する感覚の
過剰反応

私は以前から、侵襲的な医療処置や幼少期のトラウマなど、自分ではコントロールできない肉体的・精神的苦痛を伴う状況に置かれた子どもは、神経系の警戒心が強くなることが多いと考えてきました。この警戒心の高まりは、分離への怖れ、反抗心、粘着性気質、他者や環境をコントロールしようとすることなどにつながります。このような行動は、もともとコントロールできない状況に適応した反応であることを覚えておくとよいでしょう。本書の後半では、子どもに有害なストレスを与えてしまう医療処置や、その他の親子関係の問題の影響を軽減する方法について論じます。こうした、避けられない状況に陥ったときには、親をサポートすることが必要です。親が子どもを落ち着かせ、心を通わせる能力を創造的にサポートすることが重要になります。それは、親子の〈緑の経路〉を育てるためにもよいことです。**このような小児期のトラウマは、精神医学の問題として扱われるよりも、子どもたちのための包括的な医療の一部として考慮されるべきものです。**

身体と行動のコントロール

多くの子どもたちは、自分の感情や行動をコントロールする能力に影響を与える身体的な条件を抱えています。たとえば、空腹や喉の渇きなどの基本的な感覚、慢性的な痛み、遺伝性疾患、便秘や下痢などの腸の問題、血糖値などの栄養状態、睡眠サイクル、身体的な病気などです。その中でも「溶連菌感染症に伴う小児自己免疫性精神神経疾患（PANDAS）」は、強迫観念的な行動を引き起こすと考えられており、症状の発現や悪化が非常に急激であることが多いといわれています。PANDASに関連するその他の行動には以下のようなものがあります。[4]

・ＡＤＨＤ症状（多動性、不注意、そわそわしている）
・分離不安（粘着質で、保護者から離れられない。たとえば、家の中で親が別の部屋に行ってしまうことを嫌がる）
・イライラ、悲しみ、情緒不安定などの気分の変化（ふとした瞬間に笑ったり、泣いたりする傾向がある）
・睡眠障害、夜間のおねしょ、日中の頻尿、またはその両方
・運動能力の変化（例：手書き文字の変化）
・チック
・関節痛

突然、深刻な行動上の問題が現れたら、小児科医や知識のある医療専門家に相談することが重要です。行動上の症状に生物学的な原因がある場合は、その原因を解決する必要があり、生物学的なトリガーを切り離して子どもの行動を管理することは不適切です。

私たちは感覚で世界を理解している

では、さまざまなレベルの感覚が、子どもの行動にどのように影響するかを探ってみましょう。その前に、心理学者である私が、問題行動に関する本の中で、なぜ感覚処理に焦点を当てているのかを説明します。

私は、公的資格を持った心理士として専門的な訓練を受けてきましたが、早期発達と乳幼児のメンタルヘルスを専門とすることを決めてから、自分がどれほど大切なことを見落としていたかを知りました。私は、博士課程で心と身体の二元論として知られる、デカルトの分割論について研究しました。そのため、私の臨床概念は還元主義的で、基本的なプロセスではなく観察可能な行動に焦点を当て、トップダウンの思考と

「理性のプロセス」に過度に依存していました。

私が支援しようとしている幼児や発達に違いのある子どもたちを真に理解するためには、さらなるトレーニングが必要だと思いました。しかしそのときは、これから学ぶことが、自分自身や自分の子どもたち、そしてメンタルヘルスの分野全般に対する見方を変えることになるとは思いもしませんでした。私が参加した最初の研修プログラムは、都市部の大規模な小児病院でおこなわれ、学際的なチームに積極的に参加することが求められました。つまり、乳幼児をさまざまな分野の異なるレンズで評価する専門家のチームです。ある日、感覚処理の訓練を受けた複数の作業療法士が、ある子どもについてコメントしているのを聞いて、私は電気に打たれるような体験をしました。

まさにそのとき、子どもが自分の感覚系を通して世界をどのように理解しているのかを理解せずに、子どもの行動を理解することはできないと気づいたのです。今日に至るまで、メンタルヘルスおよび教育のトレーニングプログラムでは、身体と脳のフィードバックループ、および身体が子どもの行動にどのように影響するかについて教えていません。私は、これが最大の問題点だと考えています。なぜなら、このために行動上の課題を誤解する可能性が高まってしまうのです。そこで次では、個人差の範囲内で感覚処理をどのように考慮すべきかについて論じます。

感覚的な処理——私たちが世界を理解する方法

子どもたち、そしてすべての人間は、感覚系を通して世界を理解し、解釈しています。感覚処理は子どもの発達にとって重要であるにもかかわらず、その研究は作業療法の一分野に追いやられています。**子どもの発達全般における感覚処理の役割は、子どもの行動を解釈し、どのように支援するかというパズルの基礎的**

な部分であるにもかかわらず、精神保健、教育、社会福祉の分野には、まだ包括的に組み込まれていません。言い換えれば、このことについて語る人はほとんどいないのです。しかし、研究が進み、DSMの最新版であるDSM-5では、感覚処理診断が詳しく検討されました。しかし、最終版には惜しくも採用されませんでした。(5) 医学界や精神保健界の一部から反発があったとしても、私の考えでは、早晩すべての小児科の専門家が、発達や行動に対する感覚処理の違いの意味を理解する必要性に気づくことになると思います。

感覚処理の違いが、情緒や行動面での課題の原因となっているかどうかを判断するためには、子どもの感覚系を理解する必要があります。また、これを理解すれば、子どもたちが学習、発見、成長を体験できる〈緑の経路〉に落ち着けるように、ボトムアップのテクニックを個別に用いることができるという点でも重要です。

前章で説明したように、乳幼児は意思のコントロールや精神活動を司る大脳皮質が発達途上のため、ボトムアップで行動します。また、年長者や一〇代、大人でも、〈赤〉や〈青〉の経路にいるときは、ボトムアップで行動する可能性があります。感覚の好みを理解することは、生涯にわたってより良い生き方をサポートするためのアプローチを開発するのに役立ちます。

子どもの思考脳に働きかけるためには、子どもがトップダウンで思考脳にアクセスできるように、子どもをボディアップでサポートする方法を知っておく必要があります。そのためには、単に声をかけたり、指示を出したりするだけでは不十分です。私たちは、子どもの感覚系を二つの方法で理解します。次のページからは、感覚系とは何か、そして子どもの感覚の過不足がどのように感情や行動の調整不全の原因になるのかを説明します。第4章では、子どもの感覚の好みを利用して、子どもが〈赤の経路〉にあるときには落ち着かせ、〈青の経路〉にあるときには元気が出るような調整のサポートをおこなう方法を紹介します。

感覚的な記憶

五歳のルーカスの両親は、彼の様子が予測不可能で困っていました。機嫌よく目覚める日もあれば、目を覚ました瞬間から不機嫌で、歯みがきや服の着せ方などすべてに反発する日もありました。両親がルーカスの言うとおりにしないと、彼は爆発してしまいます。ちょっとしたことで泣き叫び、騒ぎ、妹を突き飛ばします。

ルーカスが二歳のとき、全身に原因不明の発疹ができたことを両親が教えてくれました。数週間後には治ったものの、その発疹のためにルーカスは衣服が肌に触れるのを嫌がるようになってしまいました。それ以来、両親曰く「家のボス」となったルーカスは、三枚の柔らかいTシャツ以外は着ようとせず、他のものを着るように言われると、怒りを爆発させるようになりました。発疹が出てから数か月後、ルーカスの妹が生まれました。それは、さらにルーカスをイライラさせました。

発疹が出た直後にルーカスの不安定な反応が始まったことを考えると、強いかゆみがなくなっても、ルーカスには強い不快感の「身体記憶」が残っているのではないかと推測できます。そして、その辛い記憶が、そのときの彼の人生の経験と結びついて、上記のような行動に表れたのではないかと私は考えました。

ルーカスの話でもわかるように、私たちの頭の中では、環境から得た感覚と感情がペアになって、意識的にも潜在的にも、過去の経験の記憶を形成しています。これは、「感覚と感情の二重符号化」と呼ばれています[6]。これは、身体と脳の双方向のコミュニケーションによって起こります。脳は、ネガティブな感覚を簡単に「記憶」し、その経験を繰り返さないようにします。しかし、このような潜在的な記憶が過敏な反応を引き起こし、子どもはこの過敏な感覚をもとに、事態を過度にコントロールしようとしたり、攻撃的になったりして、〈赤の経路〉に着地することがあります。これがルーカスにも起きていたのです。

第2章で説明した用語を使えば、私はルーカスの両親に、行動の起源がボトムアップであるかトップダウンであるかの違いを理解することを提案しました。両親は、自分が悪かったのではないかと自分を責め、また、息子のことを心配していました。しかし、感覚的な問題を引き起こしていた水面下のボトムアップの要因を理解したことで、両親は安心したようです。

作業療法士から、私は感覚的な処理が行動に与える影響の大きさを学びました。彼らは、「ボトムアップ」の感覚処理が、物理的・社会的環境に対する子どもの反応や関わり方に影響を与えることを鋭く理解していました。この洞察は、私の行動に対する理解を深め、子どもたちを支援する能力を大きく向上させました。また、自分の専門である心理学の分野に大きな限界があることもわかりました。心理学はトップダウンのバイアスがかかっていて、子どもの行動上の課題に対するボトムアップの影響を認識したり評価したりすることができません。

グリーンスパン博士とウィーダー博士は、通常の感覚に対する早期の過敏性を、不安などのほかの疾患への「発達経路」と考えました[7]。彼らは、特定の感覚特性を持つ子どもは、感情調整が困難になる可能性が高いことを発見しました。現在では、さらにこれが行動のコントロールと関連していることも明らかになっています。研究によると、感覚過敏の（感覚の過剰反応性を持つ）子どもは不安を感じやすく、その結果、家族は苦痛と混乱を経験していることがわかっています[8]。私の臨床経験でも、不安を感じたり、環境をコントロールしようとする幼い子どもたちは、しばしばこのような敏感さを抱えています。

親、教師、メンタルヘルス・セラピストは、感覚処理や、それが子どもの行動にどのように影響するかについてよく知らないことが多いのです。幸いなことに、プロフェクタム財団（Profectum Foundation）、発達と学習のための多分野統合型委員会（ＩＣＤＬ：Interdisciplinary Council on Development and Learning）、デンバーのスター・センター（STAR Center）などの組織が、この二つの関連性について一般への啓発を進めており、感覚的な問題が引き金となって行動上の問題を抱える子どもたちに希望をもたらしています。これは、こうした問題を持った子どもたちを単純に非難するという傾向性を改善するのにも役立っています。

感覚処理とは？

私たちの感覚系は、**聞いたり、見たり、触ったり、嗅いだり、味わったり、動きを感じたり**して、私たちの経験に意味を与えてくれます[9]。これらは、意識しなくても自動的におこなわれます。風邪をひいたり、アレルギーを起こしたりして、耳が聞こえにくくなったり、味を感じにくくなったりしたときなど、何か問題が起きたときに初めて、私たちは自分の感覚系に気づきます。しかし、通常、私たちの脳と身体は、私たちを取り巻く世界を迅速かつ効率的に理解しています。

私たちには誰でも、楽しくて好きな経験と、嫌いで避けたい経験があります[10]。感覚的な経験は、私たちをよい気分にさせたり、悪い気分にさせたりします。また、日常生活での機能を助けたり、生活を困難にしたりします。大人になると、自分の感覚の好みを意識することが多くなります。それは、聴く音楽の種類や音量、洋服の素材がポリエステルか綿か、タグ付きかタグ付きではないかなど、また、食べるもの、身につける香りなどに反映されます。大人は自分の生活や仕事の許す範囲内で、自分が心地よく感じるものを選ぶことができます。しかし、子どもにはそのような選択肢はありません。

子どもの感覚系を理解することで、何がその子のトリガーになる可能性があるかを知ることができます。また、子どもが不快感をおぼえているときに〈緑の経路〉に戻るのをサポートするための戦略を知ることもできます。ここでは、主要な感覚系を確認したうえで、環境的な誘因をよりよく理解する方法と、子どもの苦痛をやわらげるために感覚体験を利用する方法について説明します。

感覚系としては、聴覚、視覚、嗅覚、味覚、触覚の五つ、いわゆる五感というものがよく知られています。作業療法士であり、感覚処理障害の分野で卓越した研究をおこなっているルーシー・ジェーン・ミラー博士は、人間には、これに加えてさらに三つの感覚系があると教えています。それは、前庭系、固有受容感覚、内受容感覚です。ミラーとバイアラーは、これらのシステムを次のように説明しています。(11)

聴覚：聴覚系は、音の情報を処理し、解釈します。聴覚の能力により、私たちは背景の音と前景の音を識別することができます。

視覚：視覚系は、環境からの情報を目を通して脳に届けます。

嗅覚：嗅覚系は食事をするうえで重要な役割を果たし、味のよさを引き立てたり、食べていいもの、悪いものを教えてくれたりします。

味覚：味覚系は、私たちが味わう食べ物や液体の性質に関する情報を提供します。

触覚：最大の感覚系である触覚系は、皮膚上の感覚受容体から集められた情報を処理します。

空間での動き：前庭系は頭や身体の位置や加速度、重力との関係についての情報を提供します。

筋肉や関節の感覚：固有受容感覚系は、筋肉や関節の感覚を処理します。

内部の感覚：内受容感覚は、体内の器官がどのように感じているか、身体の内部から発せられる感覚についての情報を提供します。

さまざまな感覚の役割を考えながら、次の二つの質問をしてみましょう。

・子どもが心身ともに落ち着いて集中し、注意力を持って行動できるようになることに、どのような要因が影響していますか？

・このことは、子どもの人間関係や、家庭や学校での日々の活動にうまく参加することに、どのような影響を与えていますか？

行動上の問題は、子どもの身体が感覚的な問題に対処するための手段であることもあります。子どもが自分のさまざまな感覚を通して世界をどのように解釈しているのか、子どもの感覚処理を理解することは、子どもの行動の理由を解明するための新たなツールとなります。ときには、ひとつまたは複数の感覚チャンネルの過剰反応または過小（低）反応が、子どもの早期の行動や感情の混乱の原因となることがあります。

以下のワークシートは、子どもが過剰反応、過小反応、あるいはさまざまな感覚を得ることを欲する感覚渇望の傾向があるかどうかを考えるのに役立ちます。このワークシートは、資格を持った作業療法士のアドバイスの代わりになるものではありませんが、質問を作成するための最初の練習になります。もし、あなたの子どもや、あなたが関わっている子どもが、これらの非定型的な感覚処理のカテゴリーにあてはまると感じたら、感覚処理の理解について訓練を受けた資格のある作業療法士、またはその他の専門家に相談するとよいでしょう[12]。

私たちが経験する感覚は、他者との相互作用に影響を与えます。ひとつまたは複数の感覚チャンネルにおいて、反応が過剰であったり、過小である場合、それは子どもの感情や生理的な調整、安全感に影響を与えます。それによって、子どもが〈赤〉や〈青〉の経路に入り、それに準じた行動を示すことになる可能性があります。

いずれかのチェックリストで複数の項目に印をつけた場合は、感覚処理の訓練を受けた作業療法士に関する情報や指導を求めるのがよいでしょう。

ワークシート

感覚過剰反応チェックリスト

あてはまるものをチェックしてください。

聴覚・音響

- □ 大きな音から身を守るために耳に手を当てる
- □ 周囲に騒音があると作業がしにくい
- □ トイレの水を流す音、イヌの鳴き声、掃除機をかける音、ドライヤーの音など、特定の環境音を怖がる
- □ 映画館や音楽会を怖がる

触覚／タッチ

- □ 特定の繊維に敏感に反応する（衣服、寝具）
- □ 髪の毛をとかしたり切ったり、シャワーを浴びること、やさしくキスされることを嫌がる
- □ 裸足になるのを嫌がる（特に草むらや砂の上）
- □ 特定の衣類の質感、ラベル、靴下やズボンの縫い目などに苛立ちを覚える。新しい服を着たがらない
- □ 粘土、フィンガーペイント、クッキーのカス、土などの手の感触に否定的な反応を示す
- □ 強いハグを好み、非常にくすぐったがる

視覚

- □ 明るい場所より暗い場所を好む
- □ 目を細めて見たり、頭痛を起こしやすい
- □ 日光から目を守るために帽子をかぶりたがる

（次ページに続く）

□ 人と目を合わせるのを嫌がる、または怖がる
□ 壁の装飾や窓の外の動きを気にする、またそれにより気が散ったりする

味覚・嗅覚

□ 歯ごたえのある食べ物を嫌がる
□ 典型的な子どもの食事に含まれる特定の味やにおいを嫌がる
□ 他の人が気づかないようなにおいを嫌がる

前庭・運動機能

□ 足が地面から離れると不安になったり、苦痛を感じる
□ 登ったり跳んだりすることを避ける
□ 階段の昇り降りを怖がる
□ エスカレーターを避ける、または嫌がる
□ 洗髪時に頭を後ろに下げるのを嫌がる
□ 運動を必要とする遊具、ブランコ、滑り台を嫌がる
□ 他の人に身体に触れられ、動かされると不安になることがある

Monica G. Osgood, et al. "*Profectum Parent Toolbox.* Individual Profile Form, Step 2, Webcast 12, Pgs. 4–7, Sensory Responsive Patterns." *Profectum Foundation*, 2015, www.profectum.org/

ワークシート

感覚過小（低）反応チェックリスト

あてはまるものをチェックしてください。

聴覚・音響

- □ 指示に従うのが難しく、繰り返し指示が必要
- □ 名前を呼ばれても反応しないことがある
- □ 作業中に自分で音を出したり、鼻歌を歌ったり、独り言を言ったりすることがある
- □ 大きな音や背景音を好む

触覚／タッチ

- □ 怪我や切り傷、あざなどがあっても気にならない
- □ 触られたり、ぶつけられたり、押されたりしても、激しい衝撃でなければ気づかないことがある
- □ 衣服の生地の感触に無頓着（綿とウール、合成繊維など）

視覚

- □ 動いている物体、または人を目で追うのが難しい
- □ 目の疲れを訴えることがある
- □ 情報を読みとったり、黒板の内容を書き写したりする際に、しばしばどこまでやったかわからなくなる
- □ 書いた文字がかなり傾いていることがある
- □ 物や周囲の環境の細部に気がつかないことがある

（次ページに続く）

味覚・嗅覚

- □ 気づかずに有害なものを食べたり飲んだりすることがある
- □ 普段は、臭いや香りに気づかない（安全にも影響する）
- □ しばしば食べ物が辛くても味が薄くても、気づかないし気にしない

前庭・運動機能

- □ 環境を探索したり、身体を動かしたりすることに喜びや意欲を感じない
- □ 体育やスポーツ、運動場での活動に参加しない
- □ テレビを見たり、コンピュータやテレビゲームをしたり、座っていることを好む
- □ 筋緊張が弱く、運動反応が鈍いことが多い
- □ 新しい運動をするのが嫌いで、自分からはほとんどやらない
- □ 自分の手を見ずに作業をすることができない

Monica G. Osgood, et al. "*Profectum Parent Toolbox*. Individual Profile Form, Step 2, Webcast 12, Pgs. 4–7, Sensory Responsive Patterns." *Profectum Foundation*, 2015, www.profectum.org/

ワークシート

感覚渇望チェックリスト

あてはまるものをチェックしてください。

聴覚・音響

- ☐ 他の人には不快なほど大きいテレビや音楽の音量を好む
- ☐ 話すときに大きな声を出す（ほとんど叫び声に近い）
- ☐ 会話を止めることができず、会話の順番を守るのが難しい
- ☐ 競技場やショッピングモールなど、騒がしい場所を好む

触覚／タッチ

- ☐ 物の表面や、特に柔らかい手触りのものや抱き心地のよいものにつねに触れていたがる
- ☐ 触れたいがために、他人に不快感を与えたり、個人の境界線を侵害することがある
- ☐ 物や人によくぶつかる
- ☐ 長時間、強い刺激を伴う遊びをしたがる
- ☐ 適切な発達段階を過ぎてもなお、物を口に入れたり、噛んだりすることがある
- ☐ 皮膚をこすったり、噛んだりすることがある

視覚

- ☐ チカチカする光や意味のない視覚刺激に惹かれる
- ☐ 鮮やかな色のものを選ぶ傾向がある
- ☐ テレビ、コンピュータ、テレビゲームに夢中になり、何時間もその前にいることがある

（次ページに続く）

- □ 回転しているものを長時間凝視する
- □ 本の特定の１ページや車のタイヤなど、ひとつの視覚的細部に長時間集中する傾向がある

味覚・嗅覚・口腔運動

- □ 人、動物、物のにおいを嗅ぐ
- □ 物や人を舐める。食べる前に食べ物を舐める
- □ ガムを噛み続けたがる
- □ ポテトチップ、プレッツェル、クッキーなど、歯ごたえのある食べ物を好む
- □ 甘いもの、酸っぱいもの、塩辛いものなど、ある種の食べ物ばかりを好む
- □ 服の袖、鉛筆の消しゴム、クリップなどを噛む、つねに何かを口に入れている

前庭・運動機能

- □ 頻繁に転ぶ。意図的に転がる
- □ 反転、旋回、回転、倒立などの激しい動きを求め、長時間回転していてもめまいを起こさない
- □ 悪ふざけ、格闘遊び、胴上げなど宙に投げ出される動きに対し強いこだわりがある
- □ ベッドやソファに乱暴に飛び乗る
- □ アイススケート、スキー、そり、自転車、ローラーブレード、スケートボード、ジェットコースターなどの遊園地の乗り物など、動きの激しいものを好み、「極限的なアスリート」と化す
- □ 運動入力が増加しても落ち着かない。運動量が増えると、より興奮し、混乱する傾向がある

Monica G. Osgood, et al. "*Profectum Parent Toolbox*. Individual Profile Form, Step 2, Webcast 12, Pgs. 4–7, Sensory Responsive Patterns." *Profectum Foundation*, 2015, www.profectum.org/

ほとんどの子どもたちは、それほどの困難を伴わずに、五感を通して情報を処理します。しかし、行動上の問題が乳幼児期に始まり、その原因について、人間関係のストレスやトラウマなど、明らかなものが特定できない場合は、感覚処理の違いが子どもの感情や行動に大きな影響を与えていないかどうかを検討する価値があります。

イボンヌ――音を処理する際の過剰反応による行動上の課題

ひとりっ子のイボンヌは、三歳のときに発話と言語習得に課題があると診断され、両親は彼女を発達上の違いのある子どもたちのための専門の幼稚園に入園させました。彼女はとてもよく適応したので、翌年には通常の幼稚園のクラスに編入しました。

数週間後、イボンヌの両親は、幼稚園の先生から、イボンヌの行動に問題があると電話で報告されました。イボンヌは鼻歌を歌ったり、机を叩いたりして、クラスメートの迷惑になっていたのです。先生は何度もイボンヌにやめるように言い、その行動に注意を促すためにイボンヌの名前を板書したこともありました。また、五分間音を立てないようにしたらかわいいシールをあげるなど、積極的な戦略も試みました。しかし、どれもイボンヌの鼻歌や叩く音を抑えることはできませんでした。

イボンヌの両親は、作業療法士の助けを借りることにしました。作業療法士は、イボンヌと両親と何度か会い、さまざまな環境で彼女を観察したあと、その行動の説明をしました。イボンヌは、聴覚系の感覚が過剰に反応してしまうため、教室の背景音や前景音を処理することが困難でした。それに対処するため、彼女の身体は本能的な戦略をとることにしました。それは、自分で音を出すことでした。彼女が音を出すのは、聴覚のトリガーに対する無意識の先制反応だったのです。そうすることで、彼女はうるさい教室の中にいても、よい気分でいられました。

ボトムアップの原因究明

私は長年、乳幼児と接してきて、初期の感覚処理の違いが、子どもの感情や行動の調整やコントロールの難しさの原因になることを知りました。もし、あなたの子どもやあなたが関わっている子どもが、幼いころから日常の活動や出来事に対して何か大げさな行動をとっていたら、その子どもの感覚体験に対する反応の歴史を振り返ることが役に立ちます。第2章で学んだように、これらの反応はつねに感情と二重に符号化されています。

イボンヌがこのように防衛的な反応をした理由のひとつは、家と違って、幼稚園では自分の苦痛を解決してくれる信頼できる大人が近くにいなかったからです。彼女の行動は、それ自体は「障害」の症状ではなく、この新しく困難な状況で彼女を助けるために潜在意識の「脅威検知システム」が働いていることを反映していました。イボンヌの一見不適切に見える鼻歌や机を叩く行動は、彼女の身体の**適応的な防御戦略**を反映したものであり、見慣れない人や景色、音でいっぱいの新しい教室で感じた、聴覚的な脅威の感覚に対抗する彼女の方法だったのです。

信頼と愛情にあふれた大人の存在は、子どものストレス反応をやわらげるのに役立ちます。

イボンヌがとった行動は、皮肉なことに、彼女が直面していた問題を解決し、教室で集中するために身体を落ち着かせる方法でした。しかし、その行動は「不適応」というレッテルを貼られてしまいました。実際には、これは彼女の感覚の過剰反応への適応的な解決策でした。彼女には感覚の過剰反応があり、それが、

実際には安全な環境なのに脅威を感じてしまうというニューロセプションの誤作動を引き起こし、そのために彼女は〈赤の経路〉に入っていたのです。

このパラドックスを理解することで、彼女の両親と先生は、彼女にさらなるサポートを提供することができました。先生は、イボンヌが自分の近くに座れるようにしたり、ノイズキャンセリング機能付きのヘッドフォンを用意したり、特に騒がしい時間帯には、イボンヌが教室で「先生のお手伝いさん」として楽しく過ごせるような工夫をして、イボンヌに特別なケアを提供しました。

こうしたサポートは、大きな変化をもたらしました。一か月以内にイボンヌの「問題」となる行動は減少し、両親、先生、幼稚園の管理者はホッと胸をなでおろしました。**イボンヌのサポートチームが、イボンヌが立てる騒音を、不適切な行動であるとか、迷惑をかけて注目を集めようとしているのではなく、適応戦略であると理解するようになると、彼らは彼女の行動を理解し、問題を効果的に解決する新しい方法を編み出しました。**イボンヌの両親も、それまでは、自分たちの育て方が悪かったと密かに思い悩んでいたので、真実が明らかにされて心の重荷を下ろすことができました。

チームはイボンヌに新たな光を当て、表情や声のトーン、感情豊かなコミュニケーションを通して、より深い思いやりと温かさをもって、自然に彼女に接しました。新たな理解は、イボンヌと彼女の人生に関わる大人たちが、関係性の中でよく調整された〈緑の経路〉への道を見つける助けとなりました。

ワークシート

物理的環境に対する子どもの反応を把握する

幼児期から、特定の体験を繰り返し拒否したり、抵抗したりしましたか？

あれば、それを挙げてください。


その体験は、特定の感覚的な体験や要求と一致していますか？

例：特定の物質に触れること、音、におい、動きなど。

そうであれば、それを書き出してください。


日常的に、新しいことを試すのを嫌がったり、特定の場所に行くのを嫌がったりしますか？

もしそうなら、それを書き出してください。


子どもが避けようとする行動や場所には、感覚的に見て何か共通点があるでしょうか。子どもが避けようとする活動や場所を特徴づける、感覚的な観点からの共通点はありますか？

もしあれば、それを書き出してください。

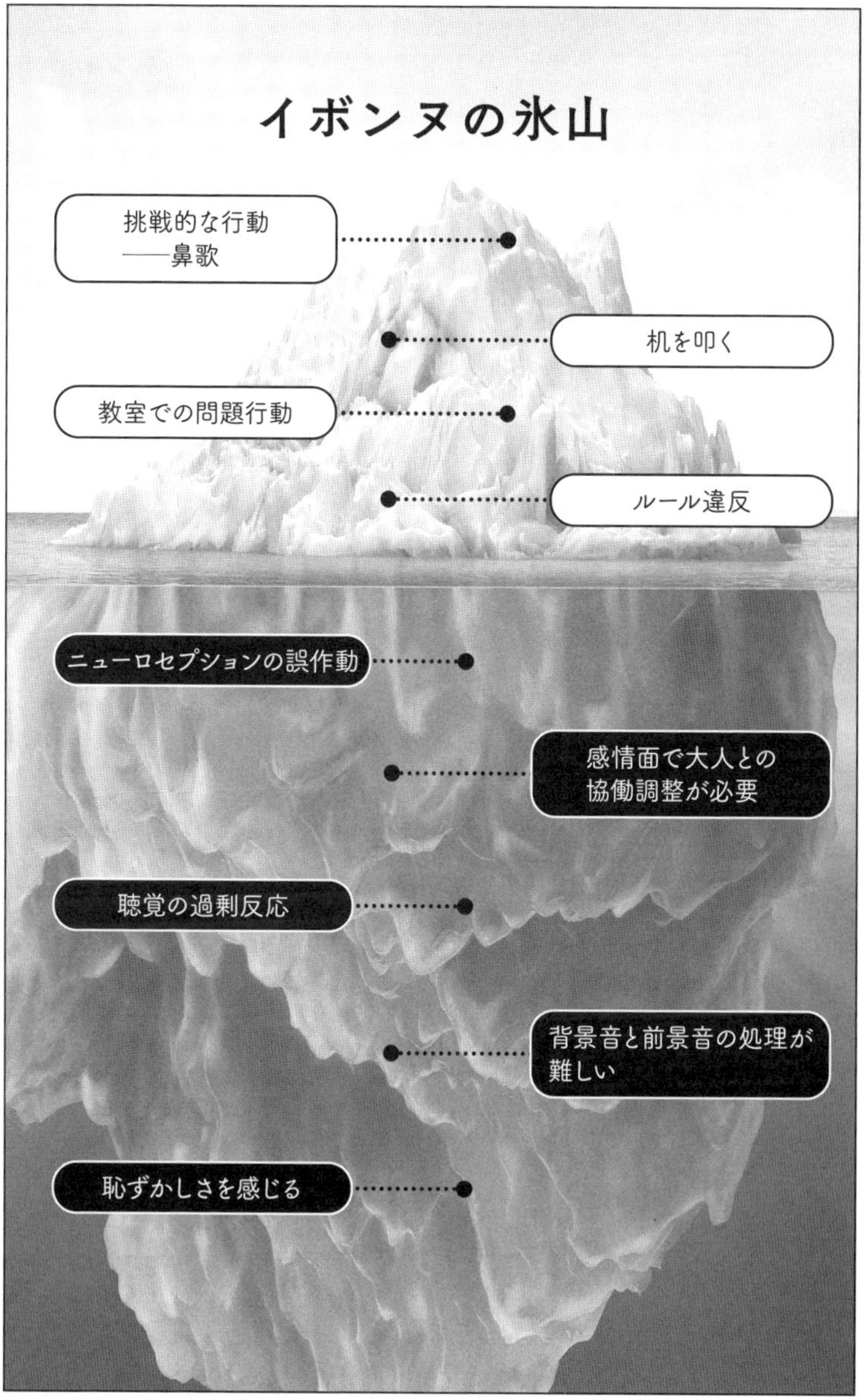
イボンヌの氷山
挑戦的な行動
――鼻歌
机を叩く
教室での問題行動
ルール違反
ニューロセプションの誤作動
感情面で大人との
協働調整が必要
聴覚の過剰反応
背景音と前景音の処理が
難しい
恥ずかしさを感じる

ミア――脅威の検知に対する過小反応

多くの子どもたちが環境の感覚的な側面に過剰に反応する一方で、感覚的な情報への反応が**不足している**子どももいます。

ミアは生まれてすぐに養子に出されました。ミアは六歳になりましたが、それまで子どもたちが多く住む地域で、愛情あふれる両親と協力的なコミュニティに囲まれて育ちました。しかし、彼女の両親は、早くから彼女が他の子どもたちと違うことに気づいていました。彼女は運動場を走り回っていましたが、周囲の状況をよくわかっていないように見え、遊具にぶつかったり、他の子どもと衝突したりしていました。他の子を追いかけたりするものの、どうやって一緒に遊べばいいのかわかりませんでした。また、ミアはよく転んで膝をすりむいていましたが、それも気にならない様子でした。両親がミアのかかりつけの小児科医に心配事を打ち明けると、小児科医はミアが身体的には健康であることを保証したうえで、ミアの社会情動的な発達を評価するために私を紹介しました。

両親の心配を聞き、ミアを観察した結果、私はミアのいくつかの感覚チャンネルが十分に反応していないのではないかと思いました。そこで両親に、私がいつもクライアントを紹介している作業療法士に評価してもらうことを提案しました。作業療法士は、私たちの直感が正しかったことを説明してくれました。ミアは固有受容感覚の働きが鈍く、触覚への**反応が十分ではない**ために、身体に対する意識が低下していたのです。手足の動きや反応を知らせるはずの、身体から運動系へのフィードバックのつながりが弱いことがわかりました。また、ミアは痛みに対する反応が鈍く、怪我をしても平然としていることがわかりました。

ミアの行動は、彼女の身体と脳が感覚情報を認識する方法に影響され、遊びのスキルと人間関係に大きな影響を与えていました。幸いなことに、私たちは彼女の違いを早期に発見し、適切な治療的アプロ

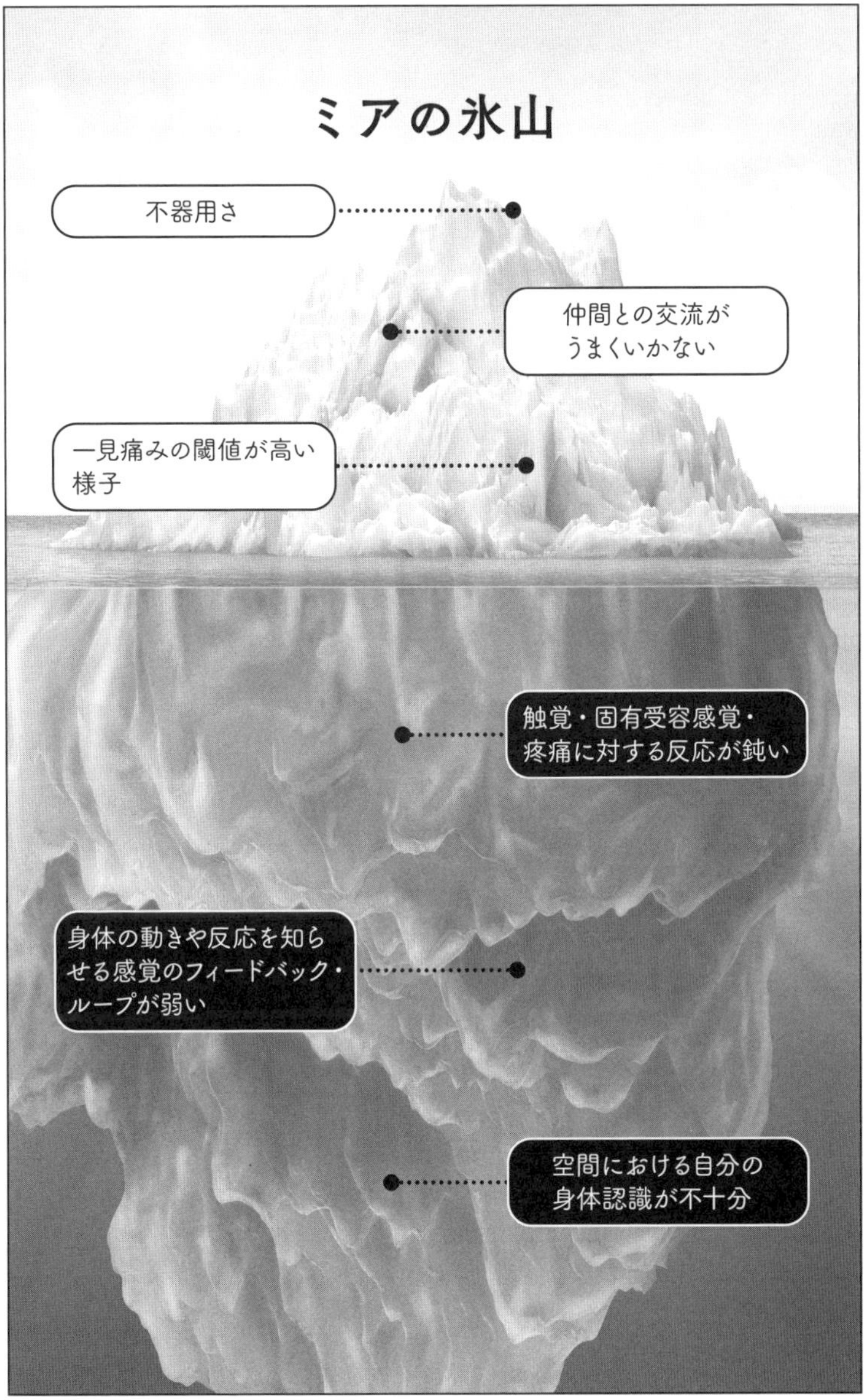
ミアの氷山
不器用さ
仲間との交流がうまくいかない
一見痛みの閾値が高い様子
触覚・固有受容感覚・疼痛に対する反応が鈍い
身体の動きや反応を知らせる感覚のフィードバック・ループが弱い
空間における自分の身体認識が不十分

ーチを考案しました。時間が経つにつれ、ミアは身体への認識を高め、それによって凸凹が減り、仲間との交流もうまくいくようになりました。両親にも参加してもらい、ボトムアップ戦略に重点を置いた、遊びを中心とした作業療法により、ミアは自分の身体とのつながりを感じ、意識するようになりました。彼女は自信を持ち、仲間とより自然に接することができるようになりました。その結果、ミアは遊びを避けるのではなく、遊びを求めるようになり、社会情動的な発達が促進され、最終的には、ＤＩＲをベースとした親子プログラムの支援を受けて、大きな成果を上げることができました。

ジャマール——感覚渇望

六歳のジャマールは、物に登りたがるという強い衝動を持っていました。子どもは、二歳くらいのときに、自分の身体がどの程度動けるのかという限界を探ります。これは、親がどの程度の動きを許すのか、ということにもよります。ジャマールは机や椅子に登ったり、飛び降りたりするのが大好きでした。幼稚園に入園して二日目、ジャマールが自分の机によじ登って、その上から飛び降りたため、先生から両親に連絡が入りました。ジャマールの両親は、彼に何度も「気をつけなさい」と言っていましたし、つねに心配していました。彼が三歳になるころには、足首の捻挫で二回、転倒して額を縫うために一回、救急外来を受診しています。

ジャマールが幼稚園児だった一学期、彼の担任の先生が鋭い観察をしました。ジャマールがつねに空中に居たがることから、作業療法士に相談するべきだと考えたのです。この先生は、ジャマールが遊び場の構造物に登ったり飛び降りたり、ブランコに乗ったりするのが大好きなことに気づいていました。両親によると、許されれば、彼は何時間でもブランコをしていられるそうです。作業療法士は、感覚処

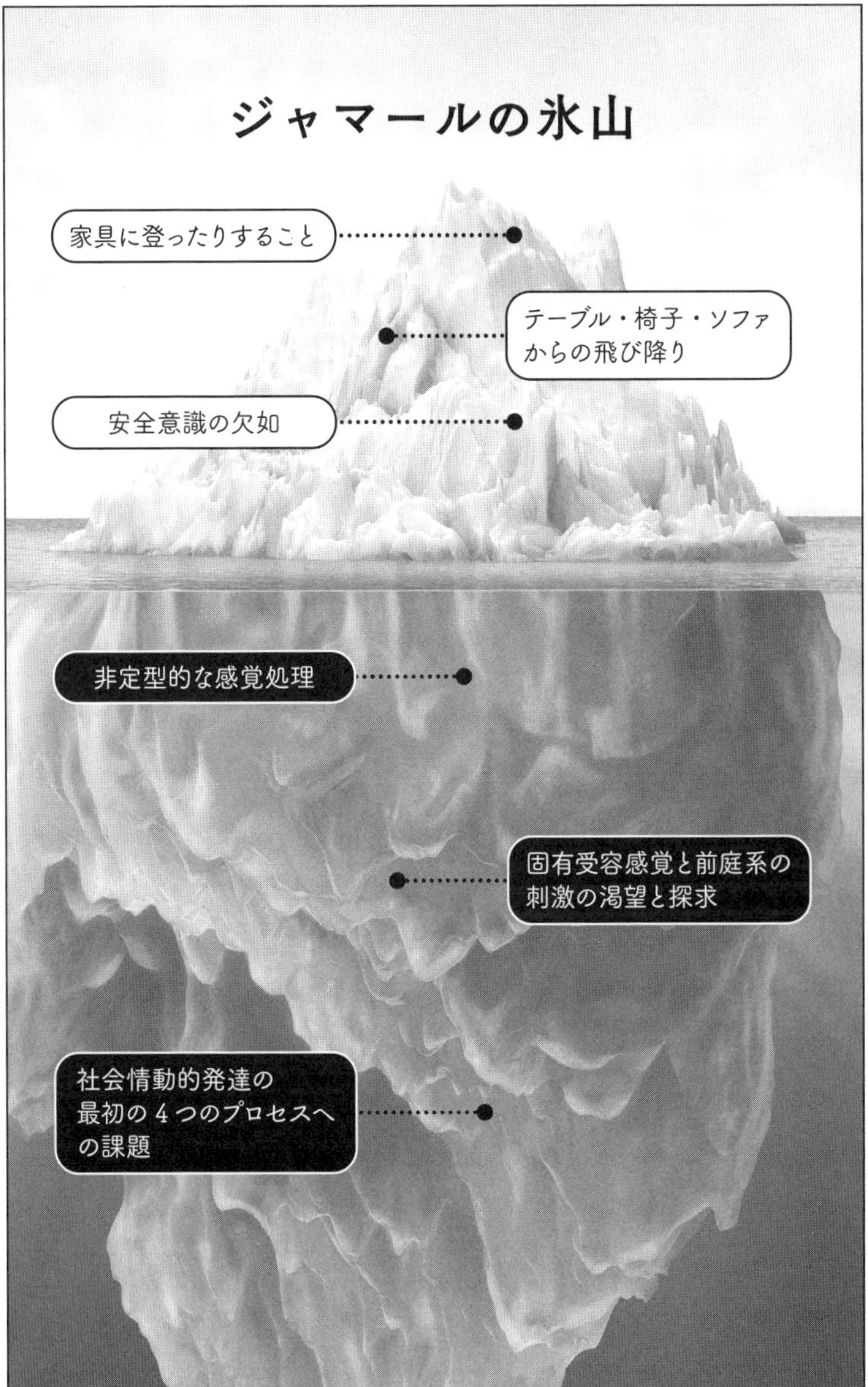
ジャマールの氷山
家具に登ったりすること
テーブル・椅子・ソファからの飛び降り
安全意識の欠如
非定型的な感覚処理
固有受容感覚と前庭系の刺激の渇望と探求
社会情動的発達の最初の４つのプロセスへの課題

理の訓練を受けており、数か月かけてジャマールを評価しました。彼女は、ジャマールが前庭系の動きと固有受容感覚からの筋肉や関節への刺激を欲していると指摘しました。

ジャマールの感覚的な渇望は非常に強く、それがジャマールの安全を守ろうとする意識を超えてしまうことがしばしばありました。ジャマールの両親と教師は、彼がある種の動きを欲していること、彼の行動が少なくとも二つの感覚系の渇望に適応したものであることを理解しました。それがわかると、両親も先生も、感情的にならずに、ジャマールを冷静にサポートする準備ができました。また、作業療法士の指導から、家庭や園で彼を〈緑の経路〉に落ち着かせるためのボディアップ戦略など、彼を支援するための実践的な提案も得られました。


ここまでを振り返りましょう。感覚系は、各個人の身体と脳のつながりに応じて反応します。これらのシステムは、遺伝、出生前の環境、人間関係に関する状況、物理的環境など、体質やその子どもが育った環境的要因に影響されます。感覚的な体験は、感情に符号化され、記憶と結びつきます。このため、子どもたちは、以前の困難な経験に関連した感覚や感情、思考が引き金となり、防衛行動や闘争／逃走行動を起こすことが多いのです。

ここまでは、感覚系が感情や行動にどのように影響するかを説明してきました。ここからは、感情や思考が子どもの行動にどのような影響を与えるかを見ていきましょう。

感情に影響される行動

私がジアーナと彼女の両親に会ったのは、ジアーナが八歳のときでした。彼女は不安が強く、両親の言葉を借りれば、彼女の警戒行動は「一日の大半を占めている」ということでした。両親は支援を求めていました。両親の報告によると、ジアーナは幼稚園に入ってから、急にいろいろなことを心配するようになりました。毎朝、明らかにわかりきっていることを繰り返し質問するようになりました。父母は学校に交互に迎えに行くことにしており、それをジアーナも十分わかっているはずですが、それでも、今日誰が学校に迎えに来るのかを母親に尋ねることもありました。週末には、学校は休みであることがわかっているにもかかわらず、学校があるかどうか聞いてきます。

ジアーナは不安に打ちのめされることが多く、両親は彼女が精神的により強く、より回復力を持てるようなツールを与えたいと考えていました。

家族セッションでは、ジアーナの遊びのテーマを観察しました。両親の説明と合わせると、彼女は全般性不安を経験していることがわかりました。彼女の恐怖心、過敏な警戒心、心配は、彼女の生活のさまざまな部分に広がり、家族全員に影響を与えていました。セッションでは、ジアーナが大好きな「本を読む」という方法で、幼少期の不安を探りました。私のカウンセリング・ルームには、『だいじょうぶ　自分でできる心配の追いはらい方ワークブック』（明石書店、二〇〇九年）という本があります。この本が、ジアーナの大脳辺縁系の活動と、その結果としての恐怖についての説明と解決策を提供しました[13]。

ジアーナを支援する鍵のひとつは、ビブリオセラピー（読書療法）という、本を治療の道具として使う、トップダウンのアプローチでした。これが、ジアーナの社会情動的な発達に適しているかどうかを判断することが必要でしたが、観察の結果、適切であることがわかりました。ジアーナの場合は、細やかな気配りのできる両親の助けと、効果的な認知行動戦略によって、認知的なアプローチで、心配性と過敏の傾向をうまくコントロールする方法を見つけました。

思考に影響される行動

セルジオは六人兄弟の三番目でした。彼とは放課後のプログラムで知り合い、家族の許可を得て、私が率いる行動に課題のある子どもたちの少人数のソーシャルスキル・グループに参加しました（私は、「行動管理グループ」よりも「ソーシャルスキル・グループ」のほうがポジティブに聞こえたので、そう呼ぶことにしていました）。セルジオは社交的で、すぐになついてくる子でした。ゲームをしたり、自分の感情や、友人、家族について話したりする中で、彼はよく冗談を言って、グループの仲間を笑わせていました。スクールカウンセラーがセルジオをこのグループに紹介したのは、学校で思い通りにいかないことがあったときに、どうすれば落ち着いていられるかを、私が教えてあげられるかどうかを知るためでした。

セルジオは、算数の問題で答えがすぐにわからないと、動揺して泣いてしまうことがありました。物語を書いたり、絵を描いたりするときに、思い通りにならないと、すぐに紙をくしゃくしゃにして、新しい紙でやり直します。先生はセルジオが、「まったくぼくはバカだな」とか「ぼくは絵が下手だな」とつぶやくのを聞いていました。先生がセルジオに「最初からうまくできる人はいないんだよ」と説明しようとすると、むしろもっとひどくかんしゃくを起こしました。また、簡単な綴りのテストでも緊張して、「失敗するのが心配だ」と言いました。

セルジオの最大の課題は、自他ともに認める「完璧主義者」であることでした。両親や他の大人が、彼が思い通りにならないときに自分に厳しくするのを見て、この言葉を使ったのだろうと推測できました。

セルジオの悩みや考えには、明らかに多くの要因が考えられます。私は、心配している両親に連絡をとり、子どもの専門のセラピストに相談することで、調整不全を引き起こす原因となっていると思われる、彼が強く抱いている考えや思いを解きほぐすことができるかもしれないと提案しました。

ソーシャルスキル・グループが終了して数か月後、両親を訪ねたところ、セルジオは新しいセラピストと良好な関係を築いているとのことでした。セラピストは子どもたちに遊び心を持って接し、セルジオはセラピストのカウンセリングルームで一緒に卓球を楽しんでいました。セルジオのプレイセラピー（遊戯療法）の時間には家族全員が参加し、彼は自分の心配事や考えていることを話すことができました。彼は自分の考えが役に立つかどうかを判断することを学んでいました。セルジオの頭の中には完璧主義の思考が渦巻き、忙しく飛び交う「ハチドリ」のようでした。両親は、セラピストがセルジオの頭の中のハチドリをコントロールできるようにしてくれたことに感謝しています。セラピストの創造的な認知行動学的アプローチは、セルジオの気になる行動の原因となっている考えに、新しい効果的な方法でアプローチするのに役立っているようでした。

思考と感情に影響される行動

ダリウス一家は、中東から移住してきました。その数か月後、ダリウスは新しい学校に入りました。これはダリウスが三年生のときでした。ダリウスの父親は米国市民でしたが、中東にある大学に通い、大人になってからも中東に住むつもりでいました。しかし、時が経つにつれ、政治的な状況から、ダリウスの一家は、親戚と一緒に暮らすためにアメリカに移住することになりました。ダリウスは、友人、家、学校など、自分が知っているすべての人と別れなければなりませんでした。

新学期に入ってまもなく、先生は、ダリウスが休み時間に外に出ようとせず、教室のドアの前に立っていることが多いことに気づきました。スクールカウンセラーは、行動の下にあるものを見ることの重要性を理解しており、子どもたちを助けるために関係的なアプローチをとっていました。狭いカウンセリングルームで生徒と会うのではなく、学校の敷地内を一緒に散歩して、生徒のことを理解しようとしていました。ダリウスは、校庭のサッカー場を見ると、故郷の友達のことを思い出すとカウンセラーに話しました。カウンセラーは、その思いと、圧倒的な喪失感や悲しみが重なっていることに気づきました。カウンセラーは、彼の人生を変えるような喪失感について話し合うことが、外に出たがらない彼を理解し、解決するための道であることに気づいたのです。

数か月のセッションを経て、ダリウスは少しずつ元気になっていきました。ある日、ダリウスはサッカー場に行ってみました。そこで、ダリウスは友達の前で見事な腕前を披露しました。徐々に、それまでの悲しみに満ちた感情や考えに代わって、新しい生活や家に対する新しいポジティブな記憶が生まれていきました。

チームで取り組むことの重要性

本章で見てきたように、挑戦的な行動に取り組む際には、子どもの個人差を考慮することが不可欠です。その個人差が、**身体的プロセス、感覚、感情、思考、またはそれらの組み合わせ**の、どの領域にあったとしても、それを考慮する必要があります。先に挙げた子どもたちの体験談が示すように、挑戦的な行動の背景には無数のきっかけや原因があります。この複雑さゆえに、私たちは子どもの行動のさまざまな側面に総合的に取り組む必要があるのです。

まず、子どもたちの問題をすべて解決する万能な答えを持っている人や専門家はいないということ、またそのようなアプローチはないということを理解することから始めましょう。私たちの多くは、心と身体を別々のものとする前提をもとに、教育や訓練を受けてきました。それは、それぞれの専門分野のプログラムが細かく分かれているからです。しかし、子どもの専門家がチームを組んで、脳と身体のつながりをもとに取り組むことが最善の方法であることが多いのです。

そのため、単一の分野や専門家による標準的なアプローチでは、意図した結果が得られないことが多く、複数の分野の専門家を子どものサポートチームに参加させることが有効なのです。親は、できるだけ早い段階で小児科医をチームに加え、必要に応じて生物医学的な誘因や原因の可能性、および投薬の評価を含む治療法をも視野に入れて取り組むことが重要です。専門家であれば、チームで活動したり、異なる分野の同僚と連絡をとったりすることは、ベスト・プラクティス（最善の慣行）の原則です。子どもの社会情動的発達を育むことがすべての教育者の責任であるように、子どもの行動上の課題はすべての人の責任です。子どもの専門家は、分野をまたいで、協力して子どもの行動上の課題を解決する必要があります[14]。

貴重な情報は、子どものためのサポートチームから得られます。チームとは、家族をサポートするために協力したり、相談したりする専門家のことです。ここでは、子どもの行動が問題になったときに貴重な情報を提供してくれる子どもの専門家のリストを一部紹介します。

- 小児科医
- メンタルヘルスとカウンセリングの専門家
- 作業療法士
- 発達支援専門の小児科医
- 教育者および特殊教育者
- 言語療法士（聴覚士）
- マインドフルネス専門家

・小児神経科医
・児童精神科医
・栄養士
・理学療法士
・教育セラピスト
・音楽・芸術療法士
・ムーブメント専門家
・小児眼科医・発達性視覚障害専門の検眼医

これまでの章では、挑戦的な行動への対応において、専門家や親が犯しがちな間違いについて検討してきました。つまり、**（1）原因を理解する前に行動に対処してしまったり、（2）行動に対処する際に発達のロードマップを使用しない、などです。**行動を理解するためには、個人差がいかに重要であるかを説明してきましたが、いよいよ本題に入ります。では、困っている子どもたちを助けるにはどうしたらよいでしょうか？　次の三つの章からなる第II部では、子ども**一人ひとりに合わせた同調**について説明します。これは、子どもの個別のニーズに対応し、行動の背景にある原因やきっかけに対処することで、現在のアプローチを改善する方法です。

第3章のポイント

・個人差とは、私たちが自分の周りの世界をどのように受け止め、どのように反応するかを形成する特徴や資質のことで、身体的プロセス、感覚、感情、思考、およびそれらの組み合わせを体験する方法などが含まれます。

・子どもたち、そしてすべての人間は、感覚系を通して世界を理解し、解釈しています。感覚処理について基本的に理解することは必要です。なぜならば、それは感情の調整や協働調整のための対話戦略の指針となるからです。

・子どもと養育者の個人差を理解することで、治療、教育、子育てのアプローチを一人ひとりに合わせたものにしていくことができます。

II　解決策

第４章　安全がすべてのはじまり

安全は治療であり、治療は安全である。

——ステファン・ポージェス博士

マテオの学校のサポートチームが、マテオの両親や私とは違う視点で彼を見ていることがわかるのに、一日あれば十分でした。*

両親は早くからマテオには課題があることはわかっていました。マテオは二歳半になっても、言葉を発しませんでした。マテオは、二年間在宅サービスを受け、さらに自閉症の診断を受けました。そしてマテオは、コミュニケーション、注意力、仲間との関係、学習などの課題に対処するため、特別教育プログラムを受けることになりました。マテオは、脳の配線の違いから、話すことや自分の考えていることを他人に伝えるこ

＊本章に含まれる考え方は、持続的な行動上の課題を抱える子どもたちを支援する際の指針として、ポージェス博士のポリヴェーガル理論とニューロセプションの概念を適用したものです。

とが困難でした。彼が八歳のとき、私が彼を担当することになりました。彼は、いつも小さな特殊教育の教室の中を歩き回り、ひっきりなしに壁を触り、時々クラスメートをタッチしていました。

グループ学習の際に、私はマテオが隣に座っている補助スタッフの気を引こうとしているのを見ました。補助スタッフが自分のほうを見ないと、マテオは自分の腕を伸ばして補助スタッフと目が合うようにしました。マテオのために個別教育計画（ＩＥＰ）が策定されましたが、そこではマテオが、補助スタッフが「好ましくない」と判断した行動をとったときは、補助スタッフはそれを無視するように指示されていました。そこで補助スタッフは、マテオの気持ちを認める代わりに、椅子を横にずらしてマテオの手の届かないところに移動しました。マテオは腕や胴体を激しく動かし始め、身を乗り出して補助スタッフの腕をつかみました。補助スタッフは静かに、マテオに先生の言うことを聞くように言い、彼の視界に入らないように彼の後ろに移動しました。

その数秒後、マテオが補助スタッフを探そうと椅子の背もたれに身を乗り出したところ、マテオは椅子から落ちてしまい、大きな音を立てて床に転がりました。そこで、先生は補助スタッフに、マテオを「落ち着くための部屋」に連れていくように言いました。そこは教室の後ろにあるクローゼットのようなスペースで、床にはパッドが敷かれています。マジックミラーになっている窓から中を覗くと、マテオは、無表情で悲しげな顔をしており、続けざまに壁を蹴っていました。補助スタッフは、その脇に座って、マテオとの一切の交流を避けていました。

ほんのしばらく観察しただけですが、この事例の中には、第１章で述べた、行動上の課題を持つ子どもたちを支援することに関して、現状のシステムに欠けている三つの点が見て取れました。つまり、**（１）行動上の課題を解決しようとするときに、その背景を評価していない、（２）子どもの社会情動的発達という大きな文脈の中で行動を捉えていない、（３）画一的なアプローチをしている**、という三点です。

その日、私は教室の後ろに座っていました。本書では、子どもの行動が適応的な目的を持っているのではないかと問う前に、子どもの特定の行動を排除することを目的にしている例がしばしば見受けられると指摘してきましたが、この日は、それをあらためて目の当たりにすることになってしまいました。

私たちは、マテオのような子どもたちが、意図的に悪さをしているのか、それとも人間の基本的な生存反応を示しているのかを考える必要があります[1]。そして、マテオのように子どもに適切な行動をとる能力がまだ確立されていない場合は、それに応じてアプローチを設計する必要があります。第I章では、子どもたちの行動には、さまざまな理由があることを学びました。マテオの場合は、自分の動きをコントロールする能力が未発達だったため、脳の配線の関係で「適切な」コミュニケーションができませんでした。**大人たちは、彼の態度を、挑戦的な行動をとっていると誤解していましたが、実際には、彼は安全だと感じたがっていたのです。**

このときのマテオと補助スタッフの関わりは、私が、さまざまな行動の問題を抱える子どもの支援プログラムについて抱いている深い憂慮をよく表しています。私たちは、「行動」そのものが問題であると考え、行動を変えようとします。しかしそれでは、子どもが行動と感情のコントロールができるようになるのをサポートするにあたり、関係性と社会交流が鍵になっていることを忘れています[2]。**行動を抑制しようとする前に、私たちが観察している行動は、子どもの社会交流システムが関係性の助けを必要としている兆候であるかどうかを確認する必要があります。**

私は教室の後ろに座って、マテオの感情的な苦痛のレベルが、どんどん上がっていくのを見ていました。そして、心の奥底からポージェス博士の声が聞こえてきました。「他者とつながり、協調することは、私たちの生物学的必須要件である」(3) という博士の言葉です。私はそこで観察していました。そして、その子に近づいて、つながりを持ちたいという思いを抑えなくてはなりませんでした。教室の中には、きっと私と同じように子どもの感情状態を心配している大人たちがいると思い、あたりを見回してみました。しかし、その場にいる大人はみな、マテオの状況を無視して、他の子どもたちに勉強を教え続けようとしていました。それは、行動管理に関するメジャーなアプローチに従って、教師やサポートスタッフが、誠実に最善を尽くしていることを表していました。しかし、第1章で述べたように、このアプローチは、私がトランスレーショナル・ニューロサイエンス〔神経科学を臨床応用する分野〕から学んだこと、つまり、子どもの発達のあらゆる側面において、人と人との関係性から安全を感じることが子どもにとって最も大切であるという教えとは正反対です。その日、私は自分のオフィスに戻り、この経験を、同じような事例のひとつとして記録に書き加えました。そして、私が目撃したことを、愛情にあふれたマテオの両親と、彼の熱心な学校のサポートチームにどのように説明すべきかを考えました。

マテオは助けを求めようと声をあげました。しかし補助スタッフは、その声を教室におけるルール違反であると判断し、自分の椅子をマテオから遠ざけました。その結果、マテオは、〈緑の経路〉から〈赤の経路〉に移りました。皮肉なことに、子どもを助けるために作られたサポート計画は、子どもの苦痛を増大させ、子どもが他者と感情を協働調整する能力をさらに低下させています。その後、マテオは、表情を曇らせ、壁を蹴り、助けを求めるのをあきらめる兆候を見せました。これは、すべて彼の社会交流システムが疲弊して、機能しなくなり、より基本的な生存本能に結びついた古い脳回路にその座を明け渡してしまったことを示していました。

子ども一人ひとりに合わせた同調

本書の第II部では、子どもの発達のあらゆる領域において、人間関係の役割を尊重したアプローチを用いて、子どもを支援する方法をどのように実施していけるかについて説明しています。私はこの包括的なアプローチを「子ども一人ひとりに合わせた同調（パーソナライズド・アチューンメント）」と呼んでいます。これは、子どもの身体的・感情的なニーズを満たすために、私たちの関わり方を調整する方法です。本章では、個人差に関する知識を生かし、人間関係や環境を活用して、発達のための最も強固な基盤を築く方法を、以下のステップで学んでいきます。

1．子どもが安心して人間関係を築くことを優先する
2．行動の背景にある原因やトリガーに対処する
3．子どもが新しい対処法を身につけられるように支援する

子ども一人ひとりに合わせた同調を実践することで、子どもたちが何を必要としているのかを見極め、対応力や温かさ、関わり合いを促進していきます。

この章では、三つのステップのうち、最初のステップである、子ども一人ひとりの関係性の安全性を優先することに焦点を当てます。ここから始めるのは、子どもの人間関係の安全性のニーズが適切に満たされると、問題であると見なされる行動をとらなくてはならない根本的な理由がもはや存在しなくなるからです。そうすれば、多くの行動上の問題が自然に消えていくことが多いのです。私は常日頃から、この流れが起きてくるのを観察しています。

子どもを成功に導くために

　私が数十年前に心理学のトレーニングで学んだテクニックの多くは、現在、自律神経系の働きについてわかっていることと矛盾しています。私は学校で、行動を額面通りに見て、それを変えることを目的とした一連の認知的および行動的なテクニックに、単純に従うように教えられました。一九九〇年代は「脳の一〇年」と呼ばれ、神経科学者による脳の新しい理解が広く知られるようになりました。しかし、私が心理学を学んだのはそれよりずっと前のことです。私が学校で学んだアプローチは、行動を変えるための方法を過度に単純化したもので、主に子どもの「**思考脳**」に重点を置き、すべての脳の発達の基礎となる本質的な基盤、すなわち関係の安全性と感情の協調を考慮していませんでした。

　第2章で学んだように、ポリヴェーガル理論は、子どもの安全感に対する大人の行動の重要性に新たな光を当てています[4]。子どもが信頼できる大人と一緒にいて、本当に安全だと感じると、社会交流行動が自然に生まれます。子どもが安全のニューロセプションを体験すると、防衛戦略は「オフ」になります[5]。つまり、子どもは、安全を感じるために、無意識の中で戦ったり、逃げたり、凍りついたりする必要がないのです。

　マテオのケースのように、私たちの行動が子どもの安全感を低下させると、子どものシステムに防衛行動を促すことになります[6]。先生が心配していた行動、つまりマテオが教室内を歩き回ったり、つねに教室内のものを触ったりすることは、脅威のニューロセプションに対処する方法でした。彼は、音に対する過剰反応と固有受容感覚に対する過小反応を持つ子どもであり、落ち着きを感じたり、物理的環境や他人の中に安らぎを見出すために、身体を動かすことを必要としていました。**彼が補助スタッフに触ろうとしたのは、「問題行動」ではなく、安全を求める行動、つまり私たち人間ならば誰でも、助けを求めるときには手を伸ばす、その動作だったのです。これは、人間が苦痛を感じたときに気分を良くするために用いる生物学的な戦略を**

反映したものです。しかし私たちは、この戦略に、「不作法」であるとか、「わざと注目を集めようとしている」というレッテルを貼ってしまいます。

あの日の教室でのマテオの行動は、彼の個人的なニーズに合わない、最適ではない人間関係や物理的環境に適応するための手段でした。子どもの個人的なニーズの違いや人間関係の必要性を認め、尊重することで、子どもの神経系を成功に導く方法を考案すれば、すべての子どもにメリットがあります。

ニューロセプションの状態を判断する

子どもが安全だというニューロセプションを持つと、〈赤の経路〉に特徴的な、身を守るための防衛的な行動をとる必要がなくなります。[7] 子どもが〈緑の経路〉でリラックスすると、協力、学習、遊び、好奇心が自然に生まれてきます。それでは、ストレスに対する子どもの適応反応を示す〈赤〉と〈青〉の経路の特徴を見てみましょう。〈青の経路〉の行動は、非常に高いレベルの脅威を認識していることを示唆していることに注意してください。また〈赤の経路〉では、活性化、つまり、気分を良くするために何か活動的なことをすることが含まれており、これは、関わりを絶ったり、遠ざかったり、解離したりすることよりも適応的です。〈青の経路〉は最終段階であり、ここでは子どもの心と身体が、本質的に生きることをあきらめ、生命の危機の認識に直面してシャットダウンし始めていることを示しています。

〈青の経路〉にいる子どもは、無表情で、声が単調で、人と交流しようとしない状態が多く見受けられます。〈赤の経路〉では、中耳の筋肉を調節する神経のトーン〔調子〕が失われているために、物理的に耳が聞こえにくくなっています。[8] 子どもの顔、声、姿勢などの特徴をよく観察してから、どのように介入するかを決めましょう。

ワークシート

子どもは安全だと感じていますか？

〈赤の経路〉の特徴

子どもの行動の特徴を見て、あてはまるものをチェックしてください。

- ☐ 顔に怒りや嫌悪の表情がある／歯を食いしばったり、しかめっ面をしている
- ☐ 眉が上がっている／眉間にしわが寄っている／唇や口元が震えている／無理に笑っている／驚いた表情をしている／心配そうにしている／怖がっている
- ☐ 視線があちこちに飛んでいる／視線を合わせようとしない、または強く合わせる／目が上を向いている
- ☐ 動きが速い、または繰り返している／手が震えている／しがみつく／つかむ／暴れる
- ☐ うなり声をあげる／苦痛でうめく／震える／泣き叫ぶ
- ☐ 声が甲高い／大きい／皮肉っぽい／叫ぶ／敵意がある／不機嫌である／笑いが抑えられない
- ☐ 身体が動く／叩く／蹴る／噛む／唾を吐く／押す／突くなどの脅迫的なジェスチャーをする
- ☐ 身体の動きが衝動的で、物にぶつかったり、転んだりする

どのくらいの間〈赤の経路〉に留まっていましたか？

＿＿＿＿＿＿＿＿分

子どもが〈赤の経路〉の状態のとき、大人は子どもに何をしましたか？

＿＿＿＿＿＿＿＿＿＿＿＿＿＿＿＿＿＿＿＿＿＿＿＿＿＿＿＿＿＿

＿＿＿＿＿＿＿＿＿＿＿＿＿＿＿＿＿＿＿＿＿＿＿＿＿＿＿＿＿＿

複数の項目に印がついた場合は、子どもが物理的環境や関係性の中で脅威を感じている可能性があることを考慮してください。

出典：*Infant/Child Mental Health, Early Intervention, and Relationship-Based Therapies: A Neurorelational Framework for Interdisciplinary Practice*, by Connie Lillas and Janiece Turnbull.

ワークシート

子どもは安全だと感じていますか？

〈青の経路〉の特徴

子どもの行動の特徴を見て、あてはまるものをチェックしてください。

- □ 無表情で、特に目の周りや額に表情がない
- □ 声が単調でか細く、抑揚や韻律がない
- □ 話さない、またはほとんど声を発しない
- □ あなたの話を聞いていないように見える
- □ 身体の動きが鈍い、姿勢が崩れている、または固まっている
- □ うずくまったり、隠れたりしている
- □ 人との関わりを避ける

どのくらいの間〈青の経路〉に留まっていましたか？

＿＿＿＿＿＿＿＿分

子どもが〈青の経路〉の状態のとき、大人は子どもに何をしましたか？

＿＿＿＿＿＿＿＿＿＿＿＿＿＿＿＿＿＿＿＿＿＿＿＿

＿＿＿＿＿＿＿＿＿＿＿＿＿＿＿＿＿＿＿＿＿＿＿＿

複数の項目に印がついた場合は、子どもが物理的環境や関係性の中で、非常に高いレベルの脅威を感じている可能性があることを考慮してください。

出典：*Infant/Child Mental Health, Early Intervention, and Relationship-Based Therapies: A Neurorelational Framework for Interdisciplinary Practice*, by Connie Lillas and Janiece Turnbull.

安全は見る人の「目」で決まる

子どもが安全だと感じているかどうかは、どうすればわかるのでしょうか？　重要なのは、大人の感覚で、人間関係や環境が安全であるはずだと考えるのではなく、子ども自身が安全だと感じられるかどうかです。つまり、安全は見る人の「目」、つまり子どもの脳と身体の中にあるものなのです。安全はその子どもがどう感じているかによって決まり、単に脅威を取り除くことではありません。[9] 私はこれを「脳の安全」と呼んでいます。私たちは、子どもたちが「安全」と感じるものを提供していく必要があります。重要なのは、「最適な環境」という一般的な概念ではなく、環境に対する子どもの反応です。現在の多くの治療法や治療計画は、この重要な違いを考慮していません。子どもが、持続的な行動上の課題を持つ場合、物理的、感覚的、関係的な環境を、可能な限りその子の固有のニーズに合わせて調整する必要があります。大人が、これなら安全な環境や関係性であろうと考えても、子どもは必ずしもそれをそのまま安全であると知覚しているわけではないことを覚えておくことが重要です。

このように、個々のニーズに注意を払って関係性のサポートを提供するのは、たしかに手間がかかります。しかし、行動の根本原因に働きかけていないやり方に、無駄に時間と労力を費やす必要がなくなるため、長期的には費用対効果が高くなります。私たちは、治療の第一段階として、新規または既存の人材を感情的な協働調整をする人として採用し、まず子どもを〈緑の経路〉に戻すサポートをすることができます。子どもの人間関係というと、クラスメートとの繊細な関係なども含みます。こうした点は、人間関係を治療計画の重要な要素と見なしていない場合に見落とされがちです。しかし、このような時代遅れの考え方は、心理的回復力に関する現在の神経科学の原則からは支持されません。[10]

まず最初の介入として、今いる人員を、子どもが〈緑の経路〉に戻るのを助けるための感情の協働調整役として抜擢するか、新しい人を雇いあげることもできるでしょう。

子どものストレス反応を強力に調整できるのは、人間関係の安全性です。だからといって、資格のある大人がいるだけでは十分ではありません。子どもたちが心身ともに安心して過ごせるようにするには、どうすればよいかを知っておく必要があります。私は児童心理学者としての経験から、大人はわずかなトレーニングを受けるだけで、子どものニーズに合わせて、安全性を示す**適切な合図**を送る方法を学ぶことができると考えています。

マックス——人間関係の安全性をオーダーメイドで作る

一〇歳のマックスは、複数の発達上の遅れを抱えていました。マックスは、重度の不安があり、学校に行くために家を出ることを毎日嫌がっていました。私のところに紹介されたのは、彼の長年の「不登校」が理由でした。両親は毎朝、彼を家の玄関から出るように説得しなければなりませんでしたし、学校では言葉を発しないことが多く、ときには感情のメルトダウンを起こすこともありました。また、授業に参加することも困難でした。学校側は彼の学習をサポートする補助スタッフを配置しましたが、彼の問題は続きました。

その後の学校での観察では、マックスが指をしゃぶり、爪を噛んでいるのが目撃されました。補助スタッフは、マックスが先生の指示に従って授業についていけるように、小声で注意を促したり、ワークシートに集中できるようにサポートしていました。しかし、学習課題に集中する前に、マックスの感情の状態を考慮するアプローチが欠けていたようです。マックスは、学校生活の中で明らかに苦痛の兆候を示していましたが、彼のサポートプランには、彼の感情や調整の状態をサポートする方法が具体的に書かれていませんでした。マックスの両親が学校側に、教師と補助スタッフに関し、個別の人間関係に基づいたトレーニングを追加するよう求めたところ、管理者側は、今マックスを担当してる補助スタッフは長年の実績を持っているため追加のトレーニングは不要であると主張しました。

問題は、マックスのIEPプランが、彼の不安を抑えるのに有効でないことでした。マックスは、調整力、注意力、社会交流といった発達の基礎的な部分が不安定であるため、補助スタッフは彼を学業面で支援することができませんでした。私は、教師と補助スタッフがマックスと一緒に感情的な協働調整のスキルを磨くことを提案しました。教育者や他の提供者がどのようにこれをおこなうかについては、私の著書『早期介入における社会情動的発達』で説明しています。**要するに、マックスが学校でうまくいかなかったのは、彼の治療計画において、彼の不安の根底にある関係的安全性の重要性が認識されておらず、それが彼の学習能力に影響を与えていたからです。**

すべての子どもたちの心の安全を定義するために、一般的なレンズを使うのではなく、子どもたちの個人差に基づいて、それぞれの子どもたちが感じるレンズを使うべきです。子どもの感情的な状態は学習能力に直接影響を与えるため、学校は保護者と話し合い、子どもに適切な種類の関係的サポートを選択するプロセスに保護者を参加させることが賢明であると言えます。私の経験では、クラスの補助スタッフや教師補佐は、多くの場合、子どもたちのIEPチームミーティングから除外されます。そうではなく、子どもの感情の協働調整をする重要な役割を担っている補助スタッフの存在を尊重し、重要な会議に参加させる必要があります。

ワークシートの作成

子どもに合わせた同調：安全は子どもの目の中にある

質問　子どもは、生活の中で大人が自分をサポートしてくれて、安全の手がかりを与えてくれていると感じられていますか？

そうである場合、子どもが、生活の中で大人が安全の手がかりを与えていると認識していることを示す行動上の指標は何ですか？

そうでない場合、子どもが、生活の中で大人が安全の手がかりを与えていると認識していないことを示す行動は何ですか？

子どもの親や養育者とのコミュニケーションや、相互作用を注意深く観察することで、子どもへの安全の手がかりを増やす方法を決定します。

養育者とどのような社会的相互作用を持つことが、子どもを関係的安全性の高い〈緑の経路〉へと導くでしょうか？

出典：*Infant/Child Mental Health, Early Intervention, and Relationship-Based Therapies: A Neurorelational Framework for Interdisciplinary Practice*, by Connie Lillas and Janiece Turnbull. Copyright ©2009 by Interdisciplinary Training Institute LLC and Janiece Turnbull.

ストレスとは？

一九三〇年代、医学研究者のハンス・セリエは、緊急時の「一般的な警告反応」としてのストレスの概念を初めて紹介しました。[11] ストレスが身体に与える影響についての理解は、セリエの記述以降、発展していきました。神経科学の研究者であるブルース・マッケウェンは、二種類の異なるストレス反応について説明しています。ひとつは、ストレスに対する身体と脳の適応反応で、課題がうまく処理されたときに生じる「アロスタシス」と呼ばれるものです。[12] これを「良いストレス」と考えることがありますが、これは、困難な経験をすることで恩恵を受け、回復力が高まり、より適応力のある人間になることを意味します。[13] いわゆる「悪いストレス」、つまり身体に疲れや支障を残すパンチを送りこむようなものは「アロスタティック負荷」と言われます。アロスタティック負荷とは、いわゆる「ストレスがたまっている状態」[14]のことで、時間の経過とともに、ストレスに対する回復力や一般的な健康状態が損なわれる可能性があります。[15]

人は誰でも辛いことがありますが、すべてのストレスが害になるわけではありません。子どもたちが適切なサポートを受ければ、「管理可能なストレス」によって、対処能力や回復力を身につけることができます。[16] 私たちはみな、毎日ストレス要因に直面しているので、これは有益なことです。挑戦的な行動に対して現在広くおこなわれているアプローチの問題点のひとつは、子どもたちの日常生活において、良いストレスも悪いストレスも、いずれも追跡していないことです。かわりにルールを守ることや表面的な行動の管理に焦点を当て、子どもの内面的なストレスにはほとんど注意を払いません。より建設的なアプローチは、子どもたちがストレスを感じる状況を管理し、それを成長につながる経験に変えることです。

挑戦的な行動に対して現在広くおこなわれているアプローチの問題点のひとつは、子どもたちの日常生

活において、良いストレスも悪いストレスも、いずれも追跡していないことです。

あまりにも多くの場合、私たちは子どもの感情的な状態に対処することなく、行動の遵守、指導、または消極化を優先してしまいます。そうではなく、多くの行動上の課題に対処する際には、**行動そのものではなく、子どもの安全感を出発点とすべきであること**を認識する必要があります。この観点からすると、子どもが心身ともに安全だと感じていない場合には、優先順位としては、まず子どもと一緒に**調整すること**が必要です。本章の冒頭で取り上げたマテオの治療計画には、この点が欠けていました。もし、マテオの行動が、助けを求めているものなのだと認識していたら、彼へのアプローチはまったく違ったものになっていたはずです。

「良いストレス」が子どもの成長と回復力を促す

適度なストレスは、子どもたちだけでなく、私たち全員の長所を伸ばし、新しいことを学ぶのに役立ちます。また、子どもたちが自分の居心地のよい場所から外に出て、新しい能力を身につけるのにも役立ちます。ストレスへの耐性は、子どもによって異なります。重要なのは、以下を理解することです。

子どもが古い恐怖心を克服したり、新しい運動動作を獲得したり、限界を超えて新しい力を育むのに十分な、「良いストレス」とは何でしょうか。心理学者のレフ・ヴィゴツキーは、これを「**最近接発達領域**」（ZPD：Zone of Proximal Development）と表現しています。[17] これは、各自の問題解決能力として表れてくる実際の発達レベルと、大人の指導のもと、あるいはより能力の高い同年代の仲間との協力体制での問題解決能力として示される潜在的な発達レベルとが、どのくらい離れているかということでもあります。つまり、子ども

「良いストレス」がもたらす成長

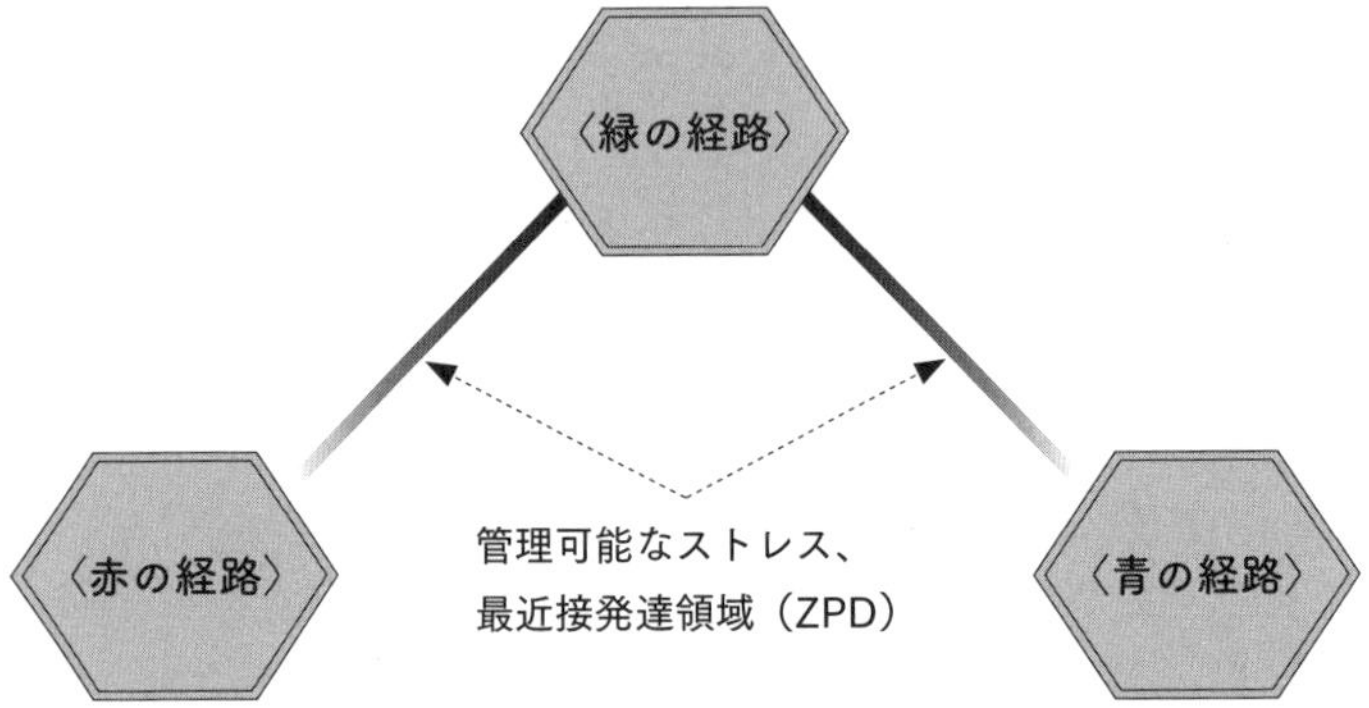

Vygotsky, 1978; Zones, Lillas & Turnbull, 2009

たちには、適切なサポートがある限り、自分を前に押し出し、新しいことを学ぶのに役立つ「領域」があるということです。

子どもを支援する鍵は、彼らのストレスレベルを適正に評価し、それが自分で対応できる範囲にとどまるようにしてあげることです[18]。リラスとターンブルによると、「目の前の課題や活動が難しすぎないかどうかを確認すること。もし難しすぎるときは、注意力を持続させるために、成功の初期段階に戻ってください。取り組んだあとは、徐々に難易度を上げ、必要に応じて足場やサポートを提供します[19]」。**つまり、私たちは、子どもたちへの関わり方や要求をリアルタイムで調整し、子どもたちが管理可能なストレスを経験していることを確認し、アロスタティック負荷がかかるような「悪いストレス」を経験していないことを確認するのです[20]。**

自律神経系の活性化の状態を表す色のシステムを使って、子どもたちの管理可能なストレスレベルをモニターすることができます。子どもが〈緑の経路〉の端にいるときは、最近接発達領域での学習と経験の拡大をサポートするような、意識と興奮の高まりを経験している可能性があります。私はこれを「うす緑色」の経路と呼んでいますが、これは子どもが〈赤の経路〉に向かっているものの、まだそこまで至っていない状態です。**言い換えれば、子どもは新しいことを学ぶために活性化しており、課題に挑戦しているが、課題に圧倒されてはいない状態です。**このような状況は、子どもがストレスの多い状況に対する耐性を高めるのに役立ちます。

子どもの成長と学習を支援するための「自己の治療的活用」

私たちは、子どもたちとの関わりを通して、子どもたちが最適な道を歩むことができるようにサポートします。ここで、親、教師、専門家の誰もが、支持的な相互作用を通して関係的安全性を提供するスキルをどのように磨くことができるかを見てみましょう。「自己」を使って子どもに感情的な安全性を伝えるというこの実践は、**「自己の治療的活用」**として知られています。多くの本やブログで、子どもたちが自分で自分を落ち着かせるための新しい戦略を学ぶ方法が紹介されています。もちろんこれは重要なスキルです。しかし、さらに言うと、子どもに自分で自分を落ち着かせる能力を教える前に、もっと強力なことができます。私たちは、他の人と一緒に安全な空間にいるという経験を味わうことができます。子どもたちがこうした経験を得ると、彼らは、以前は難しかった新しいことに挑戦し、成長していくためのしっかりとした基盤を構築することができます。そうすれば、子どもたちの回復力を高めることができるのです。

感情を大切にする理由

私たちの感情のトーンは、行動上の課題を抱える子どもたちを支援するための「原材料」です。第2章で学んだように、これは私たちのボディランゲージを通して伝わります。安全だと感じているとき、私たちは柔らかな目線、韻律（プロソディ）に富んだ声、リラックスした姿勢をとっています[21]。子どもたちはこれらの合図をキャッチして、意識的にも無意識的にも影響を受けます。**これは当たり前のことであり、すでにできているかもしれませんが、実際には、自分の子どもや、ケアを提供している子どもたちが行動面で苦労しているときに、感情調整のための柔軟で積極的な〈緑の経路〉を維持することは難しいものです。**親、教育者、そして教師である私たちには、自分の仕事をきちんとこなすという責任が重くのしかかっています。

親は、我が子を救うための戦争の最前線にいると感じることがよくあります。私は、子どもやその家族にサポートを提供する中で、さらには、私自身が公教育制度の中で自分の子どもを擁護しなければならなかったときに、このことを経験しました。親は否定的なメッセージを浴びせられます。「過剰反応だ」、「過保護だ」、「要求が多すぎる」などです。これらのメッセージは重くのしかかり、肉体的にも精神的にもダメージを与えます。このような批判は、疑心暗鬼、怒り、罪悪感などを助長します。ここで、このジレンマについて考えてみたいと思います。子どもたちを支援するためには、自分自身を切り離すことはできないからです。

子どもたちへの支援は、聞くだけでなく、話すだけでもありません。ときには、社会交流できる自己の存在を治療的に利用することで、物理的な存在感だけで子どもたちをサポートすることもあります。私たち親、教師、支援者が落ち着きのある温かい存在感を示すとき、防衛状態にある子どもの神経系を落ち着かせる手助けをすることで、私たち自身が行動の問題を解決する方程式の一部となります。**持続的な行動上の課題を持つ子どもを支援するためのパラダイムの多くは、子どもの行動を対象としていますが、往々にして親や支**

援者は方程式から除外されています。私がここで説明する開発的アプローチでは、子どもに対する私たち自身の感情的、物理的な存在が中心になります。

では、それはどのようなものでしょうか？　**まず、自分の身体や心が落ち着いているかどうか、自分自身に確認してみましょう。大人が自分の反応について注意を払うことはとても有効です。今、自分の身体も心も、落ち着いていて、なおかつ集中しているかどうか、チェックしてみます。**自分で気づくことで、子どもたちにどのような感情の合図を送っているかがわかります。そうして初めて、子どもたちが苦痛を感じているときに最も必要としているものを提供することができます。このような相互支援のプロセスは、「感情の協働調整」と呼ばれています。

セラピストとして最大限の力を発揮するためには、**自分が**どの経路にいるのかを判断する方法を知っておく必要があります。苦しみを抱えた子どもたちは、かんしゃくを起こしていたり、不自然に大笑いしていたり、暴言を吐いていたり、ひと言も話さず私たちを無視したりします。そういう子どもを目の当たりにすると、自分の心の安全感が脅かされることがあります。特に親は、子どもの成長に大きな責任を負っているため、心を乱されることがしばしば起こります。子どもが悩んでいる姿を見ると、「なんとかしてあげたい」という気持ちが強くなり、自分のストレス反応によって、後悔するような言動をとってしまうことがあります。

行動上の課題を持つ子どもたちが悩んでいるときに、自分が支援する準備がどのくらい整っているかを判断するには、どうしたらいいのでしょうか。第2章で説明した神経系の色の経路と、社会性と情動の発達の家を組み合わせて、最初のステップは、**自分が**どの経路にいるかを判断するために、自分自身を振り返り、質問してみます（138ページ）。

このワークシートは、またあとの章でも使います。

ワークシート

大人を対象とした調査：私はどのような道を歩んでいるのか

行動上の課題を抱える子どもたちを支援するための最初のステップは、以下のとおりです。行動する前に自分自身を評価します。

自分に問いかけて、気づきの瞬間を作ります。私はどう感じているでしょうか？　何を感じているでしょうか？　私は何を経験しているのでしょうか？以下のチェックリストを使うとよいでしょう。

穏やかな〈緑の経路〉

- □ 私は正常な速度／リズムで呼吸している
- □ 身体が落ち着いている
- □ 私の声は抑揚があり、韻律に富んでいる
- □ 顔の筋肉がリラックスしている
- □ 考えることができる
- □ 計画を立てることができる
- □ 選択肢を思いつくことができる
- □ 他の人に助けを求めたり、動揺しているときは自分を休ませることができる

反応性の〈赤の経路〉

- □ 私は動揺している
- □ すぐに反応してしまう
- □ 呼吸が浅い、または重い
- □ 身体が緊張している
- □ 考えることができない
- □ 爆発しそうな感じがする
- □ 大声で話したり、叫んだりしている
- □ じっとしていられない、座っていられない

シャットダウンの〈青の経路〉

- □ 反応が鈍い感じがする
- □ 考えがまとまらない
- □ 自分が沈んでいる、または消えているように感じる
- □ 状況に対応できるとは思えない
- □ 無力だと感じる
- □ 声が単調である
- □ 顔の表情が固まってしまう
- □ 悲しい気持ちになる

〈緑の経路〉にいる場合は、感情の調整役としての自分の能力を調査する次のステップに進む準備ができています（148ページの「自分自身を理解する」）。しかし、あなたが〈赤〉や〈青〉の経路にいる場合、またはその方向に向かっている場合は、ここで**ストップ**します。自分の子どもや、サポートを提供している子どもが、身体的に安全であることを確認したら、立ち止まって考える時間を持ちましょう。次の数ページでは、私たち自身がどのようにして〈緑の経路〉を構築するかに焦点を当てます。〈緑の経路〉をしっかりと歩むことができたら、子どもとの関係をどのように構築しているかを判断することができます。なぜなら、私たちが冷静で注意深い状態でなければ、子どもを助けるために思慮深く行動することができないからです。**実際、私たちが最も問題を起こすのは、子どもの行動に本能的に反応したときです。これは、子どもが何かを言ったり、やったりして、それが無礼に感じられたり、あるいはあなたにとっての「地雷」を踏んだことになる場合に起こります。**

ときには、あとで悔やむようなことを言ってしまうことがあります。そのとき私たちはそのことを後悔し、心の中で、その子は厳しい対応を受ける必要があった、あるいは、自分は当然のことをしたまでだといった物語を作って、その後悔に立ち向かいます。このような状況は孤独なものですが、あなたはひとりではないことを忘れてはいけません。このような状況は、すべての養育者にとって普遍的に困難なものです。つまり、リスクと責任の負担が非常に大きいときに、感情的に落ち着いた存在感を維持することは、誰にとっても難しいのです。

これは、自分の子どもや、サポートを提供している子どもたちがさまざまなトリガーを抱えていることと同じであり、彼らのトリガーも、私たちのトリガーも、それぞれ同様に強力です。私たち自身のニューロセプションが脅威にさらされ、それを回避できないとき、私たちは子どもたちと同様に、感情や行動面で問題を起こしやすくなります。これは恥ずかしいことではありません。**私たちは人間として、ポジティブな感情とネガティブな感情との間を自然に行き来しています。**難しい子どもを育てていると、失望を感じますし、公園で子どもを遊ばせながら、目を細めて幸せそうにリラックスしている親たちを見ると、自分の子どももそうなってほしいと思い、羨ましく、妬ましくも感じるものなのです。こうした思いは自然に湧いてくるものであり、私は、こうした親たちは本当に大変だと思っています。たしかに、行動上の課題を抱えた子どもを育てるには、つねに敏感に反応しなければなりません。多くの親は、子どもがまたメルトダウンやかんしゃくを起こすのではないか、あるいは学校からお叱りの電話がまたかかってくるのではないかと、つねにハラハラしています。

大切なのは、親として、世話をする人として、自分が背負っているものを思いやりを持って認識することです。**〈赤〉や〈青〉の経路をたどってしまったことで自分を責めたり、罪悪感をおぼえたりするのではなく、自分自身の意識を高め、〈緑の経路〉に戻るために必要なセルフケアをおこなうことを心がけてください。**自分にやさしさを与え、ネガティブ、ポジティブを問わず、人間のあらゆる感情を認めることができれば、誰もが楽になります。

何があなたの〈緑の経路〉を養い、あなた自身や他の人とのつながりをより感じさせてくれるでしょうか？　友人とのつながり、散歩、瞑想、祈り、ヨガ、エクササイズなど、どんなことでもよいのですが、自分を〈緑の経路〉へと導く、自分だけの自己調整ツールを作り、それを頻繁に使うことが有効です。

子どもは、大人がこのように自己認識できていると、そこから恩恵を受けます。なぜなら、子どもに自分の感情状態を隠すことはできないからです。感情は人から人へと伝わり、ニューロセプションによってそれを感じ取ります。本当は元気ではないのに、元気なふりをしていると、子どもは混乱し、人間関係の安全性や、子どもが親を信頼してもよいのかどうかについて、複雑なメッセージを受け取ることになります。

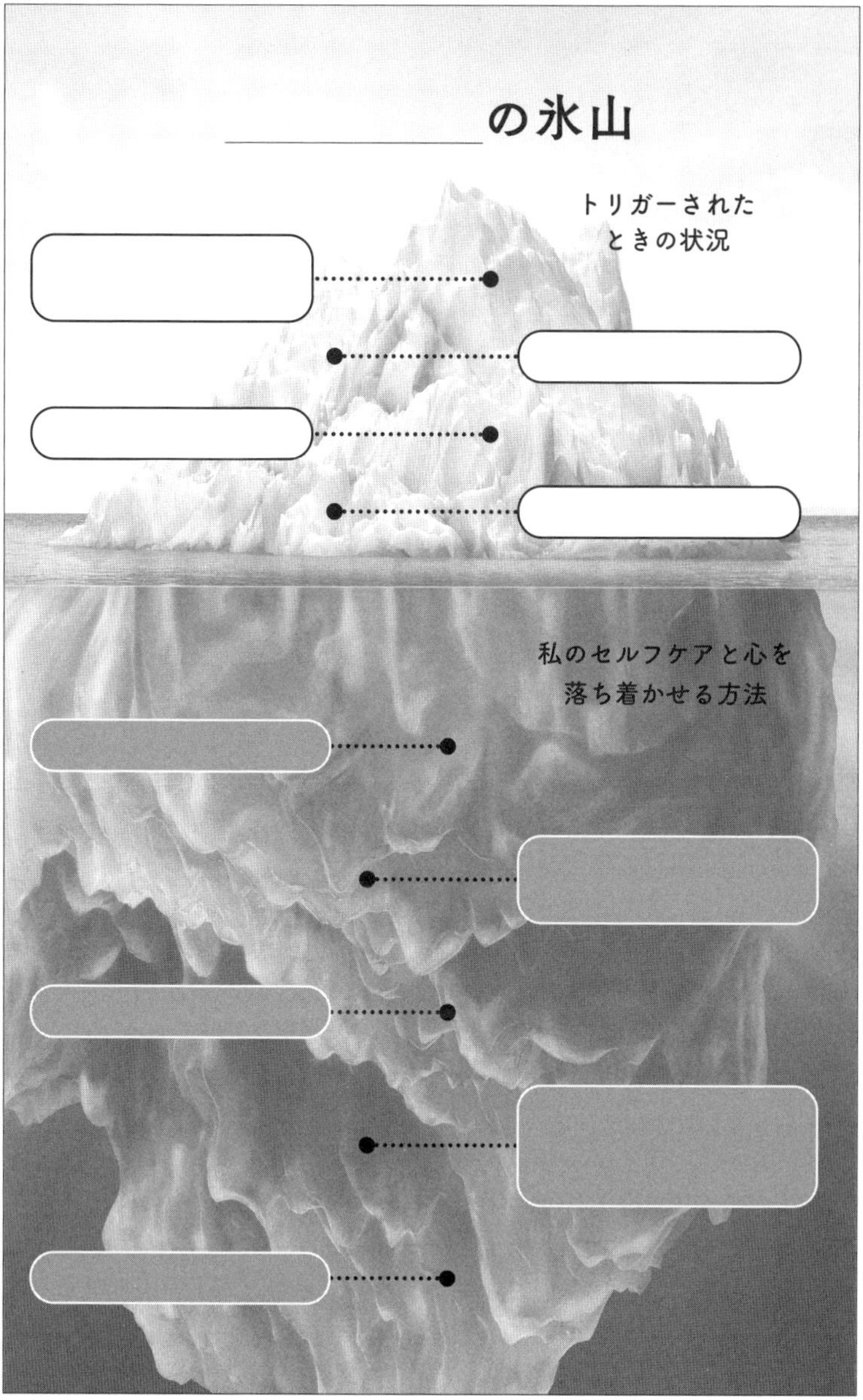
＿＿＿＿＿＿の氷山
トリガーされたときの状況
私のセルフケアと心を落ち着かせる方法

ワークシート

自己評価と自己認識：
冷静になる――大人の場合

自分自身のトリガーについて考えてみましょう。

自分の子どもや自分が関わる子どもが、行動上の課題を経験したときに、あなたが習慣的におこなってしまう行動を考えてみましょう。

自分の過去や現在の状況を振り返って、〈緑の経路〉を歩む能力に影響を与えそうな要因を書き出してみましょう。

____

____

____

____

子どもの行動を管理しているときに、〈赤の経路〉につながる自分自身のトリガーを考え、書き出してみましょう。

____

____

____

このような反応に対抗するために、私が自分で作ることのできるポジティブなサポートは、次のようなものです。 ______________________________

____

____

____

子どものことで熱くなっていないとき、この空白の氷山（141ページ）を自分で埋めてみるとよいでしょう。自分の人生の重荷や、行動上の課題を抱える子どもたちの世話に圧倒されることが多いと感じている方は、メンタルヘルスの専門家に相談することで、自分の感情のトリガーを調べ、より大きな気づき、希望、セルフ・コンパッション〔自分を受け入れいつくしむこと、自己への共感〕への道筋をつけることができます。

幸いなことに、私たちは自分自身の感情の引き金に対抗するために行動を起こすことができます。自分自身をサポートする方法を見つけ、自分自身への気づきと思いやりを経験し、それを手本にすることで、人間関係を良好にすることができます。あなた自身の自己調整ツールについて考えてみてください。自分を落ち着かせたり、なだめたりする方法はありますか？　それらをリストアップしておくと、セルフケアを実践するための目印として役立ちます。また、感情の嵐の中で、あなたの存在を必要としている子どもたちをサポートする際には、積極的にレジリエンスの蓄えを増やしていきましょう。

マインドフル・アウェアネスが「自己の治療的活用」を助ける

思いやりのある人の存在は、苦しんでいる子どもたちにとって最高の治療手段です。私たちが子どもたちに感情的に寄り添うことができれば、最も大きな助けになります。親も専門家も、子どもや自分の感情の揺れに左右されることがあっても、**マインドフルな気づき**（アウェアネス）を持つことは人間関係を育むのに役立ちます。

マインドフルネスとは、裁くことなく一瞬一瞬に気づきを向ける能力のことです。[22]

ジョン・カバット゠ジンは、一九八〇年代にマサチューセッツ大学メディカルセンターでストレス低減のためのプログラムを開発して成功を収め、健康やウェルビーイングに及ぼすマインドフルネスの影響を一般の人々に知らしめました。それ以来、マインドフルネスは、心理学的および医学的な状態を改善し、ストレスを軽減し、燃え尽き症候群や共感疲労を防ぎ、ケアの役割に対する満足度を高め、ニューロダイバーシティを持つ子どもを育てる親の幸福度を高めることが、研究で明らかになっています。[23]

私たちは、**まず自分自身が**「今」に存在し、自己認識し、落ち着くことができなければ、行動上の課題を抱える子どもたちを真に支援することはできません。これが、マインドフル・セルフ・コンパッションの考え方です。このマインドフルネスの研究の第一人者であるクリスティン・ネフ博士は、マインドフル・セルフ・コンパッションを「苦しいときに、本当に愛している人をケアするように、自分をケアすること」と表現しています。**彼女は、自分へのやさしさ、共通の人間性、マインドフルネスというセルフ・コンパッションの三つの質を捉えています**。[24] ネフ博士の広範な研究により、自閉症スペクトラムの子どもを持つ親や、その他のさまざまな人々に、測定可能な効果があることが実証されています。[25]

セルフ・コンパッションは、贅沢なもののように思われるかもしれません。特に、子どもが〈赤の経路〉にいるために、すぐに助けを必要としているようなときにはそれどころではないと思うかもしれません。しかし、時間をかけて練習すれば、まるで息を吸うように簡単かつ自然にできるようになります。

養育者がホッとするために呼吸を使う

最も基本的なレベルでは、私たちはみな、呼吸を利用することができます。まずは一息つきましょう。その際、ゆっくりとしたペースで呼吸をするようにしましょう。二〜三回呼吸したら、今度は吸う息よりも吐く息のほうが長くなるようにします。心地よければ、さらに数回呼吸を続けます。これは、神経系の働きを穏やかにし、副交感神経系によるブレーキをかけるひとつの方法であり、最も時間的効率のよい、〈緑の経路〉への戻り方です。

エクササイズ

優しい呼吸

・身体が心地よく感じ、瞑想で保てる姿勢を見つけます。次に優しく目を閉じます。半分だけ閉じても良いですし、完全に閉じても良いです。身体の緊張感をほぐすように、何度かゆっくりと、軽い呼吸を行います。

・もしできそうなら、胸もしくは身体のどこかに手を置きます。手を置いた場所は、呼吸と自分自身に対してだけでなく、優しさに満ちた気づきをもたらすところです。手はそのままにしても、または瞑想中に下ろしてもかまいません。

・呼吸をすることで身体にどんな感覚があるかに注意を向けます。息を吸うときと、息を吐くときの、身体の感覚に気づいていきます。

・息を吸うときに身体に必要なものが入り、息を吐くときにリラックスすることに注意を向けていきます。

・身体のなすがままに呼吸しているかどうか、確かめます。ここでするべきことは何もありません。

・次に呼吸のリズムに注意を向けてみます。身体に流れ込み、身体から流れ出る……。少し時間をかけて呼吸の自然なリズムを感じてみます。

・身体全体が呼吸とともに、海のようにかすかに動く感覚を感じます。

・心 *mind* は、好奇心旺盛な子どもや子犬のように、自然にさまようかもしれません。もしそうなったら、呼吸のリズムにゆっくりと引き戻していくだけです。

・呼吸をして、身体全体が優しく揺れて抱かれる、そう、心の中で抱かれるがままです。

・もし大丈夫であれば、呼吸に完全に身を任せることもできます。ここには呼吸だけがあります。ただ呼吸だけ。ここに呼吸が存在します。

・それでは呼吸から注意を優しく手放します。自分の経験の中で静かな状態で、今感じていること、今のありのままであらゆることを感じとります。

・ゆっくりと優しく目を開けていきます。

出典：*The Mindful Self-Compassion Workbook* (2018) by Kristin Neff, PhD, and Christopher Germer, PhD.〔邦訳は、K・ネフ、C・ガーマー『マインドフル・セルフ・コンパッション ワークブック』富田拓郎監訳、星和書店、2019年より〕

クリスティン・ネフと心理学者のクリストファー・ガーマーは、親や医療従事者の感情調整をサポートするのに役立つマインドフル・セルフコンパッション・プロトコルを作成しました。[26] 子どもと一緒に困難な瞬間に直面したとき、「これは大変だ」「これは辛いことだ」と静かに認めて、自分に言い聞かせ、自分にやさしくすると、心が落ち着きます。自分のトリガーが刺激されているということを一瞬でも意識するだけで、子どものためにならない衝動的な言動を防げることが多いのです。

このエクササイズ（145ページ）は、ネフ、ガーマー両博士が考案したもので、身体を落ち着かせ、自分自身に対してポジティブな感情を抱かせるのに役立ちます。もし、本書のさまざまなエクササイズを試してみて、ストレスを感じるようなら、自分を裁いたりせずにすぐに中止してください。身体を静めることで心の中の考えが活性化し、人によっては不快な思いをすることもあります。

このセルフ・コンパッションの概念は、私たちの文化では一般的ではありません。なぜなら、私たちは子どもたちとのつながりや関わりを通してではなく、権威を通して子どもたちを管理することが多いからです。しかし、マインドフルネスの研究から生まれたこの貴くパワフルな概念は、ポリヴェーガル理論の組織化された原理を支えています。つまり、人間は安全を感じると、挑戦的な行動の正反対の極にある、社会交流が自然に展開され、闘争／逃走、凍りつきの行動は、もはや必要がないために背景に退きます。[27]

私たち大人、親、世話をする人、専門家などは、道具箱の中で最も重要な道具です。

私たちは、「**何を言うか**」と同じくらい「**どうあるか**」が重要であると認識しているので、子どもたちと

ワークシート

つながりを体験する

静かな場所で、じっと座って、目を閉じてみましょう。過去や現在の生活の中で、自分を安心させてくれたり、愛してくれたり、安全だと感じさせてくれた人を思い浮かべてください。その人の顔や声を想像して、その人が持つ癒しの要素を思い浮かべてください。思い浮かばない場合は、そのような資質を持った愛すべき聡明な人を想像してみてください。そのイメージと資質にしばらく集中してください。そして、目を開けます。

このエクササイズをおこなうことで、どのような感情が生まれましたか？

____

____

____

その人とのやりとりを考えたときに、どんな言葉やイメージが浮かびましたか？

____

____

____

その人のどのような言動が、あなたを安心させ、愛されていると感じさせましたか？

____

____

____

の関わりの中で、子どもたちにどのようなメッセージを伝えているのか、時間をかけて考えなければなりません。[28] 子どもたちが私たちとつながりを持てるようにするには、人生の中で、人と一緒にいて本当に安全だと感じたとき、または感じているときのことを振り返るのが有効です。このワークシート（147ページ）では、人とのつながりや安全の記憶を体験する演習をおこないます。

これまでに紹介したエクササイズやその他のセルフケア・ツールは、一緒に働く子どもたちやケアをする子どもたちに自分を提供する能力を育むことを目的としています。言い換えれば、これらは、あなたが穏やかな〈緑の経路〉を見つけるために使える戦略です。子どもが社会情動的発達の家を建てることが重要であるのと同様に、大人が子どもの治療者としての役割を果たせるように、自分の情動反応を追跡することも重要です。

138ページの「私はどのような道を歩んでいるのか」というワークシートの答えが、自分が〈緑の経路〉を歩んでいることを示していたら、次のステップに進む準備ができています。それは、子どもとの関わりの質を調査することとです。このワークシートとそれに続くワークシートでは、子どもの発達過程を反映した残りの五つのステップをおこないます。

自分自身を理解する*

〈緑の経路〉を歩んでいることがわかった場合は、次に子どもとの関わり方の質を調べます。

＊この六つのステップは、グリーンスパンとウィーダー（1998, 2006）の社会情動的なマイルストーンから採用された。

ワークシート

大人のための交流と関係

☐ そう、私は〈緑の経路〉を進んでいて、子どもと関わる気持ちになっています。

☐ その子に思いやりや共感が持てます（少しでも）。

☐ 私の顔の表情、特に顔の上部、目、額、ボディランゲージ、その他の非言語的状態がリラックスしていることは、私がその子のために心と身体のレベルで存在していることの証しです。

☐ 言葉やボディランゲージを使って、子どもが必要とする方法で、子どもに手を差し伸べることができます。

これらのことがおおむねできているなら、**次のステップに進みます**。そうでない場合は、**ここでストップ**して、課題の一番最初の段階に戻り、まずその部分に取り組んでください。

出典：Greenspan & Wieder, 2006

ワークシート

大人のための非言語的対話

子どもは、私が気にかけていること、助けになる存在であることを知っています。手を差し伸べることができるようになりました。

- □ 言葉やジェスチャー、合図などを使って、双方向でコミュニケーションがとれるかどうかを確認します。

- □ 私には、子どもとの双方向のコミュニケーションにおけるポジティブな合図を引き出すために、何ができるかを考える時間とスペースがあります。

- □ ジェスチャーや言葉、あるいはその両方を組み合わせて、リラックスした状態で双方向のやりとりをしながらコミュニケーションをとっています。

- □ 私たちは、双方向のリズムをうまく利用して、共通の体験をしています。

これらのことがおおむねできていれば、**次のステップに進みます**。そうでない場合は、**ここでストップ**して、課題の一番最初の段階に戻り、まずその部分に取り組んでください。

出典：Greenspan & Wieder, 2006

ワークシート

大人のための社会的問題解決の共有

- □ 私は子どもの注意を引き、私たちは双方向のコミュニケーションをとっています。

- □ 私は今、いくつかのジェスチャーや文章を組み合わせて見せて、子どもがボディランゲージや言葉で私にジェスチャーをして、私の言っていることにやりとりを付け加えてくれるかどうかを確認できます。

- □ 私たちは、言葉やジェスチャーによる「議論」を共有するために、双方向のリズムで、共有の経験をしています。

- □ 子どもが私に何を伝えたいのか、私に何を求めているのか、理解できるようになってきました。

これらができていれば、**次のステップに進みます。**そうでない場合は、**ここでストップ**して、課題の一番最初の段階に戻り、まずその部分に取り組んでください。

出典：Greenspan & Wieder, 2006

ワークシート

大人のための言葉やアイデア・遊びを使って

□ 私は子どもとのコミュニケーションの流れの中にいます。

□ 私は、子どもが経験していることを推測したり、簡単な質問をしたりすることで、今起こっていることを分析することができます。

□ 何が起きているのか、子どもは何が起きたと思っているのか、子どもと一緒に考えることができます。

□ 私は、子どもが何を必要としているのかを見極めるプロセスを尊重し、受け入れることができます。

□ 私は、言葉や遊び、文章などの創造的な手段を使って、子どもと話し合い、どこで断絶したのかを分析し、子どもが新しい対処法を見つけられるようにしています。

これらができていれば、**次のステップに進みます**。そうでない場合は、**ここでストップ**して、課題の一番最初の段階に戻り、まずその部分に取り組んでください。

出典：Greenspan & Wieder, 2006

ワークシート

大人のための架け橋

- □ 私たちは、起こったことに対して、子どもが自分の役割や私の役割をどう捉えていたのかがわかってきました。

- □ 私たちは、状況を整理しています。

- □ 私たちは、今後、どのように管理していくか計画を立てています。

- □ 私は、人は試練のときにはお互いを必要としていること、そして子どもに対してオープンで助けの手を差し伸べる準備ができていることを、あらためて伝えます。

メモ

出典：Greenspan & Wieder, 2006

これまでのワークシートで説明したプロセスは動的なものであり、変化は必ずしも一度に起こるものではなく、時間をかけて起きてきます。練習すれば、自分の感情の状態と子どもの状態をチェックすることが容易になります。**この発達モデルは、人間関係を中心に据えており、これこそ本来あるべき姿であるといえます。そして、子どもと私たち親、教師、専門家、世話をする人との間の感情の協働調整から始まるようにデザインされています。**

子どもには大人との協働調整が必要

これまで見てきたように、感情調整の基礎が弱い子どもは、〈緑の経路〉に戻るために人の助けを必要とします。私たちが手助けをするとき、私たちは感情の協働調整をおこない、自分の存在を通して相手に同調し、サポートしているのです。感情調整の専門家であるスチュアート・シャンカーは、子どもの感情を調整する能力を「**自己調整**」と呼んでいます[29]。私たちの子どもとの関わりは、子どもが世界をどのように理解するかに影響を与えます。子どもが心身ともに安全だと感じられれば、学習と成長の可能性が高まり、新しい経験、感覚、感情、思考に対する子どもの許容範囲が広がります。

フェリックス――感情を協働調整する能力

フェリックスは、自分の思い通りにならないとクラスメートをつねってしまいます。幼稚園では、すぐにかんしゃくを爆発させる子どもだと見られていました。しかし、小学校一年生の担任の先生は、行動上の課題を抱える生徒を巧みに支援することで知られていました。毎朝、片膝をついてフェリックスの手を握り、温かく、存在感のある目でフェリックスの顔を見て、合図を探しました。恐れやためらいを感じると、先生はいったん立ち止まり、もう少し時間をかけて彼と向き合いました。ときには、フェリックスの顔や身体にストレスの兆候が見られた場合、先生は彼に特別な仕事を任せ、彼が自分のそばにいられるようにしました。この先生は、毎日、フェリックスの人間関係における安全性の状態を評価し、安全を保つための努力をする必要があること、そして、フェリックスが落ち着いて注意力を保つためには、自分の安全性の合図が必要であることを知っていました。この先生は、感情を協働調整することが子どもたちにもたらすメリットを直感的に理解していました。

先生のアプローチは効果的でした。フェリックスはクラスメートをつねる回数が減り、自制心が高まり、イライラしたり助けが必要になったりしたときには、つねるのではなく、先生に報告するようになりました。先生はフェリックスの両親と定期的に連絡を取り合い、フェリックスのさまざまな状況に対する耐性についてお互いに学びました。フェリックスが、朝起きたときに不安を感じたり不機嫌だったりした日には、先生と両親は、フェリックスの目の届かないところで、「今朝は〈緑〉です！」とか、「今朝は〈赤〉でスタートしました！」などの情報をすばやく交換し、先生がフェリックスにどのように対応するとよいか、調整できるようにしました。この情報は、先生がフェリックスの一日のスケジュールと、取り組む課題をどのように調整するかを理解するうえで、貴重なものとなりました。

学年が始まって数か月後、先生は急遽一週間学校を休むことになりました。フェリックスがまだ傷つきやすい状態であることを感じた彼女は、代理の教師に、フェリックスについての詳しいメモを残し、フェリックスが毎朝、そして一日中、感情的なサポートを必要とする可能性が高いことを知らせました。先生は純粋に彼を気遣っており、彼の行動のコントロールが、大人からの感情の協働調整と、それがもたらす安全感に依存していることを理解していました。

代理の教師は、従順に指示に従いましたが、残念ながらフェリックスは彼女との間に同じようなつながりを感じることができませんでした。二日目の朝、フェリックスは彼女をつねりました。彼女は、否定的な行動に直面したとき、それを強化しないように中立を保つように訓練されていたので、つねられたことを無視しようとしました。しかしフェリックスにつねられる回数は、日増しに増えていきました。

いったい何が起きたのでしょうか？　最愛の先生が突然いなくなったことで、フェリックスの閾値が下がり、防衛行動が引き起こされたのです。彼が代理の教師をつねったのは、彼女を傷つけようとしたのではなく、急に〈赤の経路〉に入ってしまったために、本能的な衝動をコントロールできなかったのです。そして、代理教師が彼の行動を無視すると、彼はさらに不安定になってしまいました。

感情調整を持続的な行動上の課題に対する最前線のアプローチとすることは、今までおこなわれてきた行動上の課題を抱える子どもたちへの対応や管理方法からの大きな転換を意味します。このアプローチの特徴は、行動上の課題が最も深刻な子どもたちを、最も脆弱な子どもたちと見なすことにあります。

落ち着いているとき大人が与えられる関係性の安全性を示す手がかり

これまで見てきたように、私たちは自分自身が落ち着いているときに、子どもを最もよくサポートすることができます。そのためには、**「何を言うか」**だけでなく、**「どう言うか」も重要であること**を意識する必要があります。悩んでいる子どもに寄り添う最初のステップは、「言う」「教える」「指示する」ではありません。その子と**「共にいる」**ことです。

ワークシート

子どもたちに関係性の安全性を示す手がかりを与える

ポリヴェーガル理論の視点によれば、人間は、声のトーン、顔の表情、姿勢などの非言語的なコミュニケーションによって、安全か脅威かの手がかりを得ています[30]。

では、振り返ってみましょう。私は感情的に安定した基盤のうえで仕事をしているでしょうか？　私が子どもに与えている合図は、社会交流をサポートするものでしょうか？　以下の質問を読み、あなたの安全のための合図の使い方を確認し、該当するものをチェックしてください。

存在感：他のことに気をとられたり、複数の作業をしたりせず、その子どもと共にいて、意識を集中して子どもに接していますか？＿＿＿＿＿＿＿＿

声のトーン：声の大きさは、子どものニーズに合っていますか？＿＿＿＿
声には抑揚や韻律がありますか？＿＿＿＿＿＿＿＿
声には温かみと思いやりのあるトーンがありますか？＿＿＿＿＿＿

顔の表情：顔は、安全性と社会交流を表現していますか？

＿＿＿＿＿＿＿＿＿＿＿＿＿＿＿＿＿＿＿＿

ページングとタイミング：子どもの目の前のニーズに合わせて、子どもにアプローチし、ペースを合わせていますか？

＿＿＿＿＿＿＿＿＿＿＿＿＿＿＿＿＿＿＿＿

姿勢：リラックスした姿勢で、魅力的なジェスチャーをしていますか？＿＿＿＿

感情の調整を阻害する根底にあるメッセージ

フェリックスの二人の先生との経験は、私たちが子どもたちとどのように接するかということの重要性を示しています。子どもたちは、恐れや裁きの姿勢と、思いやりや肯定的な姿勢の違いを感じ取ることができます。しかし、私たち自身が、つねに安全のメッセージを伝えることができると期待するのは現実的ではありません。ときには安全のメッセージをうまく伝えられないこともありますし、誰もがそうなのです。

いつも心からの支援的なメッセージを送るのは、簡単ではありません。支持的であろうとしていても、自分が送っているメッセージが感情の協働調整を妨げていることに気づかないことがあります。ナタリーは、娘のマイラの不安を解消したいと強く願っていましたが、その過程で知らず知らずのうちに問題を悪化させていました。

マイラ——親の「強さ」の重要性について

小学五年生のマイラは、学校での成績は良かったのですが、ある行動が母親のナタリーを深く悩ませていました。マイラは爪と下唇を噛む癖があり、傷が治らないためにただれていました。小児科医は、マイラの行動はストレスによるものだと考え、家族療法を提案しました。マイラは、一見すると快適な生活を送っていました。彼女の両親は離婚していましたが、二人とも彼女の生活に深く関わっていました。ナタリーは、最新の育児書を読み、毎日マイラとよく関わるようにしていました。マイラがよいことがあったと報告をしてくれると、母親の心は高揚しますが、マイラが苦しんでいる日には、母親も打ちのめされたような気分になりました。母親は、つねにマイラのことを心配しており、自分の反応を隠そうとしても、顔に出てしまうのでした。

マイラをサポートするための計画を話し合うために、母親のナタリーと二人で会ったとき、私はナタリーに今どんな気分か尋ねました。彼女はすぐに感情的になり、泣き出して、何回も話が途切れました。彼女は、シングルマザーとして娘の世話をすることが大変で、孤独を感じ、育児が負担になっていることを話してくれました。

まず、ナタリーに会ったときの私の個人的な感想を述べておきたいと思います。私自身が敏感な母親であることから、私は彼女の苦悩に共感しました。彼女の話を聞いていると、他の人にはない自分との共通点を感じ、彼女に対して深い思いやりを感じました。そして、親としての大きな責任感に苦しんでいた自分を思い出し、個人情報を共有していないにもかかわらず、彼女には言葉にならない感情的なつながりを感じ、彼女もそう感じたようです。私は、自分の感情に導かれるままに彼女と接しました。私は、何をしないか、何を言わないかが、何を言うかと同じくらい重要であることを知っていたので、自分の感情を軸に、その場その場で判断しながら彼女の話を聴きました。

その後、数週間にわたって、私たちは裁くのではなく、協力し合う雰囲気の中で、子どもが親の気遣いや心配りをどのように感じ取るかについて考えました。ナタリーは、たったひとりで子育てするのは大変で、娘の行動につねにやさしさと忍耐をもって対応することができないと言いました。私は、それが普通であることを伝えました。娘に完璧に接することが目標ではないことを彼女に伝え、人間にはそれぞれの反応があることを理解してもらい、この課題に対して自分自身にやさしくすることがいかに重要かを話し合いました。このやりとりで、私たちの間に信頼関係が生まれました。おそらくマイラは、母親の心配を察知していて、母娘は知らず知らずのうちに**お互いに不安を募らせていた**のではないかと推測することができました。

私たちがお互いに不安を募らせる傾向にあることは、研究者たちによって裏付けられています。ある問題について他人と過度に話し合い、問題に関連する否定的な感情を引きずることで不安が増大すること、それが特に少女の間では顕著であることがわかっています。[31]娘への愛情を示すナタリーの方法は、彼女自身のストレスと相まって、二人の交流を通して、二人の安全感とつながりを弱めていたようです。二人は、お互いに穏やかな気持ちになるのを助けるのではなく、意図せずしてお互いを不安にさせていたのです。私たちは、レジリエンスを高めるという概念と、自分自身の「強靭さ」を高めることが娘のためにもなることを話し合いました。

ナタリーは、自分自身の感情表現やストレスへの対処の仕方が、感情の調整を妨げているという問題点に気づくと、戦略を変えました。私はナタリーに、地元の大学でおこなわれている無料のストレス低減法の講座を紹介し、さらに、彼女はマインドフルネスに基づく子育て支援グループに参加しました。ナタリーは、自分自身を見つめ直すことで、娘のためにできる最善のことを学びました。それは、まず自分自身の社会情動的な状態に注意を払い、自分自身の回復力を高めて、より強靭で警戒心や心配が少ない親になることでした。時が経つにつれ、マイラとの交流が変化し、母娘ともにリラックスできるようになりました。マイラが自分の心配事や不安を率直に母親に話すようになると、唇や爪を噛む回数は減り、やがてなくなっていきました。

安全性を優先するために——少しのほうが効果があることも

困難について話すことは本質的に悪いことではありませんが、多くの場合、準備ができる前に話そうとしているのではないでしょうか。子どもが社会情動的発達の上位過程にしっかりと入っておらず、トップダウンのアドバイスを内在化して利用することができなければ、問題を話し合ってもあまり効果はありません。

言い換えれば、トップダウンの解決策を使っても、子どもはボトムアップで機能しているので、ほとんど効果がないのです。話すことが役に立たないだけでなく、事態を悪化させることもあります。ナタリーとマイラのケースのように、反抗したり、ストレス要因を引きずったりすると、子どものストレスが増大します。お説教や、ある行動をとっているとやがて困った結果が起きることを見せつけることで問題を解決しようとする前に、自分の気持ちや動機を振り返り、自分が言おうとしていることが、子どもの気分を良くするのか、それとも悪くするのかを考える必要があります。

協働調整を用いる——マテオのためのより良いアプローチ

さまざまな方法で見てきたように、行動上の困難を経験している子どもたちを支援する鍵は、まず安全感を提供し、その後で、成長とストレスに対する耐性を高めるための基盤を作ることです。本章の冒頭で紹介したマテオは、最終的にこのことが助けになりました。マテオのためのサポート計画では、彼は「落ち着くための部屋」に送られていました。しかしこれでは人間関係から感じられる安全の合図が減ってしまい、かえってストレスが高まり、問題行動が悪化していました。

最初のステップとして、マテオを支援している大人たちが、マテオの行動を無視するのではなく、注意を払うことにしました。補助スタッフの女性は、マテオが特定の方法で身体を動かしたり、彼女のほうをちらっと見たりしたとき、それは彼女を混乱させようとしているのではなく、単に自分のほうを見てほしいと思っているのだと理解しました。**彼は安心感を求めていたのだ、ということがわかったのです。補助スタッフは、この新しい理解に基づいて、マテオに注意を払うようになり、彼から離れるのではなく、寄り添うようになりました。**

補助スタッフ自身も共感性が高く、実は、マテオの行動を無視するように指示するＩＥＰプランについては、決して快く思っていませんでした。彼女の直感は正しく、この新しいアプローチのほうがはるかによいことがわかりました。補助スタッフは、はじめから、子どもを落ち着かせる自然な反応をする資質を備えていました。彼女はマテオが心身ともに安全であると感じ、彼が管理可能な量のストレスに耐えられるようになるようサポートしました。その結果、マテオは心身ともに安心して授業に参加できるようになりました。

周りの大人たちも**感情の協働調整**をおこなおうと心がけるようになり、このことで、マテオはより周囲の大人を信頼できるようになりました。この一貫した感情面でのバックアップにより、彼はより多くのコミュニケーションをとるようになりました。最初はジェスチャーで、次に手話で、そして最終的にはタブレットコンピュータを使ってコミュニケーションがとれるようになりました。**彼のサポートチームが提供した有用なテクニック、すなわち、タスクをより小さなステップに分解すること、ルーチンを予測して開発すること、視覚的なスケジュールを使用することなどが相乗効果を生み、彼は学習と社会交流の、まったく新しい世界に足を踏み入れました。**

人間の脳が長い時間をかけてどのように進化してきたかを理解すると、治療の基礎は、人間の持つ愛と信頼の核心への認識にあるのがわかります[32]。この本質は、科学的な「エビデンス」の枠内で検証することは容易ではないかもしれませんが、心と身体の健康の中核となるものです。この真実を認識し、ケアの体制に統合することで、より多くの子どもたちが成長し、つながり、活躍できるようになるでしょう。**いまだに、ニューロセプションの概念は、メンタルヘルス、教育、社会福祉、刑事司法制度に組み込まれていません。しかし、この概念は、挑戦的な行動の治療に対する見方を変える力があります。**

ここからは、これまでに学んだことをもとに、子どもたちの行動をどのような文脈で整理し、それをどのように具体的に子どもたちの支援に**つなげていくか**を考えていきます。第５章では、第６章のトップダウン

ワークシート

まとめ――安全を第一に考える

子どもに接するとき、ある質問をすることで、リアルタイムでより適切な対応ができるようになります。言い換えれば、子どもの神経系がどの色の経路にあるか、また、その発達過程に合わせて質問の内容を調整することができます。

1．子どもはどの経路にいますか？	〈緑〉	〈赤〉	〈青〉
2．それはどのくらいの強度でしょうか？	強	中	弱
3．大人はどの経路にいますか？	〈緑〉	〈赤〉	〈青〉
4．それはどのくらいの強度でしょうか？	強	中	弱

子どもはどのような発達過程にありますか？　該当するものすべてをチェックしてください。

- □ 静けさ
- □ つながりや関わり
- □ 双方向のリズムによるコミュニケーション
- □ ジェスチャーでのコミュニケーション（ジェスチャーが使えない場合は、テクノロジーを使う）
- □ 言葉やシンボルを思考やアイデアにつなげる
- □ ほかの人とアイデアや考えを交換する

メモ

何が役に立ちましたか？＿＿＿＿＿＿＿＿＿＿＿＿＿＿＿＿

何が役に立ちませんでしたか？＿＿＿＿＿＿＿＿＿＿＿＿＿＿

戦略に入る前に、ボトムアップでの行動の原因やきっかけに着目して子どもを支援する方法を学びます。

第4章のポイント

・ポージェス博士のポリヴェーガル理論では、子どもたちとのすべての治療的相互作用の出発点は、関係性における安全であるべきだ、としています。

・子どもが〝脳の安全〟を感じているかどうかを評価することが重要です。

・まず最初に考えなければならないのは、子どもの挑戦的な行動は、子どもの社会交流システムにおいて関係性の助けが必要な兆候であるかどうかです。

・親や支援者として、子どもの感情を協働調整するためには、自分自身が〈緑の経路〉にいるように注意を払い、自分の神経系を育む必要があります。

・子どもは、管理可能なストレスを与えられると、新しいことを学び、ストレス耐性と回復力を高めていきます。サポートしてくれる大人がいる中で、個別に調整されたストレスを与えられれば、子どもは学びを深め、ストレス耐性と回復力を高めていきます。

・養育者と医療従事者は、セルフケアとセルフ・コンパッションから恩恵を受けることができます。なぜなら、「自己の治療的活用」は私たちが持つ最も重要なツールだからです。

第5章
行動の根底にあるものに対処する
ボトムアップで課題に取り組む

カリキュラムは必要な原材料だが、温かさは成長する植物や子どもの魂にとって不可欠な要素である。
——カール・ユング

モーガン——トリガーを見つける

モーガンの両親は、モーガンは生まれたときから「手のかかる子」だったといいます。赤ちゃんのころは疝痛《せんつう》がひどく、夜泣きが三時間に及ぶこともありました。五か月ごろには、大声をあげてかんしゃくを起こすことがなくなり、両親はホッとしました。そして、モーガンはダイナミックで愛嬌のある、朗らかな子どもになりました。

それは、彼の機嫌がよいときです。そうでないときは、不機嫌で、イライラして、支配的でした。両親が学校に送っていくと、抗議して泣くこともありました。一年生のときにはなんとかなったものの、先生は彼の社会性を心配していました。安定した家庭で両親に愛され、基本的なニーズがすべて満たされているという、最適な環境にあったにもかかわらず、モーガンは問題を抱えていました。なぜでしょうか。それには理由がありましたが、それを突き止めるにはちょっとした工夫が必要でした。

本章では、行動上の課題に関する個人差に対処する方法をさらに詳しく見ていきます。本章の目的は、子どもの課題の原因となっているものを特定し、支援的な介入によって対処できるようにすることです。つまり、子どもを〈緑の経路〉から、暴言を吐いたり、逃げたり、回避したり、過敏になったり、無視したり、閉じこもったりする方向に向かわせているものがあれば、それを特定することが必要なのです。

子どもが新しい対処法を身につけるために、ボディアップとトップダウンの戦略をどのように結びつけていくかを検証します。また、発達上の制約に対処し、新しい経験に対する子どもの耐性を高めるために、どのように相互作用を利用するかを検討します。また、小児科医を含むメンタルヘルス以外の分野のさまざまな専門家が、行動上の課題の背景に対処するための包括的なアプローチにどのように貢献できるかについて論じます。

私たちがモーガンをサポートするためにおこなったプロセスは、行動の下に何があるかを見て、それぞれの子どもがどのようなタイプの相互作用や、ターゲットを絞った治療的サポートを必要としているかを判断するための有用なガイドとなることでしょう。私はこれをＩＤＥＡと呼んでいます。これは四つの活動の頭文字をとったもので、それぞれの子どもの行動上の課題に対して独自の支援方法を生み出すために、自分の考えやアイデアを使うべきだということを思い出させてくれます。

Inquire（尋ねる）：子どもの成育歴を尋ね、行動を追跡してパターンを発見する

Determine（判断する）：どのような状況が子どもの苦悩につながっているかを判断する

Examine（検証する）：調査によって明らかになったきっかけや根本的な原因を検証する

Address（対処する）：行動の原因となっている発達上の問題に、相互作用とターゲットを絞った治療的サポートによって対処する

子どもの成育歴を調べ、行動を追跡してパターンを発見する

子どもの成育歴

乳幼児のメンタルヘルスを専門とする分野では、母親の妊娠、出産、子どもの一歳前後の状況など、子どもの成育歴を完全に把握することが標準となっています。神経科学の専門家たちは、子どもの人間関係が、生後数年間の脳の構造を確立するうえで、いかに重要であるかを認識しています[1]。私たちは幼少期の人間関係や環境が、その子どもにどのような影響を与えていたか知るために、関係者に聞いてみることができます。また、親であれば、子どもが小さかった頃の環境について考えてみましょう。

以下のワークシートは、子どもの成育歴に関する基本的な情報を扱っています。私は、初回面談をするときは、子どもを交えずに親とだけ面談しますが、そのとき、これらのワークシートを使用します。子どもが養子であったり、養子縁組をしていて情報の一部が入手できない場合は、養育者から共有された情報をもとに作成します。

ワークシート

妊娠中・初期

（養育者の方がご記入ください）

1．妊娠にまつわる具体的な状況や内容を教えてください。

＿＿＿＿＿＿＿＿＿＿＿＿＿＿＿＿＿＿＿＿

＿＿＿＿＿＿＿＿＿＿＿＿＿＿＿＿＿＿＿＿

2．妊娠中の母体・胎児の身体的健康

＿＿＿＿＿＿＿＿＿＿＿＿＿＿＿＿＿＿＿＿

＿＿＿＿＿＿＿＿＿＿＿＿＿＿＿＿＿＿＿＿

3．妊娠中の合併症はありましたか？ □ いいえ □ はい
具体的に説明してください。＿＿＿＿＿＿＿＿＿＿＿＿

4．妊娠中の母親のストレスレベル □ 低 □ 中 □ 高
具体的に説明してください。＿＿＿＿＿＿＿＿＿＿＿＿

5．妊娠は正期産（37週以上）でしたか？
□ いいえ □ はい
早産でしたか？ □ いいえ □ はい（　　週）

6．陣痛と出産 □ 正常 □ 合併症または問題あり
具体的に説明してください。＿＿＿＿＿＿＿＿＿＿＿＿

7．赤ちゃんは、最初の1年間で、健康上または発達上の問題がありましたか？ □ いいえ □ はい
具体的に説明してください。＿＿＿＿＿＿＿＿＿＿＿＿

8．赤ちゃんの睡眠パターン／習慣はどのようなものでしたか？
出産から6か月＿＿＿＿＿＿＿＿＿＿＿＿＿＿＿＿
6か月から12か月＿＿＿＿＿＿＿＿＿＿＿＿＿＿＿
2～5歳＿＿＿＿＿＿＿＿＿＿＿＿＿＿＿＿＿＿
現在＿＿＿＿＿＿＿＿＿＿＿＿＿＿＿＿＿＿＿

ワークシート

初期の成育歴

（養育者の方がご記入ください）

1．子どもの最初の１年間をどのように表現しますか？

該当するものすべてをチェックしてください。

□ 期待どおりだった　□ 楽しめた　□ 管理できた

□ 適度にストレスを感じた　□ 非常にストレスを感じた

具体的に説明してください。＿＿＿＿＿＿＿＿＿＿＿＿＿＿＿＿＿＿

2．最初の２年間、子どもの主な養育者は誰でしたか？

（保育園、両親、ベビーシッター、親戚、乳母などを含む）

＿＿＿＿＿＿＿＿＿＿＿＿＿＿＿＿＿＿＿＿＿＿＿＿＿＿＿＿＿＿

a. 主な養育者：＿＿＿＿＿＿＿＿＿＿

この養育者と一緒にいたときの子どもの年齢＿＿＿＿＿＿＿＿＿＿＿＿

この養育者は１日または１週間に何時間、子どもと過ごしましたか？

どちらかに○をつけて時間を書いてください。

１日 ／ １週間 に＿＿＿＿＿時間

b. 主な養育者＿＿＿＿＿＿＿＿＿＿

この養育者と一緒にいたときの子どもの年齢＿＿＿＿＿＿＿＿＿＿＿＿

この養育者は１日または１週間に何時間、子どもと過ごしましたか？

どちらかに○をつけて時間を書いてください。

１日 ／ １週間 に＿＿＿＿＿時間

3．子どもは幼稚園に入る前にプリスクールに入りましたか？

□ いいえ　□ はい

「はい」の場合、その子どもは何歳でしたか？＿＿＿＿＿＿＿＿＿＿＿＿

プリスクールにいた年数＿＿＿＿＿＿＿＿＿＿＿＿＿＿＿＿＿＿＿＿

（次ページに続く）

4．家族に重大なストレスや困難な経験がありましたか？

a. 子どもの最初の１年間 □ いいえ □ はい

具体的に説明してください。＿＿＿＿＿＿＿＿＿＿

b. ２歳から５歳まで □ いいえ □ はい

具体的に説明してください。＿＿＿＿＿＿＿＿＿＿

c. ６歳から９歳まで □ いいえ □ はい

具体的に説明してください。＿＿＿＿＿＿＿＿＿＿

d. 10歳から13歳まで □ いいえ □ はい

具体的に説明してください。＿＿＿＿＿＿＿＿＿＿

5．赤ちゃんや幼児の行動について、何か戸惑ったり、混乱したことはありましたか？ □ いいえ □ はい

「はい」の場合、その行動について説明してください。＿＿＿＿＿＿＿＿＿＿

＿＿＿＿＿＿＿＿＿＿

＿＿＿＿＿＿＿＿＿＿

6．あなたが子どもの行動や感情の問題に初めて気づいたのは、子どもが何歳のときでしたか？＿＿＿＿＿＿＿＿＿＿

問題の特徴について説明してください。＿＿＿＿＿＿＿＿＿＿

＿＿＿＿＿＿＿＿＿＿

＿＿＿＿＿＿＿＿＿＿

行動の追跡

子どもの成育歴に関する情報を集めるのと同時に、パターン、原因、きっかけなどの、手がかりを簡単に記録する方法によって、子どもの行動を追跡（トラッキング）することが有効です。行動を追跡することで、その行動が子どもの**潜在的なニーズ**を満たしていることを理解することができます。また、その行動が子どもにとってどのような「**適応**」機能や「**防衛**」機能を果たしているかを発見することもできます。行動を追跡すると、それぞれの子どもの神経系がどうなっていて、子どもが世界をどのように認識しているかを知ることができます。次のワークシート（172ページ）は、数週間の行動を追跡するためのテンプレートです。

モーガンの両親の日記

私はモーガンの両親に二週間の行動日誌をつけてもらい、ある程度の信頼性と正確性を持ってパターンを追跡できるようにしました。最初に日誌に目を通したとき、情報がかなり混乱していることがわかり、当初は、モーガンの問題を引き起こす条件や状況を明らかにする明確なパターンを見出すことはできませんでした。問題行動のきっかけは、おもちゃを拾うように言われたこと、夕食の食べ物が気に入らなかったこと、友達と遊んでいてけんかになってしまったことなど、多岐にわたります。私たちは、モーガンがさまざまな行動をとるきっかけとなったパターンや状況を容易に特定することはできませんでした。しかし、そのようなパターンの欠如は、それ自体が有益な情報であることもあるのです。この点について詳しく述べていきます。

ワークシート

行動の追跡

日付：＿＿＿＿＿＿＿＿

子どもの名前：＿＿＿＿＿＿＿＿

記録者の名前：＿＿＿＿＿＿＿＿

時間帯：＿＿＿＿＿＿＿＿

気がかりな行動の前の活動／課題／トリガー

＿＿＿＿＿＿＿＿

観察された行動：＿＿＿＿＿＿＿＿

行動の持続時間：＿＿＿＿＿＿＿＿

回復にかかった時間（分）＿＿＿＿＿＿＿＿

日付：＿＿＿＿＿＿＿＿

子どもの名前：＿＿＿＿＿＿＿＿

記録者の名前：＿＿＿＿＿＿＿＿

時間帯：＿＿＿＿＿＿＿＿

気がかりな行動の前の活動／課題／トリガー

＿＿＿＿＿＿＿＿

観察された行動：＿＿＿＿＿＿＿＿

行動の持続時間：＿＿＿＿＿＿＿＿

回復にかかった時間（分）＿＿＿＿＿＿＿＿

メモ＿＿＿＿＿＿＿＿

＿＿＿＿＿＿＿＿

＿＿＿＿＿＿＿＿

どのような状況が子どもを苦しめているのかを判断する

パターンがはっきりしない場合、私は両親や養育者に、子どもの基本的な健康問題やプロセスをさらに幅広く聞きます。最も重要なのは子どもの睡眠と覚醒のサイクルです。モーガンの両親に初めて会ったとき、両親はモーガンがよちよち歩きの時期に眠れないことがあったと言っていました。最初は気になりませんでしたが、二回目の面談では、睡眠の問題をさらに深く掘り下げてみました。両親は、モーガンが幼いころ疝痛を引き起こすことがあり、寝かしつけるために、車に乗せ、一時間あまりもドライブし、ようやく寝付くとそっとベビーベッドに移していたことを思い出しました。

より深く話を聞いてみると、モーガンが一晩中ぐっすり眠ることができた日を思い出そうと思ってもできず、少なくともこの二、三か月は、モーガンは一晩たりとも熟睡していないようでした。六歳になっても、モーガンは毎晩何度も目を覚まし、ときには家族のベッドやリビングのソファで寝てしまうこともありました。私はすぐに、家族の誰もが何年も安定した睡眠をとっていないことに気づきました。モーガンを寝かしつけるのは、相変わらず大変な作業のようでした。モーガンの両親は、最近になってモーガンが寝るまでiPadでゲームをすることを許したとのことです。これは、モーガンが夜に落ち着くための数少ない戦略のひとつのようでした。

私たちは、モーガンの問題行動のパターンがなぜこれほどまでに予測不能で、分析が困難なのかに注目していましたが、睡眠の問題が浮上し、モーガンの感情調整を難しくしている原因のひとつに、深い睡眠がとれていないことが関与している可能性に突き当たりました。そこで私たちは、まず家族の睡眠パターンを調査することにしました。あるいは、睡眠パターンが確立できていないことを調査する、といってもよいかもしれませんが、ともかくそのあたりを調べてみることにしました。

調査から見えてきたこと――きっかけとその原因について

私からの依頼で、モーガンの両親は小児科医と私との電話会議を手配してくれました。電話会議では、まず子どもの睡眠を改善することに全員が同意しました。小児科医はサプリメントを使うというアイデアを提案しました。つまり、就寝時に少量のメラトニンを投与するというのです。しかし私は、まずは両親に、家族の睡眠状態を改善することで結果が出るかどうかを確認してもらうことにしました。モーガンがよく眠れるようになれば、彼の感情や行動の調整にも改善が見られるかもしれないからです。

相互作用とターゲットを絞った治療的サポートを通じて、発達上の課題に対処する

モーガンの氷山は、彼の慢性的な睡眠障害が、彼の感情調整の閾値の低下に作用している可能性があることを明らかにしました。その結果、自分の行動や衝動をコントロールする能力に影響を与えていたようです。彼のストレス負荷は、前夜の睡眠状態や、管理しなければならない事象の多寡、身体の中で感じていること、つまり内受容感覚からの情報などの要因によって、日々変動していました。両親は、行動の観察日誌をつけることで、モーガンが時々便秘になることと、彼の感情や行動の爆発との間に相関関係があることを発見しました。彼が便秘になると、かんしゃくの回数が大幅に増えたのです。

行動の原因となる発達上の課題を管理するための重要なステップは、子どもがどのくらいのストレスに対処しているかをリアルタイムで把握し、家庭や学校、セラピーで子どもに課される要求を調整することです。子どもがどのように対処しているかを書き留めたり、心に留めておくことは有効です。成育歴のデータを書

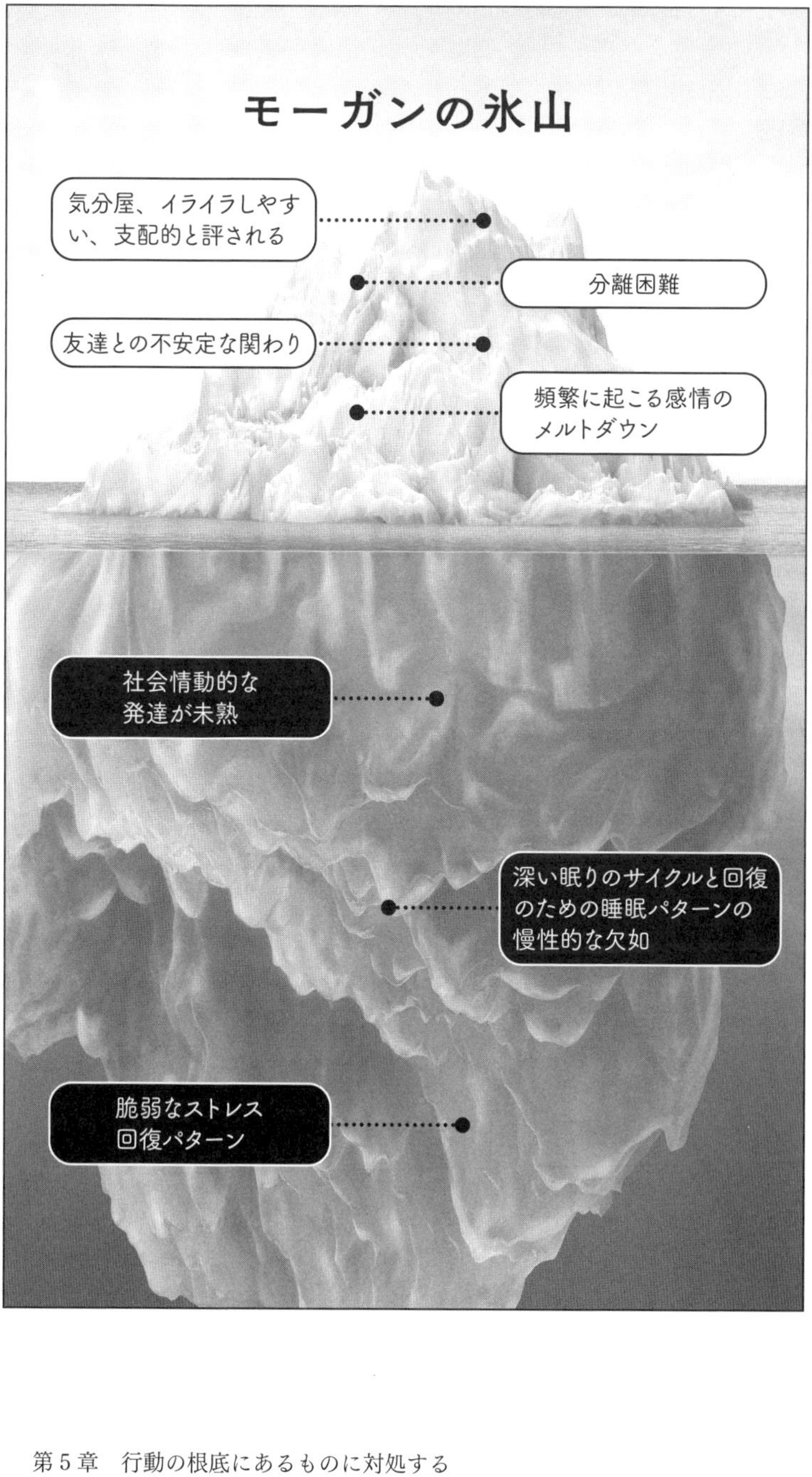
モーガンの氷山
気分屋、イライラしやすい、支配的と評される
分離困難
友達との不安定な関わり
頻繁に起こる感情のメルトダウン
社会情動的な発達が未熟
深い眠りのサイクルと回復のための睡眠パターンの慢性的な欠如
脆弱なストレス回復パターン

き出すのは一度だけでよいですし、行動追跡ワークシートに記入するのも、必要に応じておこなうだけでよいでしょう。しかし私は、親、教師、医療従事者には、子どものストレス負荷については毎日記録することを勧めています。

私は、セラピーセッションを始める前に、親に子どもの一日の様子を書いてもらったり、教えてもらったりすることがよくあります。これは、セッションで子どもにどの程度の質問をすればよいかを判断するのに役立ちます。また、その子と一緒に過ごす人たちにもその情報を共有してもらい、その子の心身の状態に合わせて、その子に要求することを調整してもらうようにしています。1型糖尿病の子どもを持つ親が、血糖値の必要性に応じてインスリンの量を調整するように、私たちは行動データのポイントを利用して、子どもに求める量を調整するわけです。

養育者は次ページの行動を追跡するワークシートに記入し、学校での一日やセッションが始まる前に、教師や他の関係者と共有することで、子どものアロスタティック負荷に応じて関わり方や要望を修正することができます。あるいは、ワークシートは独自に作成してもよいでしょう。

モーガンに対する計画は、まず睡眠の改善に焦点を当てることから始まりました。何がモーガンを落ち着かせるのかを知るために、両親はモーガンの感覚的な落ち着きの好みをチェックリストに記入しました。モーガンは、親が手や腕、肩などをしっかりとマッサージしたり、ヘッドフォンで音楽を聴いたりすることで、感覚を落ち着かせていました。このように、子どもが心地よいと感じる感覚を利用して、子どもを落ち着かせるのがボディアップ戦略です。子どもの感覚の好みを利用して、夜の睡眠を安らかにするための準備をすることができるのです。

私たちは、家族全員の新しい睡眠習慣の計画を立てました。就寝の数時間前、午後五時ごろに帰宅したと

ワークシート

子どものストレスを リアルタイムに把握する

今日子どもは特別なストレスを感じていると思いますか？

□ いいえ　□ はい

具体的に説明してください。＿＿＿＿＿＿＿＿＿＿＿＿

子どもの昨夜の睡眠は？

□ よい、あるいはほどほどによい睡眠（少なくとも８～10時間）

□ 中程度の睡眠（　　時間）

□ 質の低い睡眠（　　時間）

今日の子どもの食事量に何か問題はありますか？

□ いいえ　□ はい

具体的に説明してください。＿＿＿＿＿＿＿＿＿＿＿＿

現在健康問題を抱えていますか？

□ アレルギー　□ 便秘　□ 下痢

□ 空腹感　□ ウイルスまたはその他の病気　□ その他

今日子どもは何かさらなるストレスを感じましたか？

□ いいえ　□ はい

具体的に説明してください。＿＿＿＿＿＿＿＿＿＿＿＿

ほかに知っておいてほしいことや、今日観察したことはありますか？

＿＿＿＿＿＿＿＿＿＿＿＿＿＿＿＿＿＿＿＿

きから、睡眠のための「お膳立て」をすることを勧めました。私は、この家族の夜の様子は、全体的に雑然としていてあわただしく、おそらく親子ともども睡眠に悪影響を及ぼしていると考えました。私はモーガンの両親に、夕方以降の過ごし方を見直すよう提案しました。

両親は、タスク中心の夜の生活では、一緒にくつろぐ時間が少なく、週末であれば自然とリラックスできるようになることを認めました。両親は、平日の夜に〈緑の経路〉にいることはほとんどなく、モーガンが不安定になることにストレスや恐怖を感じることが多いと話していました。私は、感情の調整の役割と、夜の日課でできる限り一緒に〈緑の経路〉を歩くことの重要性を説明しました。

私はモーガンの両親と三人で数回のミーティングをおこない、心身の健康を向上させるための新しい家族のルーチンについて詳細を微調整しました。まず、両親が自分自身でストレスをうまく管理できるように促すことから始めました。この目標を達成するために、モーガンの母親は、マインドフルネスのアプリをダウンロードし、仕事が終わったあと、オフィスで短い瞑想を始めました。モーガンの父親は、六か月間、勤務時間を一時間短縮し、モーガンを放課後のプログラムに迎えに行く時間を一時間早めました。そうすることで、モーガンは疲れずに家に帰ることができ、夕食の準備に時間をかけることができます。

モーガンの感覚特性によると、モーガンは大人の感情や声のトーンに非常に敏感であることがわかりました。私は、モーガン一家が、テレビのニュースを見ながら急いで食事をする習慣を改め、温かくリラックスした雰囲気で夕食をとり、夜はモーガンと遊びながら楽しい会話をすることを提案しました。

また、夕食後に家族みんながそれぞれ電子機器のモニターの画面に目を移すのではなく、モーガンの興味に合わせて、夕食後に一緒に本を読むなど、新しい儀式を始めることを提案しました。その他のアドバイスとしては、夕方になると家中の照明を落とし、モーガンが好きな、ソフトで韻を踏んだボーカル音楽をＢＧＭとして流すことで、ゆっくりとリラックスした時間を過ごすようにしてみました。

最後に、就寝の一時間前にはテレビやスマホの画面を見ないようにし、モーガンが望むなら、お風呂上がりに肩や背中をしっかりとマッサージしてあげることを提案しました。モーガンの両親も同じような睡眠法を採用し、スマホやテレビの電源を切り、家族全員が就寝前にリラックスできるようにしました。

より良い睡眠習慣へのアプローチは、家族全員のボディアップの提案から始まりました。家族全員で以下の点を見直してみました。

- 両親は、自分自身のストレスレベルとそれがモーガンに与える影響について考えました。
- 母親は、仕事が終わって帰宅する前に短い瞑想を始めました。
- 父親は仕事の時間を一時間短縮しました。
- 両親は感情の調整に気を配り、穏やかな口調で話すようにしました。
- 就寝の一時間前には全員、テレビやスマホの画面を見ないことにしました。
- 両親はモーガンの好みに合わせて、照明を落とし、ソフトなボーカル音楽を流しました。
- 両親はモーガンの入浴後に肩のマッサージをおこないました。
- 就寝前の日課として、家族で本を読むようにしました。

幸いなことに、こうした調整は効果がありました。二週間後には、モーガンは一晩に一回しか起きなくなったのです。何年にもわたり、毎晩何度も起こされていたモーガンの両親は、この小さな変化でも若返ったように感じました。モーガンは、夜中に両親の部屋に入ってくることがしばしばあったので、こうしたパターンをどうするかを考え、日常生活を微調整するのに数か月かかりました。このパターンを断ち切るために、私たちがどのようにモーガンをサポートしたかについては、この章の後半で説明します。それでも三か月後には、家族全員がかつてないほどよく眠れるようになりました。
睡眠が、私たちの健康と幸福に加えて、感情や行動をコントロールする前段階である感情調整にいかに重要な役割を果たしているかは、継続的な研究によって明らかになっています(2)。

睡眠不足が子どもの行動上の問題の一因となっているかどうかを評価するために、自分の子どもや、あるいはケアを提供している子どもの睡眠の質と量について尋ねることは、十分に価値のあることだと思います。

モーガンの両親によると、モーガンのイライラや不機嫌は、睡眠が妨げられることなく健全になると著しく減少したとのことで、私も安心しました。**次のステップは、モーガンの社会情動的発達に取り組むことでした。モーガンは、神経系の調整の問題を抱えていたため、社会情動的な発達が未熟でした。**担任の先生は、モーガンが休み時間に他の子どもたちに威張った態度で接したり、ひとりで遊んでいたりすることを心配していました。しかし、その前に、子どもたちの感覚の好みを利用して、子どもたちが自分の身体の中に落ち着きを見出せるようにするにはどうしたらよいか、という議論を続けてみましょう。

感覚の好みを利用して、子どもの身体を落ち着かせる

感覚的な体験がもたらす心を落ち着かせる効果を最大限に活用することで、子どもの気持ちを落ち着かせることができます。価値判断は抜きにして、子どもの感覚の好みを採用し、それを人と人との相互作用と組み合わせることで、子どもが行動上の課題を経験したときに、子どもをより良く落ち着かせることができま

す。感覚は私たちを苦しめたり、不安にさせることもあれば、快適で安全な気分にさせることもできます。

子どもの好みを知るにはどうすればいいのでしょうか。182ページからの一連のワークシートを使って、子どもの感覚の好みを確認しましょう。まず、聴覚や音の好みを確認します。これらのワークシートは、子どもの親や養育者が記入します。**感覚の好み**は人それぞれなので、〈緑の経路〉を歩み続けること、さらに、ストレスを感じ始めたときに〈緑の経路〉に戻るのに役立ちます。小さい子どもには、それぞれの子どもに合った感覚をやわらげる活動を提案したり、提供したりすることができます。年長の子どもや一〇代の若者には、さまざまな感覚的体験がどのように心と身体を落ち着かせることができるかについて話し合うことが有効です。

子どものためにこれらを記入する際には、ケアの提供者や世話をする人としての自分に役立つ感覚戦略の種類を考えてみるのも有効です。たとえば、ラベンダーの香りは、人によっては神経系を落ち着かせる効果があります(3)。

味に関する注意点：これらのワークシートには、味に関する感覚の好みのリストは含まれていません。なぜなら、私は一般的に、個人の心を落ち着かせるための感覚戦略の一環として、食べ物を推奨していないからです。心を落ち着かせる感覚戦略として食べ物を使うことは、体重増加や、感情調整の課題の根底にある脅迫的な感情の回避など、健康に影響を及ぼす可能性があります。このような理由から、子どもたちが心身を落ち着かせる方法を見つけるためには、他の感覚系を利用するのが最善です。また食べ物は、人とのつながりや社会性を高めるための素晴らしい手段として利用するのが好ましく、一家だんらんの食事などは理想的です。

ワークシート

聴覚的な好み

私たちは、子どもの身体にある感覚的な経験がもたらす落ち着きの効果を最大限に引き出し、活用するような方法で子どもと接することで、子どもの気分を良くすることができます。

1. 音について。子どもは環境の中でどんな音を楽しんでいますか？

____

2. あなたの子どもは通常、どのように反応しますか？
   人の声____________________
   男性の声____________________
   女性の声____________________

3. 子どもが好む声の大きさは？
   □ 柔らかい声量　□ 大きな声量

4. 子どもが好む声の高さやトーンは？

____

5. 子どもが好むボーカル音楽は何でしょう？

____

6. 子どもが好むポピュラー音楽は何でしょう？

____

7. 子どもが好むインストゥルメンタル音楽（楽器を使った音楽）は何でしょう？

____

8. 子どもが好む自然音は何でしょう？

____

ワークシート

視覚的な好み

次に、視覚系に目を向け、子どもが視覚系を使ってどのように世界をナビゲートしているかを見てみましょう。

1. 子どもはどんなものを見るのが好きですか？

____

2. あなたの子どもは、家の中で物の配置が変わったことに気がつきますか？ □ いいえ □ はい

子どもが気づいた場合、その反応は通常どのようなものですか？
□ 否定的
□ ポジティブ
□ どちらでもない

3. あなたの子どもは、自分の物があるべきところに置かれていないときに何か行動を起こしますか？ □ いいえ □ はい

4. あなたの子どもは、顔を見ると安心しますか？
□ いいえ □ はい

5. あなたの子どもは以下を好みますか？
□ 直接的なアイコンタクト
□ 周辺的なアイコンタクト（目の周辺を見る）
□ その他の間接的なアイコンタクトの形態
ある場合は書き出してください。______________________________

6. 照明を落として薄暗くすると、子どもが落ち着くかどうか観察したことがありますか？ □ いいえ □ はい

7. どのような照明だと落ち着きますか？

____

ワークシート

タッチの好み

タッチは私たちの生活の中で重要な役割を果たしています。次のワークシートは、子どもが落ち着く触覚の種類を確認するのに役立ちます。

1. 子どもはどのような触れ方をすると落ち着きますか？（抱きしめる、マッサージをする、強く握る、軽く触るなど）

____

2. あなたの子どもは、寝るときに毛布をかけることを好みますか？
□ いいえ　□ はい

3. 毛布の重さによって違いが生じますか？
□ いいえ　□ はい

はいの場合、あなたの子どもは
□ 軽い毛布やシーツを好む
□ 圧迫感のある重い毛布を好む

4. 子どもは身体のどこを触られるのを好みますか？（頭、腕、手、肩、背中、足、など）

____

5. 子どもはどのような圧力を好みますか？
□ 強い圧力　□ 軽い圧力

ワークシート

香りの好み

嗅覚は、記憶と密接に結びついています。大人でも子どもでも、ある種のにおいには安らぎを感じるものです。次のワークシートは、子どもが落ち着くにおいの種類を確認するのに役立ちます。

1．子どもが喜んだり、好意的な反応を示すのはどのような種類のにおいですか？

＿＿＿＿＿＿＿＿＿＿＿＿＿＿＿＿＿＿＿＿

2．次のうち、子どもが好きなにおいをチェックしてください。

- □ 食べ物のにおい（どのような食べ物＿＿＿＿＿＿＿＿）
- □ 自然のにおい（どのようなもの＿＿＿＿＿＿＿＿）
- □ ラベンダー
- □ バラ
- □ 松
- □ 柑橘系
- □ エッセンシャルオイル（どのようなもの＿＿＿＿＿＿＿＿）
- □ その他の香り（具体的に＿＿＿＿＿＿＿＿）

3．あなたの子どもが嫌いな、あるいは否定的な反応を示すのはどのような種類のにおいや香りですか？

＿＿＿＿＿＿＿＿＿＿＿＿＿＿＿＿＿＿＿＿

4．どのような状況で、あるにおいや香りに対する否定的な反応を観察しましたか？

＿＿＿＿＿＿＿＿＿＿＿＿＿＿＿＿＿＿＿＿

ワークシート

動きの好み

次は動きについてです。子どもたちが自分の感情や経験を統合するためには、さまざまな動きが重要な働きをします。

1．子どもはどのような動きを好みますか？

□ 這う
□ 歩く
□ 走る
□ ジャンプ
□ スイング
□ ダンス
□ 揺らす・揺らされる
□ スキップ
□ 座る
□ 横になる
□ 拍手
□ トントンと叩く
□ 手をパタパタする
□ その他

2．動いているとき、子どもはどのような速度やリズムを好みますか？

速度： □ 速い □ 中程度 □ 遅い
□「速い」と「遅い」の間を行き来する

リズム：
□ 予測可能なパターン
□ 安定した変わらないリズム
□ 予測不可能なリズム

注意したいこと

ここで、感覚的なシステムを扱ううえでの重要な注意点があります。第4章では、感覚をやわらげる戦略を決めることに焦点を当て、第3章では、記憶がいかに感情のタグで符号化された、感覚的な体験であるかを見てきました。(4) つまり、嗅覚、触覚、聴覚、視覚などの感覚的な体験が、安全性や落ち着きのきっかけになる場合と同様に、子どもにとって苦痛のきっかけになる可能性があります。もし、あなたが提供したり提案したりした感覚的な体験に対して、子どもが嫌悪を示す反応をした場合には、それをやめて、子どもが安心できるような方法で人とのつながりが持てる機会を豊富に提供してください。有害なストレスやトラウマを経験した子どもは、神経系が脆弱になっています。第8章では、その複雑な構造について説明します。もし、ある種の感覚的な体験が、子ども、あるいは自分自身に悪影響を与えていると感じたら、資格を持った専門家と協力して、その点についてさらに調査し、追加的なサポートの手段を見つけることが有効です。

子どもがどのような活動を求め、楽しんでいるのかを知ることは、子どもが身体的に落ち着きとリラックスを得られるように、どのような感覚的な体験を利用したり、提案したりすることができるかのヒントになります。その結果、その子どもの感情調整を支援することができ、〈緑の経路〉へと彼らを導くことができるようになります。**これらの戦略は、子どもがひとりでできる練習としてではなく、温かみのある交流の中で適用することが重要です。**感情の協働調整が第一であり、そのあとから感情の自己調整力が育まれていくのです。交感神経系の覚醒をもたらす〈赤の経路〉や、シャットダウンの〈青の経路〉にいる子どもを落ち着かせる方法は、人とのつながりなのだ、ということをいつも忘れないでください。

まず感情の協働調整があり、それによって感情の自己調整力が育まれます。

感覚の好みは動的で、つねに変化するものであることも忘れてはなりません。ある瞬間に子どもがある感覚的な体験を好むからといって、つねにそうであるとは限りません。感覚的な体験を提案したり提供したりする前に、その子の現在の好みについて質問したり観察したりして評価し、それがそのときの適切な選択であることを確認することが有効です。このような理由から、私は「感覚栄養」を提案することは避けています。感覚栄養とは、たとえば、一日のうちの特定の時間帯や特定の行動に応じて、同じ感覚体験を提供することを意味します。このようなアプローチは、人間の感覚や感情の経験がダイナミックでつねに変化していることを見落としています。人間の感覚や感情はつねに変化するものです。ですから、リアルタイムで子どもに役立つことに取り組んでください。さまざまなタイプの感覚入力を適用したり、提案したりしてみましょう。

新たな「受動的経路の介入」

ポージェス博士は「受動的経路」の介入であるセーフ・アンド・サウンド・プロトコル（ＳＳＰ：Safe and Sound Protocol）を世に提案しました[5]。これは、行動状態と社会交流を調整する神経経路のエクササイズを提供するものです。自閉症スペクトラムと診断された子どもと青年を対象としたＳＳＰの初期の研究では、自律神経系の調整と聴覚処理の改善が実証されています[6]。私はこの介入を少数の子どもたちに実施し、多くの作業療法士の同僚と、先の研究成果と同様の肯定的な結果を得ました。安全でリラックスした環境で子どもたちに提示される、この新しく有望な**聴覚的介入**について、今後も研究を続けていきたいと思います。

私たちの感覚の許容範囲や閾値はつねに変化しています。ある瞬間に心地よいと感じたことでも、次の時間や次の日には不快に感じることがあります。つねに子どものパートナーとして一緒に行動し、子どもをよく観察し、どのような経験が心を落ち着かせ、ポジティブに感じられるのかを理解するために、フィードバックを引き出します。子どもが心を落ち着かせる感覚戦略を身につけることは、肉体的にも精神的にも生涯にわたる健康をもたらします。

ボディアップとデ・エスカレーション戦略——一人ひとりの子どもに合った方法を見つける

第2章で学んだように、子どもが〈赤の経路〉にあるときは、身体が戦うか逃げるかの準備をしており、聴覚の機能が低下します。治療を受ける前のモーガンは、すぐに、しかもしばしば人前でかんしゃくを起こすという負のスパイラルに陥ることが多く、モーガンの両親は彼を助けるために何をしたらいいのかわかりませんでした。この章で紹介した感覚の好みを出発点にして、それぞれの子どもがデ・エスカレーション〔急激な興奮の上昇を避け、徐々に落ち着いていく方向へとシフトさせること〕するためのさまざまな戦略を発見し、試してみることができます。しかし、子どもが〈赤の経路〉にいる場合、一般的な戦略は、子どもが対処している入力の量を減らすことです。

低い位置からゆっくりスタートする

一般的に、子どもが苦しんでいる場合は、低い位置からゆっくりとスタートするのがよいとされています。たとえば、子どもに話しかけても何も伝わらない場合は、声の大きさを小さくして別のトーンで話してみるか、いっそのこと話すのをやめてみましょう。抱きしめたり、ジェスチャーで非言語的、身体的慰めを与えることもできます。子どもが身体に触れてほしいというボディランゲージを示している場合は、やさしくゆっくりと近づきます。子どもがあなたを押しのけた場合は、そのときの子どもの気持ちを尊重しましょう。これは、それぞれの子ども、それぞれの状況によって異なります。興奮状態が終わったあとに、あるいは別の日に、子どもが興奮してしまったときにはどのような種類の慰めのサポートが最も助けになるかを聞いてみるのも有効です。

子どもを〈青の経路〉からつながりへと導く

子どもがシャットダウンの〈青の経路〉にいる場合、私たちは低めにゆっくりと開始しますが、目標は子どもを私たちとの関わりに戻すことです。この場合は、興奮した神経系を落ち着かせるのではなく、子どものシステムを社会交流に**戻す**ことを目指します。〈青の経路〉の子どもたちは傷つきやすく、リスクが高いことを覚えておいてください。そのため、要求や条件をつきつけるのではなく、愛とつながりをもってアプローチしなければなりません。

〈赤の経路〉にいる行動面で活性化した子どものためのデ・エスカレーション戦略

・子どもと周囲の人の安全を確保するために、敬意と共感を持った戦略を用いる。
・安全の手がかりを提供し、これが一時的な状態であることを理解したうえで、自分自身を安定させる。
・子どもに話しかける内容を限定し、子どもがあなたの話をよく聞いていない可能性があることを覚えておく。
・子どものコミュニケーションを尊重し、子どもがあなたを押しのけた場合は、穏やかに受け入れ、あなたのおだやかな感情にあふれた存在感とボディランゲージで安心感を与える。
・子どもが物理的に空間を必要としている場合は、ゆっくりと尊重しながら離れていく。
・子どもの背丈に合わせるか、床に座って、子どものボディランゲージに応じて、声や身体の動きの速度やリズムを上げるなど、低姿勢でゆっくりとした態度で接する。
・後日、興奮を落ち着かせるのに何が一番助けになったかをたずねる。

モーガンの行動の爆発は、睡眠が改善されてからは大幅に減少したものの、それでもモーガンは他人や環境を強くコントロールしようとし、不機嫌になりやすく、特定のルーチンに強く執着する傾向がありました。私は彼の両親に、それは当然のことだと伝えました。調整された感情と生理的状態は、人間が世界に対してどのように反応し、行動するかを決定する身体の状態であるといえます。モーガンの場合は、最初から感情も生理的状態も荒れていました。モーガンが同級生と一緒に遊ぶのが苦手なのもそのためです。安定した睡眠、感情の調整、社会的なコミュニケーションといった基礎的なレベルの課題に何年も直面していたのですから、モーガンの発達段階の家が未発達であることは驚くべきことではありません。しかし、ひとたびモーガンが極めて基礎的なレベルでの回復を果たすと、状況は一気に進展しました。これはおそらく、愛情深い両親のもとで最適な幼少期を過ごしたことと、モーガンにトップダウンの能力が芽生えたことによるものであると考えられます。

ボトムアップ戦略がトップダウン戦略につながることを忘れない

根本的な課題を特定する前、モーガンは自分の身体の感覚を手がかりにして、自分でどうすればいいのかを考える能力を獲得していませんでした。子どもが、身体を落ち着かせることに慢性的な困難を抱えていることについては、さまざまな理由が考えられます。いずれにしても、こうした子どもたちは、行動や社会性と情動の面でも課題を抱えていることが珍しくありません。モーガンの睡眠パターンを安定させたからといって、彼がすぐにすべての行動上の課題から解放されたわけではないのはそのためです。睡眠が改善されたあと、モーガンの最も爆発的な反応は大幅に減少しましたが、夜中に目が覚めたときに両親の部屋に入ってくる癖など、ほかにもいくつかのパターンとの戦いが残っていました。

子どもの身体と心をつなぐアクティビティ

感情や行動をうまくコントロールできない子どもは、社会情動的な家の初期の発達過程にギャップや狭さがあることがわかっています。マインドフルネス瞑想、ヨガ、グループスポーツ、武道などのセラピー的な活動は、子どもがその活動を楽しいと感じ、何より安全だと感じている場合には、こうしたプロセスを強化するのに役立ちます。このような活動は、「集中して注意を払い、順序立てて計画的に行動する能力」を高めるのに役立ちます。早期の調整の問題を抱えた子どもにとって、これは難しい課題になりがちですが、それを支援することが可能です(7)。

私が好きな治療活動のひとつに、子どもたちが自分の素晴らしい身体と心を理解する手助けをすることがあります。子どもたちが自分の神経系に親しみ、その素晴らしさを理解することで、セルフケアの新しい世界が広がります。私が関わった子どもたちの多くは、自分の行動に対して一貫して否定的なメッセージを与えられてきています。しかし、私たちの身体と行動には独自の知恵があり、細心の注意を払えば身体が語っていることから学ぶことができます。否定的なメッセージを与えられてきた子どもたちも、これを知ると驚きます。

トップダウン型への移行

モーガンの睡眠の問題が解決されたあと、私たちのセラピーセッションの焦点は、彼のトップダウン思考を強化し、自己認識を深めることへと移行しました。**私たちの目標は、モーガンが心を使って身体を落ち着かせ、言葉を使って自分の感情や考えを表現できるようになり、最終的には課題を自分で解決できるようになることでした。**私たちは、モーガンが、睡眠不足ではなく、身体と心が整った状態で、他の人たちと一緒に社会情動的な筋肉を使うことができるようになったとき、トップダウン型の「考える」戦略を取り入れる準備ができたと思いました。

子どものためのマインドフルネス・エクササイズ

私は長年にわたり、子どもたちに簡単なマインドフルネスによる気づきと呼吸法を教え、よい結果を得てきました。私はマインドフルネスの専門家ではありませんが、数年前に予期せぬ病気から回復したときに、マインドフルネスがもたらす強力な効果を体験して、その力を知りました。私はあるとき、健康上の問題で突然ペースダウンを余儀なくされました。このとき、私はマインドフルネスの実践がどれほど心地よく、人生を変えるものであるかを知りました。呼吸に心を落ち着かせる効果があることや、すぐに何かを変えようとしなくても、今この瞬間に「**存在すること**」の力に驚きました。

私はまず、心を使って身体を落ち着かせることについて、子どもや親に二つの戦略を用いて教えます。一つ目は、「身体と心に意識を向ける」ということ。これは、心を落ち着かせ、子どもが自分の身体から発せられる感覚に意識的に注意を払うことです。二つ目は、子どもたちが、自分の身体が必要としているものを満たすために、自分に合った方法を見つけられるようにサポートすることです。

私はまず、自分の心や身体の感覚や感情に気づくための「筋肉」を鍛えることがいかに大切か、ということを子どもたちに説明します。ここでは、私が少人数の子どもたちにおこなっている短い練習方法を紹介します。これは一対一でもできます。要点を覚えて、子どもたちと一緒にやってみてください。そうすれば、子どもたちはあなたの指導を聞きながら、あなたの存在を実感することができます。これらの戦略を教えるには、私たち大人がボディランゲージ、声の韻律、ポジティブな感情の表現を通して、相手の子どもたちに社会交流と安全の合図を送ることが最も効果的です。

エクササイズが終わり、子どもが身体を起こしたら、その体験がどのようなものだったかを尋ねてみましょう。子どもたちが、自分の感覚や感情、考えなど、さまざまな経験に気づくことをサポートしたいと思います。振り返りで大切なのは、正しい答えも間違った答えもないということです。子どもが考えたことは、たとえテーマから外れていたとしても、何でもOKです。たとえば、子どもが何か馬鹿げたことを言ったとしたら、それは身体を静めることに抵抗があったことを示しているのかもしれません。そういうときは、私たちの思考や身体は、私たちが落ち着くことに抵抗することがあり、それは珍しくないということをやさしく教えてあげることができます。この練習で重要なのは、子どもの感覚や思考、感情に気づく能力が高まっていることを受け入れる手本となることです。

自分の身体や心の合図に気づくことは、簡単なことのように聞こえるかもしれません。しかし、実際には、子どもにとっても大人にとっても、自分自身のプロセスにゆっくりと耳を傾けることは簡単ではありません。

資料

心と身体に意識を向ける

準備：子どもたちが床に寝そべることができるように、静かで整ったスペースを作ります。可能であれば毛布や枕を用意し、子どもの好みに合わせて寝そべったり、毛布にくるまったりできるようにします。

大人による誘導：

これから、身体の声を聞く練習をします。では、少しの間、落ち着いてみましょう。クッションや床に座ってもいいし、仰向けに寝てもいいし、クッションに寄りかかってもいいです。目を閉じてもいいですし、開けていてもいいです。一番気持ちのいいようにしましょう。快適に過ごすために、必要な調整をしましょう。

目を閉じて、気持ちよく深呼吸をして、ゆっくりと吐き出してください。そして、もう一回、ゆっくりと深呼吸をします。では、静かに自分自身に向き合い、今感じていることにただ注意を向けてみてください。外反母趾のむずがゆさかもしれませんし、冷たい床の感触かもしれませんし、心の中を駆け巡る考えや感覚かもしれません。ただ、注意を払い、気づくようにしてください。身体や心で感じることに正しいも悪いもありません。ですから、何かを変える必要はありません。今は、自分の身体に耳を傾けるために、静かにじっとしていましょう。私がベルを鳴らすか、身体を起こす時間だと言ったら、ゆっくりと起き上がって、どんな感じだったかを話しましょう。

――約２分後にベルを鳴らすか、そっと子どもたちを起こす――

今度は指やつま先を少しずつ動かして、身体を起こしてみましょう。

このときに、不安を感じたり、圧倒されたと感じたりする人もいます。ですから、このエクササイズをするときは、子どもたちから目を離さず、不安になったらいつでも目を開けて起き上がっていいことを伝えておきましょう。

多くの場合、子どもたちがひとたび理解してくれれば、意識を向けることは、子どもたちが主体的に行動できるようになる力となります。感覚に気づくことができたら、今度は自分の考えに基づいてトップダウンの戦略を立てることができるようになります。もちろん、ひとつの戦略として私たちが伝えるべきものは、私たち（親、教師、セラピスト）が子どもをサポートしていること、そして、子どもがつながりや安心感を必要としているときにただ一緒にいることができるということです。

私たちは、自分自身をサポートするだけでなく、トップダウン戦略を用いて、子どもたちが自分自身の身体を落ち着かせる方法を見つけ出すことができます。トップダウン戦略については、次の章で詳しく説明します。私たちはこれらのワークシートを使って、モーガンに残っていた睡眠の問題を解決しました。モーガンは、夜中に目が覚めると、起き上がって両親を見つけるまで歩き回らないと、再び眠りにつくことができませんでした。モーガンは、「夜に廊下を歩くのは怖いし、できれば自分のベッドにいたい」と言いました。そこで私たちは、モーガンの身体を落ち着かせるものについて「**尋ねる**」ことで、この問題を解決する手助けをしました。

この章の前半で紹介した、感覚を落ち着かせるワークシートを使って、子どもたちに「何が落ち着くのか」を聞いてみましょう。子どもが〈緑の経路〉にいて、「トップダウン」の考え方をしているときは、子どもが自分を落ち着かせる方法を見つけるのを助けることができます。

ワークシート

聴覚的な好み

子どもに聞いて、その答えを記録します。

音：どのような音が好きですか？＿＿＿＿＿＿＿＿＿＿＿＿

子どもが具体的な音を思い浮かべない場合は、具体的な例を挙げてみましょう。
音楽？＿＿＿＿＿　どのようなものですか？＿＿＿＿＿＿＿＿

自然の音？＿＿＿＿＿＿＿＿＿＿＿＿＿＿＿＿

人の声？＿＿＿＿＿＿＿＿＿＿＿＿＿＿＿＿

ほかにどのような音があなたの気持ちを落ち着かせたり、幸せにしてくれますか？＿＿＿＿＿＿＿＿＿＿＿＿＿＿＿＿

ワークシート

視覚的な好み

子どもに聞いて、その答えを記録します。

あなたはどのようなものを見るのが好きですか？

ベッドルームで見るお気に入りのものは何ですか？

私たちの家では？

学校では？

自然の中では？

ワークシート

触覚的な好み

子どもに聞いて、その答えを記録します。

どのように触れ合うのが好きですか？
例：抱きしめる、手をつなぐ、マッサージ、叩く、強く抱きしめるなど。
具体的に記入してください。

寝るときに厚手の毛布で覆われるのが好きですか？
□ はい　□ いいえ

あなたは、軽いシーツのみか、毛布がない状態が好きですか？
□ はい　□ いいえ

あなたは何かを握りしめていると落ち着きますか？
もし子どもが答えない場合、具体的な例を挙げます。

お気に入りの毛布や柔らかいものはありますか？

お気に入りのぬいぐるみは？

お気に入りのおもちゃは？

その他

ワークシート

香りの好み

子どもに聞いて、その答えを記録します。

あなたの好きな香りは何ですか？

____

食べ物のにおい________　どのようなもの？________

自然のにおい________　どのようなもの？________

屋外のにおい________　どのようなもの？________

その他のにおい________　どのようなもの？________

ワークシート

動きの好み

子どもに聞いて、その答えを記録します。

あなたはどのように動くのが好きですか？

- □ 歩く
- □ 走る
- □ ジャンプ
- □ 揺れる・揺さぶられる
- □ スイング
- □ ダンス
- □ スキップ
- □ 座る
- □ 横になる
- □ 拍手
- □ トントンと叩く
- □ 手をパタパタする
- □ その他

子どもたちに感覚の好みを聞くことには、二つのメリットがあります。一つ目は、身体への意識を強化するための新たな手段を提供すること、二つ目は、トップダウン思考を強化するために、子どもたちが自分で考えた解決策を提案する機会を提供することです。

モーガンは二つ目のやり方が功を奏しました。両親の部屋に行く代わりに、何をすれば眠りにつくことができるかを話し合いました。モーガンは二つのことを思いつきました。それは、クマのぬいぐるみを抱きしめることと、自分の部屋の貝殻で覆われたかわいい常夜灯を見ることでした。**モーガンの身体意識と思考を結びつけていくと、彼は自信を持ち始め、新しいことに挑戦したり、トップダウンの思考で解決策を生み出したりする力を獲得していきました。**

また、モーガンは、誘導によるイメージ法の恩恵を受けました。誘導によるイメージ法とは、子どもがさまざまな場面を思い浮かべることで、心身の落ち着きを生み出す手助けをする介入方法です。モーガンが最も気に入ったテクニックは、**マインドフルな呼吸法**と、**自分や他人に友好的な思いを送ること**でした。

マインドフルな呼吸

第4章で学んだように、私たちが呼吸を使って自分自身を落ち着かせたり、子どもと心を通わせたりできるように、子どもたちにも呼吸を教えることができます。未就学児でも、簡単な呼吸法を楽しむことができます。美しい花の香りを嗅ぐことを想像し、花びらやタンポポの葉を思い浮かべ、息を吐くときにタンポポの綿毛をゆっくりと吹き飛ばすことで、息を吐くという行為を頭の中に思い浮かべるように提案することがあります。「セサミ・ストリート」〔アメリカの子ども向け番組〕のウェブサイトでは、花の呼吸法を印刷できるシートや、登場するキャラクターの伯爵とクッキーモンスターが「ケーキのロウソクを吹き消す」呼吸法をおこなっている短いビデオなど、役に立つ情報を提供しています。(8)

友好的な思いを送る

スーザン・カイザー・グリーンランドの名著『マインドフル・チャイルド（*The Mindful Child*）』には、子どもたちがよりマインドフルになるための概要が書かれています。(9)この本には、彼女が幼児教育の達人であるゲイ・マクドナルドと共同で開発した「友好的な思いを送る（Sending Friendly Wishes）」という練習方法が紹介されています。この練習では、子どもたちは、他者や自分自身に友好的な思いを送る練習をすることを学びます。この方法では、誘導によるイメージ法を用い、まずリラックスした身体と呼吸に気づく「ボディアップ」を体験し、それからイメージについて考えるという「トップダウン」を体験します。

子どもたちには、自分自身に対して友好的な思いを送ってもらいます。

「自分が幸せで楽しく過ごしていること、健康であること、家族や友達と安全に過ごしていることをイメージしてください(10)」。

次に、子どもたちには、部屋の中にいる人や世界中のほかの人に友好的な思いを送ってもらいます。最後に、子どもたちは「友好的な思いの輪」を作り、自分に向かって静かに語りかけます。「幸せでありますように。健康でありますように。居心地がよく、安全でありますように。家族、友人、ペット、そして私が愛するすべての人たちと平和に暮らせますように(11)」。

近年、子ども向けのマインドフルネス・トレーニング・プログラムが数多く登場しています。その中のひとつ、「スクールヨガ・プロジェクト」は、ニューヨーク市周辺の何千人もの子どもたちを対象とするほか、全米の教師や学校スタッフにもトレーニングを提供しています[12]。

結論――ボディアップとトップダウンのアプローチをうまく組み合わせる

モーガンについては、まずボディアップのアプローチを用い、次に、両親との対話の中でモーガン自身が選んだトップダウンの戦略を重ねることで、彼の行動上の課題を解決していきました。そして、モーガンは初めて親友の家でお泊まり会を成功させました。ついにこのような誇らしい日を迎えたのです。その後、モーガンは自信をつけ、小学校での生活を前向きに成功させていきました。

本章では、子どもが自分で解決策を見つけることで、睡眠・覚醒サイクルから始まるボディアップ戦略とトップダウン戦略の橋渡しをしました。次章では、情緒面や行動面での課題を解決するために、子どもが自分で解決策を見つけられるようにするために、遊びとトップダウン思考をどのように活用できるかを詳しく見ていきます。

第5章のポイント

- 子どもの年齢ではなく、発達レベルが主にボトムアップの時期である場合や、子どもが現在、〈赤〉や〈青〉の経路で示されるストレス反応を起こしている場合には、ボディアップ戦略から始めます。
- ボディアップ戦略には、子どもの感覚の好みなどの個人差に働きかけ、ストレス反応や脅威のニューロセプションをやわらげる方法を発見することが含まれます。
- 私たちの道具箱の中で最も重要なツールは、人と人とのつながりです。

・マインドフルネス戦略は、ボディアップとトップダウンの作業を橋渡しします。

第6章
ボディアップからトップダウンまでの課題に取り組む

創造的思考はアイデアを刺激する。アイデアは変化を促す。
――バーバラ・ヤヌシュキェヴィッチ

七歳のダレルは、学校で感情をコントロールすることが難しく、特に休み時間には問題を抱えていました。ドッジボールをしていたとき、ボールが自分に当たったことがありました。同級生が「アウトだ！」と叫ぶと、ダレルはいきなり彼の肩を殴ってしまいました。その後、落ち着くまでに何時間もかかったそうです。安定した家庭で育ったダレルは、仲間に殴りかかることが悪いことだということは十分に理解していました。それなのに、自分が爆発してしまったことに戸惑いと恥ずかしさを感じていました。

ダレルのように、自分の意思に反して、問題となる行動をとってしまう子どもたちについては、どのように支援すればよいでしょうか。本章では、大人と子どもがおこなう**協働調整**と、子どもが自分の感情や行動を**自己調整**する能力との間に橋を架けることに焦点を当てます。すべての子どもには固有の氷山があるので、つねに新たな視点から根気よくそれぞれの子どもの状況を確認していく必要があります。

原因究明と対策のための四つのステップ

私は、ダレル、両親、学校と協力して彼の行動を理解し、そこから貴重な教訓を得ました。前章で私たちは、モーガンをサポートするためのロードマップを作るときに、IDEAという頭文字で表される四つのポイントを用いました。ダレルについても、同じアプローチを用いることにしました。

1. **Inquire（尋ねる）**：子どもの成育歴を尋ね、行動を追跡してパターンを発見する
2. **Determine（判断する）**：どのような状況が子どもの苦悩につながっているかを判断する
3. **Examine（検証する）**：調査によって明らかになったきっかけや根本的な原因を検証する
4. **Address（対処する）**：行動の原因となっている発達上の問題に、相互作用とターゲットを絞った治療的サポートによって対処する

前章では、子どもの成育歴を理解することの重要性について述べました。本章では、第二、第三、第四のステップに焦点を当て、その過程で、行動上の課題の根本的な原因に対処する方法を深く学び、そこからトップダウンの戦略を使って子どもたちをサポートする方法を紹介します。また、子どもたちが自分の感情の家を強固なものにし、**自己調整**のためのツールを提供する方法を学びます。

子どもの成育歴を尋ね周囲の状況を理解する

子どものことを理解するために、私はいつも初回面談では子どもを伴わず、親とだけ話をします。このセッションを養育者と一緒におこなうのは、養育者の前で子どものことを三人称で話してしまうのを避けるためです。子どものことを三人称で話すと、子どもがすでに経験しているであろう非難や羞恥心を助長してしまうからです。また、初期の関係性の安全性と安心感を考慮して、最初の数年間の子どもの愛着の履歴についても決まって尋ねることにしています。

ダレルの母親によると、妊娠中は特に問題はなく、出産も友人たちと比べて「早くて楽だった」とのことです。ダレルが幼いころは、両親のうちのどちらかはパートタイムの仕事をしており、柔軟性のあるスケジュールで子育てをすることができました。ダレルが三歳で幼稚園に入るまでは、両親のどちらか、あるいは両方がダレルの面倒を見るほか、時々アルバイトのベビーシッターが世話をしました。

日記で行動を記録しパターンを発見する

ダレルの両親と先生は二週間にわたって行動追跡用のワークシートに記入し、その後、私は記録された内容を分析するために彼らと会いました。ダレルの挑戦的な行動のほとんどは、構造化〔「構造」とは明確なルールや設定を意味する〕されていない時間、つまり、遊び場、公共の場所への外出、家族の集まりなどで起こっていました。これらの状況にはいくつかの共通点がありました。それは、大人が課した構造がないこと、他の子どもがいること、そして大人の監視が行き届いていないことです。

両親の話によると、ダレルがプリスクール〔幼稚園に入る前の集団保育〕に入ったばかりのころ、年長の生徒にいじめられていたことがあったそうです。大人たちがそれに気づいたのは、数か月後、顔に深い傷を負ったダレルが、他の子どもに傷つけられたと先生に話したときでした。調べてみると、その年長の子どもは、大人の目が届かないツリーハウスで自由に遊んでいるときに、ダレルや幼い子どもたちをいつも狙っていたことがわかりました。

最終的には、このいじめを働いていた子どもはプリスクールを去り、ダレルの両親も先生も、このあとダレルが何の問題もなく成長していくものと考えていました。しかし、彼らは、このいじめを受けた体験が、ダレルの脅威検知システムにどれほど大きな影響を与えたかに気づいていませんでした。この体験が、実はダレルに潜在的なトラウマを残していたのです。

子どもがどのように他者と関わったかという履歴は、将来の他者との関わりの捉え方に影響を与え、問題となっている行動を理解するための重要な情報となります。これらの新しい情報により、私たちは、ダレルが運動場で、自分は安全ではないと感じたのではないか、という仮説を立て、プリスクールでのいじめに関する暗黙の、つまり潜在的な記憶が引き金になった可能性があると考えました。

そのいじめは、何年も前に起こったものでしたが、それでもダレルの感情や行動のコントロールに影響を与えていたと思われます。彼の問題行動を取り巻く出来事をつなぎ合わせると、彼の両親や教師を含むチームは、彼の闘争／逃走行動は、プリスクールにおけるいじめ事件の潜在意識に残されたものに由来する防衛反応である可能性が高いと考えました。これにより、ダレルが、子どもであれば誰もが体験するような些細な出来事に対し、予測不可能なほど強く反応した理由が説明できます。いじめの一件は、昔の出来事であり、本人と話し合うこともなかったので、ダレルはこれらの記憶を意識的に統合していなかったようです。時間が経つにつれ、ある特定の条件下で、彼の神経系は防衛行動をとるように刺激され、他人を攻撃するようになりました。友達に悪意はなかったにもかかわらず、ダレルのニューロセプションは、危険の合図を検知してしまうことが多かったのです。

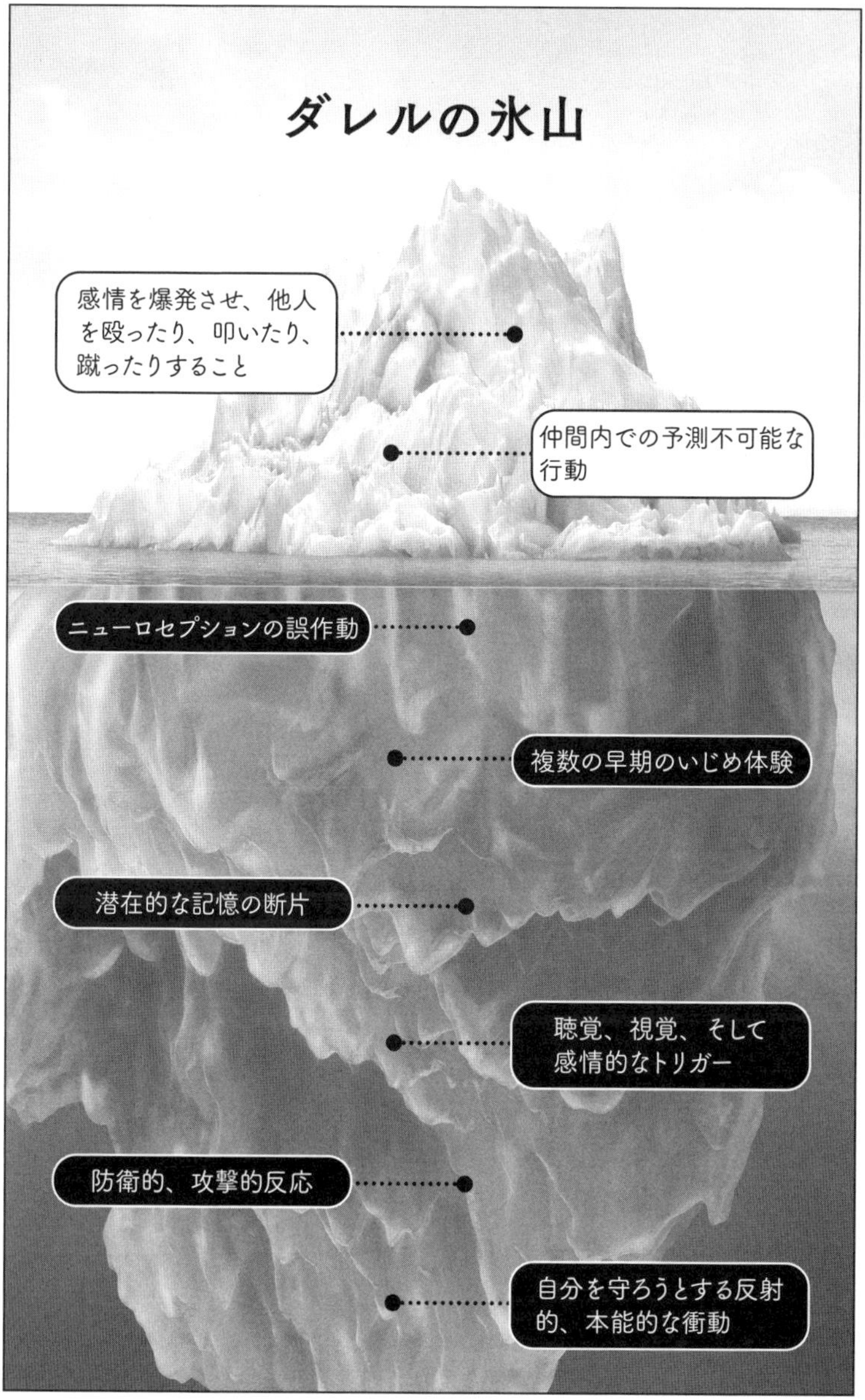
ダレルの氷山
感情を爆発させ、他人を殴ったり、叩いたり、蹴ったりすること
仲間内での予測不可能な行動
ニューロセプションの誤作動
複数の早期のいじめ体験
潜在的な記憶の断片
聴覚、視覚、そして感情的なトリガー
防衛的、攻撃的反応
自分を守ろうとする反射的、本能的な衝動

人間は複雑です。ストレスを感じる出来事に対するきっかけや反応も同様に複雑で、複数の原因がありま す。ある子どもは、何かをストレスと感じ、別の子どもはそうではないかもしれません。逆境的な体験が特に慢性的なものであれば、子どもの脳の成長や世界観に影響を与える可能性があります(1)。個人差や経験によって、どのような反応をするかが決まってくるので、子どもの反応には細心の注意を払う必要があります。

子どもが攻撃的な態度をとったとき、特にその行動が何の前触れもなく起こるような場合、私たちはしばしば、その子どもが危害を加える意図があるのではないか、しつけができていないのではないか、注目されたいのではないかと誤解してしまいます。しかし、ダレルは、多くの傷つきやすい子どもたちと同様に、引き金になった自分の行動をトップダウンでコントロールすることができませんでした。彼は自分の行動を他人に説明するために言い訳をすることもありましたが、実際には何がきっかけで仲間を攻撃してしまったのか、自分でもわかりませんでした。

調査で見えてきたこと――トリガー・原因を解明する

新たな理解を得たダレルの両親や教師は、彼の行動を意図的な攻撃行動ではなく、学校での人間関係や物理的な環境の特性によって引き起こされた防衛反応であると解釈するようになりました。本人が気づかないうちに、特定の音、感覚、光景が、プリスクールで経験したいじめの潜在的な記憶を引き出し、その結果、予測不可能な闘争／逃走反応が生じていたのです。

ダレルは、幼少期の経験から、仲間とけんかしたり、殴り合ったりするなど、無意識に防衛行動をとるようになりました。**時間が経つにつれ、彼の脅威検知システムはさらに過敏になり、激しい反応を引き起こしました。**幼少期の経験から、特定の経験に対する閾値が低く設定されていたため、ドッジボール事件のような仲間との日常的な出来事に対しても、決まって過剰反応していました。

この新たな洞察は、彼の両親を驚かせるとともに、安心させました。彼の一見無秩序な身体的行動には、ちゃんと理由があることを理解できたのです。新しい仮説を得たことで、先生たちもダレルに共感を覚え、彼を安心させるための準備を整えることにしました。学校の管理者は、ダレルとその仲間を見守るために、穏やかで温かい物腰の補助スタッフを雇いました。彼女の穏やかな存在は、ダレルの人間関係の安全性を示す手がかりを増やすのに役立ちました。彼女は、たとえば他の子どもたちが突然、前ぶれなしにダレルに近づいてきたりすると、彼がしばしば防衛的な反応を示すことを指摘しました。このような観察は、私たちの仮説を検証するのに役立ちました。

子どもの過去の人間関係の経験について、できるだけ多くの情報を得ることが大切です。多くの場合、潜在的な記憶は、子どもが特定の経験に耐えるための閾値を大幅に下げてしまうことがあります。子どもも自身も、また、周囲の大人も気づかないうちに、何らかの記憶、思考、感情、視覚、嗅覚、音などによって子どもの中に防衛反応が引き起こされ、その結果として問題とされる行動が起きてくることもあるのです。

発達上の課題を解決するための相互作用と治療的サポート

私はダレルの社会情動的発達を評価しました。彼の社会情動的な発達にはギャップがあり、それが彼の突然の暴走の原因になっていることがわかってきました。これは、驚くことではありません。私が彼の両親にこれらの問題を伝えたとき、両親は最初、ダレルが社会的・情動的に未熟であると聞いて困惑しました。本当は、ダレルは機転が利き、学校の勉強もよくできました。しかし彼らは、ダレルが自分の感情について話したり、自分の行動を分析したり、行動が爆発する前に助けを求めたりすることは、不可能ではないにしても、現状では難しいということには同意しました。両親がダレルと、彼の問題行動について話し合おうとすると、ダレルは、おどけてみせたり、話題を変えたり、誰もが嘘だとわかりきっていることであっても、「あいつが最初に殴ったんだ！」などといった作り話をすることがありました。

こうしたことが起きてしまう理由は、ダレルの社会情動的な家の上位レベルがまだしっかりと形成されていないためです。これには、プロセス４（社会的問題解決）、プロセス５（象徴的発達）、プロセス６（橋渡し）が含まれます。これらの要素が備わっていると、子どもが見通しを持ち、動機や感情に名前をつけ、自分の考えと他者との間に橋渡しをすることが可能になります。これらの課題を解決するために、私は彼の両親、先生、クラスメートと会い、個別の支援的な関わりを通して彼の社会情動的発達を促進する方法を考えました。

協働調整から自己調整への橋渡しをする

私たちは、ダレルのトップダウン思考をサポートするためのプログラムを設計しました。それは、自分にとって何がトリガーなのかを認識し、自分の反応を管理する新しい方法を見つける方法を彼が学ぶことです。**人間関係における安全性を中心に、ダレルのチームは、（１）引き金になったことや動揺し始めたことを認識する、（２）必要に応じて大人に助けを求めるなど、気分を良くするために何かをする、（３）自分の感情や考えについて話すことを学ぶ、ということを支援しました。**これらの三つの戦略は、彼の自動的で攻撃的、防衛的な反応を減らすために考案されました。

私たちはつねに、子どもの成長の中で**最も早い段階**で課題の兆候を見つけ、その時点から取り組みを始めるべきです。トップダウンの能力を強化する最も効果的な方法は、子どもの人間関係の安定感を高めることです。なぜなら子どもは、自分によく同調してくれて、態度が一貫している大人を通して、自分の感情をコントロールするすべを学ぶからです。だからこそ、学校は信頼できる大人を教室に配置して教師を助け、ダレルの暴走を抑えるために**感情を協働調整**するのを助ける必要があるのです。ダレルが他の生徒を突き飛ばしたり、押したりしたことで、他の生徒の保護者から自分の子どもの安全を心配する声があがりました。学校の管理者は、ダレルが〈赤の経路〉にいる時間を減らすために、迅速に行動する必要がありました。

関係戦略

先生も補助スタッフも、ダレルが〈緑の経路〉から外れていくのを見たとき、穏やかな表情や姿勢、自然な温かみのある韻律に富んだ声、そして自信に満ち、リラックスした感情を使って、物理的にダレルに近づいていきました。ときには、ダレルが〈緑の経路〉から〈赤〉に向かっているのを見て、補助スタッフはダレルを外に連れ出し、しばらくの間一緒に遊びました。通常は、それだけでダレルはしっかり〈緑の経路〉に向かうことができました。ですから、ダレルが落ち着いたら、補助スタッフは静かに背後に退くようにしました。教室では、補助スタッフは静かにダレルを見守りました。**短期間のうちに、教室と遊び場の両方に、人間関係の癒しと支えの力を理解している二人の献身的な大人による安全の合図が浸透していったのです。**

学校が新しい魅力的な補助スタッフを雇ってから、ダレルの挑戦的な行動は週を追うごとに減少していきました。**この補助スタッフは、発達情報に基づいた心理療法士の資格を持っており、子どもの攻撃的な行動を厳しく監視して警告することと、子どもが安心して過ごせるように感情をコントロールすることの違いを理解していました。**私は週に一度、先生と補助スタッフ、そしてダレルの両親と電話で連絡を取り合い、このアプローチの戦略と原則について話し合いました。

ダレルの大人との交流ガイド

1. 補助スタッフと先生が、ダレルが〈緑の経路〉に留まっているかを監視し、変化に注意する。
2. ダレルが〈緑の経路〉から〈赤の経路〉に向かっていることを示す行動をとったとき、気配りのできる大人が接近する。
3. 近くにいるとき、その大人は、魅力的な表情や身体の姿勢、温かく前向きな声、自信に満ちたリラックスした感情を持った存在であることを通して、ダレルに安全性を示す複数の手がかりを与える。

＊注：ポリヴェーガル理論の視点では、声の韻律のようなある種の感覚的な体験は、心を落ち着かせることができると考えられています。私たちの相互作用に対する子どもたちの反応は、子どもたちの感覚処理の好みによって影響されることを忘れないでください。

発達上の課題の観察と対処法

その後の数か月間、先生も補助スタッフも、ダレルの着実な成長を観察し続けました。この時点で、私は彼を自由遊びの時間に観察することを予定し、放課後に両親、先生、補助スタッフと一緒にチームミーティングをおこない、ダレルの成長について話し合いました。私たちは、ダレルがまだ仲間との社会交流において未熟さを見せていることに気づいていました。友達がほかの遊びをしたいと頼んでも、ダレルがなかなか応じてくれないことが多いのです。自由遊びの場で仲間と交渉するとき、彼は問題を効果的に解決することができず、あきらめて、ひとりで他の活動をしようとして歩き回ることがよくありました。私は、ダレルが幼少期にいじめを受けていて仲間との社会交流に必要な練習をしてこなかったため、過敏に反応してしまい、このような結果になるのであり、これは当然だと説明しました。

私たちは、次のステップとして、家族関係をベースにしたプレイセラピーで、ダレルの社会情動的発達をより深く取り上げ、強化することを決めました。**私たちがこのようなステップを踏んだのは、子どもたちが社会性と情動的な強さを身につけるための最も直接的で効果的な方法が、子ども時代の主要な言語である「あそび」であるからです。**

神経エクササイズとしてのあそび――行動と感情の調整不全を癒す

ポージェス博士は、あそびを「神経エクササイズ」であると言っています〔神経エクササイズの場合は、広範な遊びと区別するために、ひらがなで「あそび」と表記する〕。あそびは、行動上の課題を抱える子どもたちを支援するために必要なツールです(2)。神経エクササイズとは、安全な状況下で、他者との相互のやりとりを通じて、感情の調整という「筋肉」を鍛えることです。この定義でいくと、あそびは、ひとりでテレビゲームをするような孤独なものではなく、相互作用的なものであることが必要です。あそびによって、子どもたちはボトムアップとトップダウンの機能をリアルタイムに統合し、活用することができます。これは、私たちが子どもたちにできる最もセラピー的なことのひとつです。

子どもたちのあそびは、複雑な社会に対応するための練習です。

最近の研究では、就学前の子どもを受け持つ先生との一対一の遊びを利用した介入を検討しました。この研究では、子どもたちとの繊細で応答的なやりとりが、子どもたちのストレス反応システムである、視床下部‐下垂体‐副腎からなるHPA軸を介した交感神経系の活性化に変化をもたらすかどうかを調べました(3)。その結果、大人が子どものために意図的に時間を割くようにした介入群の子どもたちは、統制群の子どもたちに比べて、ストレスの生理学的指標である唾液中のコルチゾールレベルが有意に低下したことが明らかになりました〔この介入方法は〝Banking time〟と呼ばれており、一〇分程度の時間を子どものために割き、子どもが遊びを主導するのを見守り、共感しながらともに時間を過ごすことを意味する〕。このパイロット研究は、就学前の子どもたちに遊びを中心とした介入をおこなった際に、**バイオマーカー**を介して健康上のメリットを記録した初めての試みと考えられ、学校での人間関係の構築がもたらすポジティヴな影響を強調しています。

私は、象徴的な遊びの世界的権威の一人であるセレーナ・ウィーダー博士から、遊びの効用と複雑さについて学びました。ウィーダー博士の何十年にもわたる実践と、スタンレー・グリーンスパン博士との初期の研究により、二人は第2章で述べた社会情動的発達の枠組みを作りました。ウィーダー博士は遊びの豊かさを強調し、それが子どもの情動について多くのことを明らかにしていると述べています。それには、「愛され、世話をされることに対する肯定的な感情、憧れ、願い」と共に、「嫉妬、報復、恐怖、攻撃などの否定的な感情」が含まれます(4)。子どもの遊びとは、社会に出たときの複雑な状況に対応できるようにするための練習なのです。

子どもたちは、さまざまな感情や身体の状態を許容しながら、人とつながることができる遊びに惹かれます。ポリヴェーガル理論の視点では、あそびは、社会交流システムを効果的に使用して、原始的な闘争／逃走反応を抑制します(5)。あそびを通して、子どもたちは〈緑の経路〉で「エクササイズ」しながら、〈赤の経路〉に少しずつ近づき、さまざまな感情や衝動を安全に試していきます。あそびは、子どもたちが「強い」

感情、恐れ、心配などを自然に管理するのに役立ちます。

「いないいないばあ」というシンプルなあそびを考えてみてください。赤ちゃんにとっては、一瞬つながりが持てなくなることが魅力的で、大人が突然現れたときには大喜びします。このような初期のあそびの中で、子どもはわずかな恐怖心を経験し、大人が魔法のように現れたときにそれを克服することができるのです。

あるいは、楽しくてワクワクするかくれんぼを考えてみましょう。子どもは、交感神経系の活性化を伴う適度なストレスを感じ、すばやく隠れる場所を探すところから神経エクササイズが始まります。〈緑の経路〉にいれば、「トップダウン」のコントロールが可能なので、見つからないように、笑い声を押し殺したり、身体を動かしてしまうのを抑制することができます。衝動を抑える能力が発達していない子どもたちは、音を立てたり、相手に見つけてもらうための合図を出したりしたい衝動を抑えることができません。そのため、かくれんぼは、衝動を抑制し、行動を意図的にコントロールする能力が発達しているかどうかを評価するためのリトマス試験紙として最適なのです。

あそびは、子どもたちが攻撃的になったり、競争的になったり、育成的になったりと、ネガティブな感情もポジティブな感情も、安全かつ社会的に受け入れられる方法で試すことができ、実生活の複雑さに対処するための準備となります。[6] また、象徴的な経路を提供することで、子どもたちの攻撃的な衝動を抑制することができます。これは、考えることと感じることを同時におこなう、その子独自の効率的なエクササイズです。[7]

学術的、経済的、社会的、政治的なプレッシャーがかかるこの時代、すべての子どもたち、そして大人も、もっとあそぶ時間が必要です。

ダレルは、就学前の重要な時期に、〈赤の経路〉が頻繁に活性化されたため、他の子どもたちとうまくあそぶことができませんでした。彼の激しさに反応して、仲間たちは日常的に彼を避けたり、一緒にあそびたいならどうすればいいかを教えて、彼の行動を管理しようとしました。これにより、彼は、より効果的で適切な行動をとる代わりに、闘争／逃走行動をとるようになるというサイクルができあがりました。そのため、七歳になってもダレルのあそびのスキルが低かったのは当然のことでした。ストレスは、子どもたちの自然な好奇心や新たなことを試みる精神を損ない、あそび心のある社会的なつながりを持つ能力に影響を与えます。私はダレルの両親に、これらのスキルを伸ばすために、日常的にあそび心のある交流をすることを勧めました。

社会情動的発達を支えるあそびとは？

では、なぜ相互作用性のあるあそびが発達の観点から非常に意味があるのかを考えてみましょう。対話型のあそびは、社会情動的発達のギャップを埋めるのに役立ちます。あそびは癒しをもたらします。なぜなら、社会交流がある安全な状況と、管理可能な交感神経系の活性化が共にあるときには、レジリエンスと感情面での強健さが発達していくからです[8]。前の二つの章で説明したように、慢性的な行動上の課題を持つ子どもたちは、一般的に脆弱です。私たちの目標のひとつは、不快な感覚、感情、思考に対する子どもたちの耐性を高めることです[9]。その点あそびは、子どものストレス耐性を強化する力を備えており、子ども時代の素晴らしい自然言語でもあります。それが、あそびを推奨する理由です。あそびは魅力的で楽しいものであり、子どもたちが日々直面する課題を克服する感覚を養い、同時に自分自身と世界を探求するのに役立ちます。

あそびは、社会交流を通じて、感情の協働調整と創発的な象徴的発達の筋肉を同時に鍛えることで、子どもがポジティブな感情やネガティブな感情を管理するのに役立ちます。あそびは、しばしば脅威や予測不可能な世界で成長するすべての子どもたちにとって役立つツールです。

発達の観点から、親や養育者と一緒にあそぶことは、子どもが自分の能力を高め、最終的には挑戦的な行動の根本的な理由を取り除くことができるように、発達のギャップに対処するためのひとつの方法です。発達に基づいたあそびは、子どもが自分の行動、感情、衝動をコントロールするためのリソースを得るための準備にもなります。

発達を助けるあそびの特徴

・孤独にならず、気配りのできる大人のケア提供者との社会交流をおこなうことが必要。
・子どもと大人があそびを楽しみ、良好なストレスであるアロスタシスの範囲内で安全を感じる。
・大人ではなく子どもが全般的な課題を設定している。
・あそびは、相互作用と相互交流に特徴づけられる。

トップダウンで考えられるあそび

子どもにとってあそびは、潜在的な悩みや不安、葛藤、願望、喜びなどを引き出す自然な状態です。子どもが何を考え、何を抱えているのかを知るには、あそびが最も効果的です。子どもと一緒にあそぶことで、子どもがまだ言葉にして話せないようなヒントや答えを得ることができます。たとえば、セラピーを受ける前のダレルは、両親や先生に自分の行動について何度も聞かれても、まとまった答えを出すことができず、話題を変えたり、嘘をでっちあげたりしていました。しかし、彼の生活の中で多くの大人が治療的にダレルとあそび始めたとき、私たちは彼と関わり、彼のあそびのテーマの中に答えを見つけました。**子どもたちは、自分の心配事を言葉で伝える前に、あそびを通して私たちに示してくれます。**時間をかけて、あそびは子どもが自分の内的な感情や動機をより直接的に話す、あるいは他の方法で象徴化するための能力を発達させていきます。

跳ねるボールを追いかける

関係性に基づいた発達的なあそびとは、子どものリードに従うことであり、子どもはあそびの活動、テーマ、感情、内容を通して、自分が何を抱えているのかを私たちに示してくれます[10]。私たちは、身体的な存在、そしてリラックスした感情を持つ存在として、交流の基礎を築きます。私たちが子どものリードに従うことを許し、価値判断をせず、あそびの中で対話するパートナーとなるとき、私たちは子どもの心の中にあるものを発見することができます。大人の役割は、あそびをリードしたり、教えたり、評価したりすることではありません。むしろ、好奇心、エネルギー、そして受容の気持ちを持って、子どもが連れていってくれるところに従うことです。

子どもが自然に引き寄せられる身体的な動き、おもちゃ、テーマ、シンボル、アイデアの種類によって、子どもの内的な動機、感情、恐れ、懸念をより高いレベルで理解することができます[11]。私たちはこのようにして、ダレルの幼少期のトラウマと現在の人生のストレスを調和させる手助けをしてきました。

数か月間にわたる週一回のセッションで、私は家族が一緒にあそぶ方法を学ぶためのサポートをしました。両親があそびの流れに乗るように促し、両親がダレルとあそんでいる間、私は小声で気づきを促したり、提案、励ましをするプロンプターを演じました。

ダレルは動物のフィギュアであそぶのが大好きでした。獰猛なライオンやトラになったつもりで、森の中で迷子になったり、他の動物を傷つけたり、あるいは傷つけられたりします。セッションで、両親はダレルと一緒にあそびました。動物やスーパーヒーローなどのシンボルを使って感情的なテーマに取り組むことで、子どもたちは安全な環境の中で自分自身の感情、衝動、恐怖、欲求を理解することができます[12]。**多くの子どもたちがそうであるように、ダレルは両親と一緒にあそぶことで、感情的な思考や社会的な問題解決能力を高めることができました。あそびは感情的な思考と社会的な問題解決能力を鍛えるための最適な方法であり、それは彼の「現実」の生活にも役立ちます。**

数か月後、ダレルのあそびは、野生の動物をテーマにしたものから、「良い人と悪い人」をテーマにしたものに変わっていきました。両親が悪いことをした人に扮して、ダレルが警察官や王様、支配者になって、その人を懲らしめるドラマを作るのが大好きになりました。悪者を刑務所に入れたり、罪を犯した人を懲らしめたりすることを、嬉々として繰り返していました。ダレルのあそびのテーマは、プリスクールで自分を標的にした子どもとの初期のトラウマ体験を再現したものと思われます。

さまざまな感情をあそびに反映させる

子どもがあそびの中で選んだテーマ、特に攻撃的で否定的なテーマが、適切な行動を教えようとする親の本能を刺激することがあります。たとえば、ダレルのセラピーの初期に、想像上の悪者が法律を破り、ダレルが悪者に殴るなどの厳しい罰を与えたとき、彼の両親はオロオロして、セッションの中で彼に「いい子になる」ことを教えようとしました。私は、彼のあそびは、彼の非常に強い感情を調整するのに役立っていると説明しました。ダレルがあそびの中で攻撃的になることは、彼の感情の幅をしっかりと広げることに役立っており、実際に彼が仲間に対して攻撃的な行為をおこなう可能性を**低くする**プロセスなのです。このことを理解することで、両親は、あそびの中でよりおおらかになり、子どもを指導しようとして流れから外れるのではなく、自身が扮したキャラクターにさまざまな感情を自由に表現させるようになりました。

神経エクササイズの続き

ちょっとしたコーチングで、ダレルの両親は見事に役に入り込み、自分たちのインナーチャイルドとつながり、愛する息子との間に繰り広げられるドラマを楽しんでいました。両親は、ダレルがかつて大きなストレスを感じていた無力感を克服しつつあることを理解しました。このあそびは、ダレルの社会情動的な発達のギャップを埋め、自分の考えや感情、アイデアについて話す方法を学び、他の人と体験を共有する世界を切り開くのに役立ちました。**体験を共有できるようになると、子どもは自分で問題の解決策を見つけられるようになります。これは、子どものストレス反応を調整し抑制する、トップダウン思考の発達を促し、自己調整能力の向上につながります。**

ダレルがいないときの報告会で、私と彼の両親は、ダレルのあそびが彼の初期の無力感や弱さを代弁していることを発見し、驚きました。こうした感情は、ダレルの性格として形成されていったものから表出していたのです。私は、このあそびが、はるか昔に起きた、彼の心を揺さぶるようないじめ事件の傷を癒し、統合する助けになったのではないかと思いました。

あそびを広角的に捉える

ダレルは、おもちゃやテーマを使った伝統的な「象徴的なあそび」の恩恵を受けました。**しかし、それはあそびのひとつの定義にすぎません。**おもちゃであそぶことを好まず、ボールを投げたり、自然の中を散歩したり、ジェスチャーや言葉を使って活発に交流することを好む子どももいます。このように、広い意味での「あそび」とは、対人関係の安全性が確保された状態で、他者とのやりとりが楽しく有機的に行き来することを意味します。

あそびの基本

あそびは、感情調整する筋肉を鍛え、自分を表現するための象徴的なチャンネルを構築します。

子どもの発達に合わせた、関係性に基づいたあそびのヒント

- 緊張をほぐし、気が散るようなものを周りからなくす
- 楽しんで、リラックスして、好奇心を持ち続ける
- 子どものリードに従い、子どものあそびのニーズやテーマを大切にする
- 指導目標などは一切持たない
- 双方向性を持ち、夢中になる
- あそびの中で、すでに答えを知っていることを教えたり、質問したりするのは控える（たとえば、「ヘビは何色ですか?」など）
- 登場人物になりきって、自発的なインナーチャイルドとつながる
- 楽しむ!

トップダウンのアクセスは、リアルタイムに変化するダイナミックなもの

トップダウンのコントロールの利点を説明する際には、調整と注意がリアルタイムで変化することを覚えておくとよいでしょう。私たちはみな、さまざまなタイミングで〈緑の経路〉に入ったり出たりします。私たちがトップダウン能力を持っているからといって、つねに思考脳にアクセスできるわけではありません。〈赤の経路〉に入ってしまったら、それを認識し、一時停止し、呼吸や、マインドフルネス活動などボトムアップの戦略を用いて、〈緑の経路〉に戻り、再び思考脳にアクセスできるようにしなければなりません。

専門家のサポートを受ける

特に、子どものあそびの方向性や、あそびが子どもにどのような利益をもたらすのかがわからないときには、自分の子どもや、ケアを提供している子どもにあそびを治療的に用いるために、サポートを受けたり相談したりすることが大切です。ときには、あそんでいる間に、子どもだけでなく、あそびのパートナーである私たちも、困難な感情や行動が活性化したり、一時的に増大したりすることがあります。**あなたが子どもと一緒におこなっている活動が、子どもに苦痛を与えているようであれば、思いやりを持ってその活動を中止し、この発見を、その子どもと個人的に同調するときに用いるデータとして活用するようにしてください。**子どものあそびは、必ずしも簡単なものばかりではありません。もし、あなたが、あるいはあなたのお子さんが、こうしたあそびをしているときに、辛く侵入的な感覚に襲われたり、そうした記憶がよみがえってきたときは専門家に相談しましょう。

もしあなたが親であれば、治療の「アクション」は、子どもの最も信頼できる人間関係から生まれるものであり、養育者のいないところでセラピストから子どもに向けておこなわれるものではないと考えるセラピストを探すことが重要です。

親である場合は、訓練を受けた専門家の助けを求めること、また、子どもに関わる専門家の場合は、自分で訓練を受けることを強くお勧めします。なぜなら、あそびの効果は広範囲に及び、神経の発達をサポートするからです。あそびの要素は、子どもとかかわるほぼすべての職業や役割に取り入れることができます。巻末の「情報源」には、親が介在する治療的なあそびに関する有用なウェブサイトやリソースのリストが含まれています。また、あそびや発達・関係性に基づいた治療法に精通している、ＤＩＲや他の発達的アプローチの訓練を受けた世界中の機関やセラピストの名前が記載されています。これらのセラピストは、DIR-Floortime《フロアタイム》®[13]、子ども－親心理療法[14]（ＣＰＰ：Child-Parent Psychotherapy）、対人神経生物学[15]（Interpersonal Neurobiology）、神経関係性フレームワーク[16]（ＮＲＦ：Neurorelational Framework）などの発達や関係性に基づいたモデルと関連しています。

トップダウン処理への移行——子どもたちをプロセスに参加させる

ダレルは時間をかけて他者との関わり方を学び、すぐけんかになってしまう傾向を克服していきました。教室でのさまざまなサポートに加えて、両親とのしっかりとした治療的なあそびが、彼の社会交流システムを強化しました。あそびの中で、彼が体験してきたこと、恐れ、そして無力感は、彼が演じた野生動物やアクションフィギュアの中に声を見出し、登場人物の苦悩を探り、「癒す」ことができたのです。このようなあそびは、彼の〈緑の経路〉と「象徴的能力」を強化し、彼の暴走を抑えました。社会情動的な家が強固になったことで、彼は自分の感情や考えを信頼できる大人に話すことができるようになり、その結果、トップダウンの処理と論理的思考にアクセスできるようになりました。

ある日、ダレルは学校から帰ると、父親にその日にあった残念なことを話しました。「今日のランチで、親友が新しいグループと一緒に座っていたから、悲しい気持ちになったんだ」と。この一文に、ダレルの目覚ましい成長が表れています。シーゲル博士とブライソン博士の言葉を借りれば、「名前をつけて手なずける」という強力なトップダウンの能力を、ダレルはついに手に入れたのです。[17] かつては、彼は友達を押しのけたり、突き飛ばしたりして感情を発散していたのですが、今ではそれが言語的なコミュニケーションにとって代わりました。そして、友達を打ったりせず、まず言葉で交渉し、もし助けが必要なときには、話を聞いてサポートしてくれる大人を見つけることができるようになったのです。愛情と思いやりのある大人の助けにより、ダレルはボトムアップで感情調整し、さらにトップダウンの能力を持つようになり、怒り、嫉妬、恐怖などの自分の感情を言葉にして話すことができるようになりました。

思考脳の力を讃える

・子どもが自分の経験を表現していることを**認める**

・子どもが自分の経験を話していることを認め、ポジティブでユニークな解決策を**提供する**

・**思考脳の力を称賛する**――子どもが自分で解決策を見つけようと積極的に参加することで、嫌な経験を対処可能なものに変えることができる

・**文脈**――子どもが、特定の問題やその他の将来の状況に対して解決策を見出す能力を持っていることに確信を持ち、気づきと人とのつながりには、気分を良くする素晴らしい力があることを強調する

トップダウンの戦略を身につけるために

私はどんなときでも、子どもの発達段階に応じて、準備ができるまでは、これらのアイデアを導入するのを待ちます。なぜでしょうか？　第１章で述べたように、私たちは、課題を抱える子どもたちを支援するにあたり、発達段階に応じたロードマップを使わないことがよくあります。私たちは、子ども、または一〇代の若者の準備が整い、教えられていることが実行できるようになる前に、まず彼らに教えようとします。そして、子どもが教えられたことをうまくできないと、苛立ちを覚えます。しかし、私たちは、感情的な協働調整を通して子どもたちに関わり、彼らが成長して準備が整うようにするべきであり、それをしていないのに、子どもたちに自己調整能力を要求すべきではありません。つまり、子どもを叱ったり教えたりする前に、子どもに寄り添うことが大切なのです。

脳を使って心身を落ち着かせる爽快感

トップダウンの能力を身につけた子どもは、考えるという素晴らしい力を使って、困難に対処するための効果的な方法を見つけることができるようになります。これは、自分自身をより良く理解し、苦しみを軽減し、困難な感情をうまく処理する方法を見つけることを意味します。この作業は、対人関係に基礎を置く癒しの交流という強固な岩の上に成り立っているもので、これがメンタルヘルスの基礎でもあります。

トップダウン思考を利用したアプローチは、一般的に認知的または認知行動的パラダイムと呼ばれています。トップダウンによるコントロールは、子どもたちが自分自身をより良く理解し、自分の困難な感情とつながり、それをやわらげ、自分の心の力を発見する無限の機会をもたらします。子どもや一〇代の若者にトップダウン思考の能力があれば、さまざまな効果的なテクニックやアプローチを利用することができます。協調的・能動的解決法（ＣＰＳ：Collaborative and Proactive Solutions）[18]や弁証法的行動療法（ＤＢＴ：Dialectical Behaviour Therapy）などのアプローチは、広く研究されており、激しい感情や破壊的な行動に悩む人に役立つことが証明されています。[19]

以下のリストは、ボディアップのみのアプローチから、ボディアップとトップダウンの両方を用いたハイブリッドなアプローチまで、三つのカテゴリーに分けて子どもたちを支援する方法を説明しています。

- トップダウン・アプローチ：認知療法、認知行動療法（ＣＢＴ：Cognitive Behavioral Therapy）、協調的・能動的解決法（ＣＰＳ）、弁証法的行動療法（ＤＢＴ）
- ハイブリッド・アプローチ：ＤＩＲフロアタイム、神経関係性フレームワーク（ＮＲＦ：Neuro Relational Framework）、演劇、ドラマ、アートセラピー、マインドフルネスの実践
- ボトムアップ・アプローチ：感覚・運動に基づく作業療法、アダプテッド体育（ＡＰＥ：Adapted Physical Education）、理学療法、ヨガ、バイオフィードバック、運動療法、神経学的音楽療法、セーフ・アンド・サウンド・プロトコル（ＳＳＰ）

本章の後半では、子どもたちが心を使って自分の考えや感情、行動に影響を与えることができるようにするために、私が用いているいくつかのトップダウンのエクササイズや教え方について説明します。

プレゼンテーションの重要性

まずは、子どもたちに神経系について話す際の最も重要な指針から始めましょう。**何を**話すかという内容もさることながら、**どのように**話すか、つまり感情的なトーンも重要であることを覚えておいてください。子どもたちは、批判、軽蔑、詮索などをされていると感じることがないほうが、学習に前向きになります。そして、もし子どもが誘いに乗ってこないようなら、心を広く持ち、柔軟に対応し、エクササイズをおこなう日程を変更してください。

第2章で述べたように、私が色を使うのは、大人が子どもの自律神経経路、つまり神経系のロードマップを理解するのに有効な手段だからです。しかし、私自身の職業上の経験や、親、セラピスト、教師からのフィードバックを踏まえ、私が子どもに自己調整を**教える**ときには、色を使うことはしないようにしています。カラーチャートを使うと、ある自律神経系の状態が他の状態よりも「良い」というメッセージを意図せずに送ってしまう可能性があることを知ったからです。たとえば、子どもがいたずらをしたり、なかなか落ち着かなかったりすると、先生は子どもに「色を変えてみて」と言ったりします。行動管理戦略の一環としてこのように色が使われると、子どもたちは、〈赤〉が「悪い」、〈緑〉が「良い」という根本的なメッセージを受け取ります。養育者の方からは、クラスメートが「色を変える」ように言われたのを目の当たりにした子どもが、自分もそうしなければならないのではないかと不安になっているという話をよく聞きます。

自律神経系の状態に良いも悪いもありません。ですから私は、大人になってからの子どもとの関わり方の指針として色が有効であると考えていますが、子どもに自己調整について教えるのに色を使うことは避けています。私はこの問題を、子どもたちに**自分の自律神経の経路を表す言葉を自分で考えてもらう**ことで、発達段階に応じた個別の方法で解決しています。

私たちはまず、自律神経系がどのように私たちを守っているのか、健全に理解することから始めます。そして、脳や身体の中で起こっていることに反応して、どの経路が活性化されたかを認識できるようにします。

以下のプロトコルは、私が使用しているものの一例です。子どもたちの発達段階や反応に合わせて、ぜひ活用してみてください。このエクササイズは小学生を対象としていますが、私はもっと大きな子どもたちにも使っています。一対一でおこなうのが一番簡単ですが、大人が進行役となって、少人数のグループや教室でおこなうこともできます。

子どもが自分の自律神経系の状態を認識し、名前をつけることを教える

以下を読み上げます。

（トレーナーへの注意事項：各経路をポジティブ、かつニュートラルなトーンで提示してください。）

私たちの身体は脳につながっており、脳は私たちが考えたり、問題を解決したり、自分の気持ちを把握したりするのに役立っています。私たちは、お腹が痛いとか、心臓の鼓動が速いとか、身体で感じることもあれば、アイデアや思考、記憶など、心で感じることもあります。私たちは誰でも、穏やかで幸せな気分になることもあれば、怖くなったり悲しくなったり、不快な気分になることもあるでしょう。それは当然のことであり、生きていることの一部なのです。感情は、身体が私たちを守り、健康と安全を維持するための手段です。自分の感情を把握するためには、特別な言葉を使って整理することが有効です。今日は、心の中の感情と身体の中の感覚を表す自分の特別な言葉を選ぶことを楽しみましょう。自分の特別な言葉を使って、気分を良くしたいときにどうすればいいかを知ることができます。

落ち着いていて、居心地がよく、安全であるとき

私たちの身体と心が感じる三つの異なる気持ちや感じ方について考えてみましょう。穏やかな気持ちになることもあれば、幸せや居心地のよさ、安全を感じることもあります。このように感じるとき、私たちはしばしば他の人と一緒に遊んだり、楽しいことをしたりしたくなります。このような気分になったときの例を、挙げられますか？（グループの場合は、「誰か挙げることができる人はいますか？」）あなたは何をしていましたか？　落ち着いていて、居心地がよく、安全だと感じるときのあなたの身体と心の様子を表す言葉を思い浮かべてください。

十分な時間をとってから、それぞれの子どもに自分の特別な言葉を教えてもらいます。このエクササイズのあとのワークシート（235ページ）を使って、子どもにその言葉を書いてもらったり、絵を描いてもらったりします。

強い感情がこみあげてきて動きたいと感じるとき

さて、人間が持つもうひとつの感じ方についてお話ししましょう。私たちは、落ち着かなかったり、怖かったり、怒りを感じたり、早く動きたいと思うことがあります。このような気持ちになったとき、私たちは、あとで悔やむような思いがけないことをするかもしれません。このような気分になったときの例を挙げられますか？（「誰か挙げることができる人はいますか？」）落ち着かなかったり、怒っていたり、何かや誰かから逃げ出したいような気持ちになるときの身体と心を表す言葉を思い浮かべてみてください。あなたの身体と心の様子を表す言葉がありますか？

十分な時間をとってから、それぞれの子どもに自分の特別な言葉を教えてもらいます。このエクササイズのあとのワークシートを使って、子どもにその言葉を書いてもらったり、絵を描いてもらったりします。

悲しくて、寂しくて、鈍く感じるとき

人間にはもうひとつの感じ方があります。悲しい、寂しい、動きが鈍いと感じることがあるのです。これは、身体があまり動きたがらず、友人や家族と一緒に何かをすることにも興味が持てず、楽しいことでさえもできない状態です。ときには、身体をすばやく動かせないような「凍りつき」を感じることもあります。このように感じたときのことを挙げられますか？（「誰か挙げることができる人はいますか？」）身体が重くて鈍い感じがして、遊びたくない、人と一緒にいたくないと感じたときの身体と心の様子を表す言葉を思い浮かべてください。

十分な時間をとってから、それぞれの子どもに自分の特別な言葉を教えてもらいます。このエクササイズのあとのワークシートを使って、子どもにその言葉を書いてもらったり、絵を描いてもらいます。

このエクササイズで伝えたいことは、人間は誰でも、忙しい世界に生きており、そのため私たちはこれらのさまざまな経路を定期的に循環しているということです。子どもたちには、さまざまな感情や身体的な経験を管理することは、自然なことであり、当然であることを知ってもらいたいと思います。重要なのは、子どもたちが自分の感覚や感情を認識し、気づくことができるようにすることで、自分で落ち着くことができたり、助けが必要なときに助けを求めたりできるようになることです。

多くの場合、大人は否定的な行動をなだめ、やめさせようとしますが、子どもがその行動を適応的な感情と結びつけるように深く掘り下げたりはしません。だからこそ、私たちは、自然な流れとしてこうした神経

ワークシート

＿＿＿＿＿＿＿＿の心と身体

私の心と身体が落ち着いていて、居心地がよく、安全であると感じているときの特別な言葉は「　　　　　　　　　　」です。絵にすると以下のような感じです。

私が怖いとき、怒っているとき、そして動かなければならないといった強い感情を持ったときの特別な言葉は「　　　　　　　　　　」です。絵にすると以下のような感じです。

私が悲しいとき、寂しいとき、鈍く感じるときの特別な言葉は「　　　　　　　　　　」です。絵にすると以下のような感じです。

経路を循環しているのだということを忘れないようにする必要があります。さらに、すべての自律神経経路をできる限り中立的に提示することを忘れてはいけません。

子どもたちに自律神経系の経路について教える際には、二つのメッセージを伝えたいと考えています。まず、子どもたちが自分の生理的な状態を意識できるようになることをサポートし、子どもたちが、身体と心のつながりを意識するようになったら、そのことを褒めてあげます。たとえば、「身体の合図に気づけるようになったのは、すごいね！」などですが、もちろん、子どもたち一人ひとりに合わせた言い方をする必要があります。次に、この情報をもとに、子どもたちが自分の落ち着いた経路から外れたときに「**必要なもの**」を認識できるようにします。では、その点を説明していきましょう。

子どもが自分で解決策を見つけられるように

子どもが自分の自律神経系の状態を認識したら、次のステップでは、子どもが自分の人生経験に対する自分だけの解決策を構築できるようにサポートします。ここで重要なのは、出来事に対する子どもの認識であることを忘れてはいけません。ですから、子どもの認識や体験を導いてあげることが大切です。そのため、一人ひとりに合わせた同調のアプローチに沿って、人生で起こる出来事に対する反応を**子ども自身**が理解できるようにしていきます。次の二つのテンプレートは、子どもが自分のストレス反応をどのように理解し、それをどのように積極的に考えるかを整理するのに役立ちます。協働調整が基盤であるということを忘れないでください。会話の雰囲気や声のトーンは、協調的で、前向きで、希望に満ちたものでなければなりません。

ここでは、ダレルのワークシートを例に説明します。ダレルはまず、「心と身体」のワークシートを使って、自分のさまざまな生理的状態に名前をつけて確認しました。ダレルは両親と一緒にワークシートに記入しましたが、これらは彼の回答です。答えを出すのに親の助けが必要なものもありました。

次に、ダレルは「自分の反応に気づく」というワークシートに記入しました。これは、子どもが身体と心でこれらの三つの反応をそれぞれ感じる原因となる状況、人、場所、物などを特定するテンプレートです。

最後に、ダレルは「自分だけの戦略を練る」というワークシートに記入しました。これは、子どもが穏やかで居心地がよく、安全な経路に戻るのに役立つ戦略や解決策を特定するために、個々の反応を確認するテンプレートです。


このようにして、私たちは、ダレルが自分自身の自己調整の解決策を作り出すのを支援しました。会話を通して、彼が苦痛を感じたときに落ち着くためのトップダウンの戦略を発見しました。**これらの解決策は、大人が作ったものではなく、自分で生み出したものなので、彼の身体と脳に納得のいく形で結びつき、効果を高めることができました。その効果は絶大です。**

トップダウンで考える機会を作る

往々にして、最も創造的な解決策や戦略は、子どもたち自身から生まれるものです。散歩中や車の中での会話で、子どもが大人の手助けをどのように受け止めているかを聞いてみましょう。たとえば、「あなたが動揺しているとき、あなたをサポートしたり、気持ちを落ち着かせるために、私は何をしたらいいですか」といった前向きな質問は、子どもが主体的に問題を解決し、先を見越して行動するのに役立ちます。

想起と予測

親とセラピストが子どもたちと一緒にできる活動のひとつに、「どうしたらいいか」という表を一緒に作るというものがあります。これは、子どもがある状況を想像し、その状況になったときの対策案を作成するものです。これは、「自分だけの戦略を練る」というワークシートの一種であり、困難な状況を「**思い出し**」、その状況下でのさまざまな結果を「**予測する**」という、シンプルなトップダウンのエクササイズです。このワークシートは、子どもたちが自分を落ち着かせる方法に慣れてきたときに、自己調整のための追加の戦略を構築するのに役立ちます。また、このワークシートは、実行機能を高めるための重要な活動である計画と優先順位づけにも役立ちます。

ダレルはテレビでホワイトハウスに「シチュエーション・ルーム」〔「ホワイトハウス危機管理室」とも訳され、アメリカ大統領をはじめ国の中枢を担う人が集まり、国内外の有事に対応するための会議室〕があると聞いて「ダレルとママのシチュエーション・ルーム」というエクササイズを考え出しました。このエクササイズでは、ダレルとママは、一列目に自分が気になる状況を書き、次の列にその状況に対する自分の気持ちを書き、三列目には落ち着いて行動するためにできることを書きました。ここでは、ダレルのチャートを紹介し、続いて、皆さんが各自で使えるように白紙のテンプレートをつけます。

トップダウン処理の促進――会話や対話を通じて

私たちは、探究心を持ち、判断を下さない雰囲気を作ることで、トップダウンの思考を促すことができま

ワークシートの例

ダレルの心と身体の体験

私の心と身体が落ち着いていて、居心地がよく、安全であると感じているときの特別な言葉は「**ハッピーキャンパー**」です。絵にすると以下のような感じです。

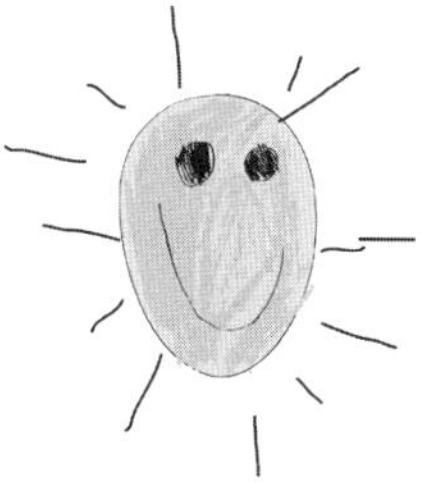

私が怖いとき、怒っているとき、そして動かなければならないといった強い感情を持ったときの特別な言葉は、「**爆発**」です。絵にすると以下のような感じです。

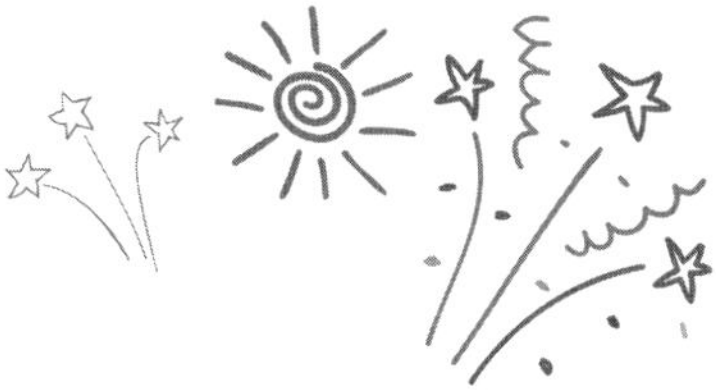

私が悲しいとき、寂しいとき、鈍く感じるときの特別な言葉は「**カメ**」です。絵にすると以下のような感じです。

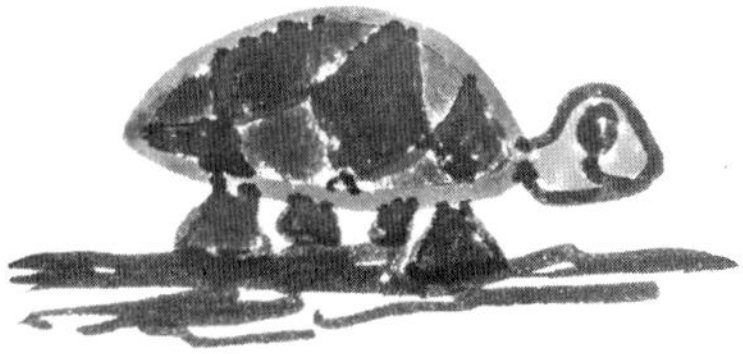

ワークシートの例

自分の反応に気づく――ダレル

自分を「ハッピーキャンパー」のように感じさせること：

週末を過ごすこと
おじいちゃんとカボチャを彫ること
おばあちゃんとクッキーを焼くこと
アイスクリームを食べること

自分の身体を「爆発」（のように感じ）させること：

学校の休み時間にたくさんの子どもたちがジャングルジムにのぼっているとき
ママとパパが自分をシッターにあずけたとき
のどやおなかが痛いとき

自分の身体を「カメ」のように感じさせること：

飼っていたハムスターが死んだとき
友だちのジャマールが足を折ったとき
吐いたとき
友だちがぼくをあだ名で呼んでからかったとき
先生に「外で一人で立っていなさい」と言われたとき

ワークシートの例

自分だけの戦略を練る——ダレル

「爆発」から、「ハッピーキャンパー」に戻るためにはどうすればよいか

花びらを吹き飛ばす（自分の好きな呼吸法）
ジャングルジムに人が2人か3人しかいなくなるまで待つ
シッターではなく、おばあちゃんの家に泊まることをママとパパに相談する
大人に自分の気持ちを伝える
横になる
ママにお話を読んでもらう

「カメ」から、「ハッピーキャンパー」に戻るためにはどうすればよいか

ぼくのハムスター、ハムレットの絵を描く
ハムスターのこと、ママとパパのことを考える
ハンバーガーを持って友達のジャマールに会いに行く
吐きそうになったとき、ママにそばにいてもらう
友だちにからかわれたとき、だれかと話す
教室の外に出さないように先生に相談してくれるようにママに頼む

ワークシート

＿＿＿＿＿＿＿＿＿の「自分の反応に気づく」

自分を「　　　　　　　　　」のように感じさせること：

＿＿＿＿＿＿＿＿＿＿＿＿＿＿＿＿＿＿＿＿＿＿＿＿＿＿＿＿＿＿

＿＿＿＿＿＿＿＿＿＿＿＿＿＿＿＿＿＿＿＿＿＿＿＿＿＿＿＿＿＿

＿＿＿＿＿＿＿＿＿＿＿＿＿＿＿＿＿＿＿＿＿＿＿＿＿＿＿＿＿＿

自分の身体を「　　　　　　　　　」のように感じさせること（「　　の心と身体」のワークシートにある「強い感情」を表す子どもの言葉）：

＿＿＿＿＿＿＿＿＿＿＿＿＿＿＿＿＿＿＿＿＿＿＿＿＿＿＿＿＿＿

＿＿＿＿＿＿＿＿＿＿＿＿＿＿＿＿＿＿＿＿＿＿＿＿＿＿＿＿＿＿

＿＿＿＿＿＿＿＿＿＿＿＿＿＿＿＿＿＿＿＿＿＿＿＿＿＿＿＿＿＿

自分の身体を「　　　　　　　　　」のように感じさせること（「　　の心と身体」のワークシートにある「悲しい」「寂しい」「鈍い」などを表す子どもの言葉）：

＿＿＿＿＿＿＿＿＿＿＿＿＿＿＿＿＿＿＿＿＿＿＿＿＿＿＿＿＿＿

＿＿＿＿＿＿＿＿＿＿＿＿＿＿＿＿＿＿＿＿＿＿＿＿＿＿＿＿＿＿

＿＿＿＿＿＿＿＿＿＿＿＿＿＿＿＿＿＿＿＿＿＿＿＿＿＿＿＿＿＿

ワークシート

自分だけの戦略を練る

「　　　　　　　　」（「爆発」のように、「強い感情」の中にいる）**から、「　　　　　　」**（「ハッピーキャンパー」のように、落ち着いた、居心地のよい、安全な状態）**に戻るためにはどうすればよいか**

「　　　　　　　　」（「カメ」のように、悲しい、寂しい、鈍い）**から、「　　　　　　」**（「ハッピーキャンパー」のように、落ち着いた、居心地のよい、安全な状態）**に戻るためにはどうすればよいか**

ワークシート

ダレルとママのシチュエーション・ルーム

何が起こったのか	どう感じたのか	何ができるのか
ドッジボールの試合で友達にバカにされた。	恥ずかしい。	冷静になるために自分に「恥ずかしいと思ってもいいんだよ」と言い聞かせ、友達や親に相談する。
隣の子がiPadを貸してくれない。	激怒。	ママのiPhoneのタイマーを5分に設定して、iPadを共有する。

シチュエーション・ルーム
または「どうしたらよいか」チャート

起こったこと	私の気持ち	私にできること

す。親であれば、気が散らないように子どもと一緒にいる時間を確保し、デジタル機器やインターネット、テレビなどの邪魔が入らないように会話のスペースを作るようにしましょう。

私たちは、自分自身を振り返ることで、トップダウン思考をモデル化することができます。たとえば、子どもと一緒に困難な時を過ごした場合、大人である自分がどう感じたかを振り返ったあと、子どもがどう感じたかを話して自分の考えを汲み取ってくれるかどうかを確認します。

たとえば、ある日のセッションで、ダレルのお母さんが「この間は怒鳴ってしまってごめんなさい。ペットのイヌが見つからなくて不安になり、ついカッとなってしまったのよ」と言いました。これをきっかけに、ダレルは母親がカッとなったときの気持ちや、愛犬が車に轢かれたかもしれないという恐怖心を話しました（幸いなことに、そのときは、近所の人がイヌを保護してくれたため無事でした）。

ターゲットを「子ども」から「人間関係」へ

ダレルの感情や行動の調整に無意識のうちに影響を与えていた傷を癒すために、最も重要な要素は何だったのでしょうか？　彼のサポートチームは、子どもの「**行動**」を変化させるべき対象として考えるのではなく、「**支援関係と個別の発達支援**」を優先するようになりました。これは、まさにダレルが必要としていたものでした。課題の原因となっていた社会的・情動的な窮屈さを、人間関係の癒しの力で解決するのです。自律神経系の調整が安定すると、ダレルは、心を使って身体を落ち着かせるためのトップダウンの戦略を学ぶことにも前向きになりました。彼のボトムアップとトップダウンの能力を支えたのは、彼を愛し、助けようとする両親、先生、セラピスト、親族、地域社会など、彼の人生に関わる多くの大人たちでした。

偏見をなくし、心の健康を促進する

残念ながら、私たちの文化の中には、メンタルヘルスに対する偏見がいまだに残っています。私は専門家の立場から、子どもの精神的な問題が、学業や医療上のニーズとは異なる扱いを受けているのを目の当たりにしています。実際には、感情的なニーズは他のニーズと変わらないのですが、心の側面に関わるため、神秘的で具体的ではないように思われ、あまり理解されていません。

心の健康については、身体の健康について語るときとは違ったトーンで話されたり、それ自体あまり語られることがありません。私たち大人が、自分の感情や、傷つきやすさ、恐れ、恥などの概念について、リラックスした状態で話すことで、子どもたちは、感情が激しく揺さぶられたり、ときには困った行動をとってしまうことが、生きていく中ではごく自然なことであるのを知ることができます。ブレーネ・ブラウンのプログラム、著書、ライフワークは、私たちが自分の弱さを隠すのではなく、受け入れることに焦点を当てています。[20]

トップダウン思考の素晴らしさ

時間が経つにつれ、ダレルは思考脳を使って、しばしば予測不可能な〈赤の経路〉の身体の反応を理解する能力を身につけていきました。**実は、これは驚くべきことです。彼はニューロセプションを経験し、それを知覚に変えていました。**[21] つまり、彼は自己認識を深めていたのです。ある日、学校で大変な思いをしたあとのセッションで、ダレルはこう言いました。「今日は〝ハッピーキャンパー〟と〝爆発〟がけんかしていたよ」。そこでお父さんが聞きました。「どっちが勝ったんだい？」ダレルは親指を立てて「イイネ！」のジェスチャーをしました。ハッピーキャンパーが勝ったようです。ダレルの笑顔と父親の喜びようは、脳を使って身体の感覚を落ち着かせ、整理することの素晴らしさと効率のよさを示す素敵な例でした[22]。

第6章のポイント

・行動上の課題を抱える子どもたちを支援するうえでのＩＤＥＡとは、

1. 子どもの成育歴を尋ね、行動を追跡してパターンを発見する。
2. どのような状況が子どもの苦悩につながっているかを判断する。
3. 調査によって明らかになったきっかけや根本的な原因を検証する。
4. 行動の原因となっている発達上の問題に、まず私たちの関わり合いを通して対処し、必要であれば、ターゲットを絞った治療的支援をおこなう。

・あそびは、子どもの社会情動的発達のギャップを埋めるのに役立ちます。子どもは、考えや感情、アイデアについて話す方法を学び、自分の経験を他の人と共有する世界を開くことができます。

・子どもがトップダウンで機能しているときには、知性を使って自己調整し、先を見越して計画を立て、問題を解決することの力と素晴らしさについての戦略や会話をうまく導入することができます。

III

ニューロダイバーシティ、トラウマ、そして未来への展望

第7章 自閉症とニューロダイバーシティを持つ人の行動
注意深く対応する

ものの見方を変えれば、何を見るかも変わる。
――ウェイン・ダイアー博士

　ノートンは今、八歳です。四歳のときに「高機能自閉症」と診断されました。両親はすぐに言語療法、作業療法、社会技能訓練などの治療を受けさせ、ノートンはこれらの治療によく反応しました。私が彼のかかりつけの小児科医に電話して、自分が発達心理学者として彼を担当していると自己紹介したとき、彼女はノートンのことを「独創的で素晴らしい」と評しました。私たちは、彼が楽しくて好奇心旺盛な子どもであり、学業でも良い成績を収めるだろうという点で意見が一致しました。

　ノートンの両親は、彼を地元の私立学校に入学させ、彼は優れた視覚と聴覚の記憶力のおかげで優秀な成績を収めました。しかし、学校側は彼の行動上の違いを許容してくれませんでした。ノートンは指をよく鳴らします。その音は、教室にいるみんなの注意を引くほど大きなものでした。ノートンは、自分の指を見ているときは静かに鳴らすことができました。ノートンの両親は、ノートンが指を鳴らすことについては気にしていませんでしたが、ノートンが二年生になったとき、担任の先生は、ノートンの指を鳴らす音がうるさく、授業に悪影響があるとして学校に行動介入計画を提出するよう求めました。

先生の依頼を受けてすぐに、ノートンの両親と私は、支援のためのさまざまな選択肢について話し合いました。議論の中で、私たちはジレンマに直面しました。ノートンが指を鳴らすのをやめさせることにターゲットを絞るべきか、それともまず、ノートンにとっての、指を鳴らすことの意味や価値を考えるべきか、ということです。

これは、ニューロダイバーシティを持つ子どもの非定型的な行動を考える際に、つねに考えておかねばならない質問です。その子にとっての機能を理解する前に、その子の行動を変えるように促すべきなのでしょうか？　それとも、その行動が子どもにとってどのような役割を果たしているのかについて心を開き、自分の信念や期待を変えてみるべきなのでしょうか？

私は長年にわたり、自閉症スペクトラムと診断された子どもたちの行動がどのように理解され、解釈され、管理されているかに関心を持ってきました。私が最も心配しているのは、複雑なコミュニケーションの問題を抱える子どもたちや一〇代の若者たちです。このような子どもたちはしばしば「非言語的」と呼ばれますが、私はこの言葉は不正確で思いやりに欠けると感じています。**私はこのような子どもたちを「非発話者」とか「文字でコミュニケーションする人」と呼んでいます。これらの言葉は、子どもたちの課題が必ずしも言葉や思考のレベルではないことを認めているのです。**大人はこのような子どもたちに対して、表面的な行動を変えることに焦点を当てた、厳格な「トップダウン」のアプローチをおこないます。本書では、一章を割いてさまざまなアプローチを紹介しています。

前の章で述べたように、私は博士課程修了後に多職種のチームに参加した経験から、子どもの個人差を尊重することの重要性を学びました。[1]自閉症を持つ人をサポートする場合は、個人の違いを尊重することが特に大切です。なぜなら、このスペクトラムに入る人は、実に多様な特徴を持っており、二人として同じ人がいないからです。言語療法士、作業療法士、視覚療法士、理学療法士、小児科医、小児神経科医などが参加する学際的なチームの一員として、私は子どもの脳と身体の処理が、発達や行動、精神的な健康にどのように影響するのかという視点を得ることができました。脳の異なる領域を専門とする人々から多くの情報を得たことで、私は子どもたちがそれぞれの脳と身体のつながりに「**適応する**」ためにどのようなことをしているのかについて、理解することができました。その結果、私は行動を必ずしも「障害」として認識するのではなく、行動そのものに興味を持つようになりました。

研究者たちは、自閉症の子どもたちの行動を理解するのに役立つ、感覚過敏、胃腸の問題、睡眠障害、不安など、多くの重要な分野を研究してきました[2]。自閉症スペクトラムの子どもたちの多くは、これらの分野のひとつまたは複数に課題を抱えています。自閉症における感覚過敏の発生率は非常に高いため[3]、ＤＳＭの最新版であるＤＳＭ－５では、自閉症の診断基準に、今までにあった感覚鈍麻や反応低下に加えて、感覚過敏が追加されました。研究者たちは、自閉症と診断された子どもの少なくとも五六～七〇％が、感覚過敏の基準を満たしていると推定しています[4]。

子どもの感覚的な反応やその他の個人差が、観察可能な行動にどのような影響を与えるのかを理解し、その理解をもとにそれぞれの子どもをどのようにサポートするかを決定することが重要です。

二〇年前でさえ、私は自閉症児を育てている親に警鐘を鳴らさず、自閉症の「異常な」行動を改めるように警告しませんでした。むしろ、これらの行動をまず尊重し、理解することを提唱しました。自分が間違っていたらどうしようと思うこともあり、自分の直感を疑うこともありました。発達の初期は、子どもの変化

を促す絶好のチャンスの時期であり、子どもの一日の中のすべての瞬間が、子どもの発達をサポートするための重要な機会であるため、慎重になることも必要でした。

多くの子どもたちが抱えている重いストレスを認識することを、治療の指針とするべきですが、実際は、多くの子どもたちが抱えているストレスの重さに、大人が気づかずにいることがあります。

幸いなことに、私が博士課程を修了した一九九〇年代には、神経科学の原理を臨床に応用することについて、豊富な情報が得られていました。二〇〇〇年に発表された画期的な報告書「ニューロンから隣人へ(From Neurons to Neighborhoods)」は、子どもの脳と社会性の発達に関する豊富な研究結果をまとめたもので、私がおこなっていた強みベースのアプローチへの迷いを解消するために必要なデータを提供してくれました[5]。この報告書には、家族や幼い子どもたちとの関わりの中で、最も重要である概念について書かれていました。**「自己調整は、子どもの発達の最も重要な基盤であり、各発達段階の行動のすべての軸となる」**[6]。私が目にした治療計画の多くは、子どもの感情調整への影響を考慮せずに、行動を変化させようとするものでした。しかし、私にとっては感情調整が**一番**の問題であり、親たちには、このメッセージを子どもの支援チームに伝えるように勧めました。

それから二〇年が経ち、人間関係を通じた感情調整をサポートすることが、臨床実践の指針となるべきだということが、専門家の間で合意を見るところまで来ました[7]。自閉症支援の分野ほど、このことが求められているところはありません。自閉症の専門家で作家のテレサ・ハムリンは、自閉症の治療アプローチでは、不安やストレスの影響が見落とされていると考えています[8]。多くの子どもたちが抱えている重いストレスの負荷を認識することは、治療の指針となるどころか、対処されないことが多いのです。ハムリンは、「今日のほとんどの治療法は、社会性、コミュニケーション、学校での行動を改善させることに重点が置かれています。しかし、見落とされがちなのは、ストレスに対処しなければ、これらの目標を実現することはできないということです」(2)と述べています。

私が採用した発達的で人間関係に基づくアプローチが有効であることは、かつてのクライアントが成長してから私にさまざまなことを報告してくれたことからも明らかになりました。今では青年になっている元クライアントたちは、自分が受けたさまざまなセラピーのよかった点、悪かった点を喜んで報告してくれます。彼らの人生の物語を聞くことは、インスピレーションを与えてくれますし、カンファレンスで出会ったほかの多くの若者たちの視点や、彼らの本やブログの記事を読んだときにも共感を覚えます。

私は日頃から、かつてのクライアントやその親に、一緒にセッションを重ねたことについて何か思い出はないかと尋ねています。若い人たちは「いつも楽しかった」と言ってくれます。親御さんからは、「子どもには能力があると思うように励ましてくれた」と言われます。ここでは、自閉症スペクトラムと診断された子どもたちの行動について考えるときに浮上する問題をいくつか見てみましょう。

子どもにとっての行動の適応上の利点や、その介入が子どもの発達中の自己意識や他者への信頼にどのように影響するかを考慮せずに、表面上の行動を変えようとするとどうなるでしょうか。本章では、これらの疑問に対する答えを探ります。**子どもの行動が子ども自身の身体と心の経験の中で何を表しているのかを発見するまで**では、子どもの行動を判断するのではなく、支持するほうが利点があります。本章ではさらに事例を紹介します。

個人差を判断するのではなく、認めること

実は、私たちは生まれたときから子どもの行動を無意識に評価しています。手がかからず、あまり泣かず、夜も起きないでぐっすり寝てくれて、気分が予測できてわかりやすい新生児を見て、「なんておりこうさんなのでしょう！」と言うかもしれません。私たちは自分でも気づかないうちに、養育者や教師など、ケアの提供者としての自分の生活を楽にしてくれるような行動を評価するという文化的な偏見に囚われています。これは、たしかに致し方ないことかもしれません。子どもたちが学校に通うようになると、私たちは、聞き上手で指示に従うことができ、じっと座っていて、テストで良い結果を出すことができる子どもたちを褒め、良くできると高い評価を与えます。

私たちは、このような「良い」行動を肯定的に評価することが多いのですが、それが、特に教育の場において、「手のかからない子」の特性から外れた性質を持つ子どもたちに送っているメッセージであることに気づかないことがあります。たとえば、じっとしていられる子はそうでない子よりも優れている、騒がしいよりも静かなほうがよい、などです。このようなメッセージは、集団教育の目的には適しているかもしれませんが、子どもたちの行動を通して示される個々の違いを理解し、評価し、判断することの重要性を無視しています。評価しないことこそが重要なのです。

専門家は、子どもの行動の違いを、子どもの身体と脳の情報伝達経路を通じた情報の処理方法への適応として捉えるのではなく、自閉症診断のチェックリストの一部としてレッテルを貼ることが非常に多く見受けられます。すべての行動には動きと感覚が伴うため、自閉症研究者のアン・ドネランは、自閉症と診断された人の行動の個人差を表すために「感覚と動きの違い」という言葉を使っています。(10)

子どもであればじっとしていることは難しく、特定の環境下で許容される以上の方法で身体を動かすこと

はままあります。しかし、その行動が他の子どもたちの邪魔になる場合はそれが問題視されます。教師が教室での生徒の行動を管理する必要があることは理解できます。しかし、「不適切であるとレッテルを貼られた人が、実は自分の人生の状況を楽にするために調整と適応を絶妙に組み合わせて使っている」ということ、そしてそれが、非常に複雑で高度な適応であることが見落とされがちです。[11]

能力を推定することの重要性

子どもたちの身体に、本来持っていないことをするように強要すると、子どもたちの自己認識に悪影響を与え、子どもたちにさらなるストレスを与えることになります。意思疎通が難しい自閉症の作家、イド・ケダーは、「私の身体は、それ自体が問題なのです」と書いています。[12] そして、「専門家」は彼を助ける方法を理解していなかったと述べています。「私があまりにも頭が悪いと思われたのか、あるいは、私が彼らのやり方とは異なる方法で学んだために、私が学んだことを見抜けなかっただけなのかもしれません」。[13]

私たちは、子どもたちの身体と脳が、周囲の環境や世界での経験を管理するために、どのように行動を利用しているかを理解する必要があります。

だからといって、行動に対して自由放任主義をとるべきではありません。しかし、子どもの行動を病的とか、無秩序とか、あるいは意図的に困難を選択したことを反映していると決めつけることなく、**細心の注意**を払い、個人差に気を配る必要があるのです。子どもの**能力を推測する**とき、私たちは子どもの行動が身体の合図に必要な適応を反映したものであると考えます。私たちは、子どもたちの身体と脳が、周囲の環境や世界の中で生きていくという経験を管理するために、どのように行動を利用しているかを理解する必要があります。行動の適応機能を理解すれば、子どもの自律性と独立した意思決定の感覚を高めるために、介入すべきかどうか、どのように介入すべきかを判断することができます。

もちろん、子どもの行動が家庭生活や学校生活に大きな支障をきたす場合には、しかるべき修正や対処法をとることが必要になることもあります。このような問題が発生した場合、親はつねに多職種のチームと協力する必要があります。さらに、第8章で検討するように、子どもがさらに有害なストレスパターンに陥っていたり、トラウマを経験していたりすることを示す行動にも注意を払う必要があります。このようなケースでは、子どもが人間関係的な安全性と、集中的で肯定的な関係的支援を早急に必要としていることを示す行動が見られます。

では、なぜ行動を排除する前に、その行動を理解する努力をしなければならないのでしょうか。身体には知恵があり、それを子どもたちに理解してもらう必要があるのです。私たち大人は、子どもの問題行動に接すると、即座に怒りを爆発させてしまうことが多く、最初の反応として本能的に、子どもに正しいと思われる行動を教えようとします。それは、親や教師として教室の秩序を保つために必要なことかもしれません。しかし、私は、ニューロダイバーシティを持つ子どもの行動の違いに対する私たちの自動的な反応をいったん停止し、再考することはよいことだと思います。**そうすることで、子どもたちに自分の身体からの合図を尊重することを教えたり、子どもたちが個々の違いを尊重した独自の創造的な解決策を考案することに関与できるようになります。**これは、自閉症スペクトラムと診断された直後の集中的な支援の一環としておこなわれる、おだてたり、行動を強化、または強化しない方法などとは対照的です。

指を鳴らさずにはいられないノートンの場合、数年間にわたってさまざまなアプローチをおこないましたが、指鳴らしを減らすには効果が見られませんでした。あるとき、先生は行動表を導入し、ノートンが指を鳴らさなかったときにシールを獲得でき、毎週一定の数のシールがたまったら賞品をもらえるようにすることを試みました。しかし、いつになってもシールの数は賞品をもらえるまでには集まらず、そのことでノートンは非常に悩み、自らを監視し、過敏になってしまったため、先生はこのアプローチをやめることにしました。

いっぽう、私のオフィスでおこなわれた親を介したプレイセラピーのセッションでは、ノートンは日常生活で彼にストレスを与えているさまざまなシナリオをロールプレイして楽しみました。私たちのセッションは、ノートンが自分の心の中にあるものを両親や私に伝えるための自然で楽しい機会となりました。あるセッションで、彼は私に学校の行動療法士の役をするように頼み、自分は、自分自身を演じることを選びました。行動療法士がノートンの指鳴らしを抑えるためにどれだけ努力しているかを知っていたので、私はこの機会に調べてみることにしました。私は、行動療法士に扮して聞きました。「そんなに指を鳴らさないように、と言われると、嫌な気持ちになりますか？　教えてください」。するとノートンは、すぐさま「はい」と答えました。「ぼくは、不安になると指を鳴らしたくなるのです」。

ノートンの両親と私は、この力強い瞬間に立ち会いました。この安全な空間で、ノートンが最も信頼している人々とあそびながら交流し、彼は感情を言葉で表現することができたのです。この瞬間は、発達上の重要な節目を表していました。ノートンは、私たちに、彼がどのように世界を体験しているかを覗き見る窓を提供し、不安を感じたときに本当は彼を助けていた対処のための行動を変えようとする大人について、実は彼がどう感じているかを説明してくれたのです。

私たちは、子どもたちに手や身体を動かさないようにとか、おとなしくしなさいなどと言います。私はこの点について、疑問を感じます。子どもたちの身体が、その場に適応しようとして動くように子どもに命じているのに、それを大人が止めることは、子どもの神経系にとって、良きにつけ悪しきにつけ、どのような

影響を与えるでしょうか。ノートンが不快だと感じるようなメッセージを、私たちは知らないうちに他の子どもたちにも与えているのではないでしょうか。

幸運なことに、私はその日のセッションをビデオに撮っていました。私は、親への報告会で再生できるように、しばしばセッションを録画します。その録画を見て、私たちはみな、ノートンが自分の行動について簡潔かつ深遠に説明していることにあらためて強く感銘を受けました。私は、社会情動的発達、自閉症の治療とサポートについて仲間の支援者を訓練するときに、ノートンのビデオを見てもらいます。これはノートンの両親も快く許可してくれました。

私たちの多くは、自閉症児から学ぶことには抵抗を覚え、自閉症児に教えることを好むのではないでしょうか。たとえば、感情の言語を教える専門家もいます。よくある戦略として、さまざまな表情が描かれたカードや本のページをめくって、表情と感情をセットで覚えさせようとするものがあります。これを実施しているセラピストは、善意で懸命に努力しています。しかし、前章で学んだように、子どもが自分の身体の中にある感情や感覚、考えを発見するのを、あそびながら根気よくサポートすることで、より有機的にこの目的を達成することもできます。これは、体験を身体に落とし込むと言われるものです。(14) **悲しいとか、怒っているとか、そういうことを自分の身体で感じることは、絵や写真をドリルやエクササイズのように識別するのとは大きく異なる体験です。**

ノートンの分水嶺となったセッションのあと、私たちは彼の教師や専門家を含むチームミーティングを開催し、彼の行動に対するさまざまなアプローチを調整しました。チームの何人かは、ノートンに指鳴らしを別の目立たない戦略に切り替えることを勧めようとしました。しかし、ノートンは、指を鳴らすことで不安が解消されると説明しています。したがって、もし私たちがほかの行動に変えるようにノートンに伝えると、彼の身体の自然な傾向や自己同一性の発達に関して、ノートンに否定的なメッセージを送ってしまう可能性があります。私はこの点を考慮するように勧めました。

この会議でチームは、指を鳴らすことをノートンにとって親しみやすく、落ち着く動きのひとつとして捉え直し、それを尊重することにしました。担任の先生は、行動をなくすためにシールを貼るのではなく、ノートンの自信をサポートする質問やコメントをすることにしました。また、ノートンが指を鳴らすときには、ノートンの能力を前提とした思いやりを示すことにしました。彼らは、自分自身を治療的に活用することで、これらのサポートを提供しました。つまり、温かさと受容を伝えるために自分の〈緑の経路〉にアクセスし、子どもに尋ねるのです。「あなたの身体は、あなたが今どのように感じていて、何を必要としているかについて、あなたに何かを伝えていますか？」「今私があなたにしてあげられることはありますか？」

もちろん、チームはノートンが不安をやわらげるための、他の人の集中を妨げないような方法を発見するのを助けるようにすることもできました。子どもが代わりの行動を見つけるのを助けることは本質的に悪いことではありません。しかし、子どもの行動について、意図的に、より明るいメッセージを伝えることには利点があります。私たちは、ニューロダイバーシティを持つ子どもやクラスのすべての子どもたちに、寛容と自己受容の希望に満ちたメッセージを提供することができます。

この場合、動きや行動の多様性を自動的に否定的に判断してはいけないというメッセージが込められています。

ノートンが指を鳴らすのをやめようと十分に努力していないことに不満を示す代わりに、彼の生活の中で大人たちが思いやりと寛容さを示すようになったのです。このメッセージは、より強固な〈緑の経路〉を作るのに役立ちました。チームは、代替行動を提案するのをいったん棚上げしました。そして、思いやりを示

すだけで、他の介入を一切おこなわなかったのにもかかわらず、ノートンの指鳴らしは約三分の一に減少しました。そして、翌週のミーティングで、代替行動について話し合いました。私は、**ノートンが自分の不安を言葉にして伝えるようになったことで、彼のストレス負荷が減ったのではないかと推測しました。**

ノートンは、周りの人が自分の行動に新しい理解を持ってくれたことから恩恵を受けました。担任の先生は、ノートンが指を鳴らしてもあまり気にするのをやめました。そして、ノートンが身体を落ち着かせる別の方法を見つけられるように働きかけました。いっぽう、チームミーティングに参加した作業療法士は、ノートンが自分にとって落ち着くと感じるさまざまな感覚戦略の幅を広げるように促すことで、代替行動をやさしく探りました。その結果、ノートンは最終的に、必要性を感じたときに手を握って感覚的な刺激を自分に入力することを選ぶようになり、それが心を落ち着かせると報告しました。**ノートンは自分が大切にされ、理解され、安全であると感じたので、スムーズに新たな方法へと移行することができました。**そして、ノートンは不安を感じたときに、周りの心配してくれている大人にサポートを求めるという、新たな強力な手段を手に入れたのです。

ノートンは言葉で自分の感情を説明することができるようになりましたが、その陰には、何年にもわたり、楽しく、安全で、心の通い合うような関係性を提供する養育過程があったのです。そのおかげで、こうした能力の種が蒔かれました。(15) 第2章では、社会情動的発達が信頼できる大人との情動の調整から始まり、それが双方向のコミュニケーション、社会的問題解決、そして感情に言葉をあてはめ、最終的にその情報を他者と共有する相乗的な統合能力へとつながることを説明しました。**ノートンの場合、長年にわたる何千回もの相互作用のすべてが、自律性、協調性、コミュニケーションのつながりを感じさせる結果となりました。**

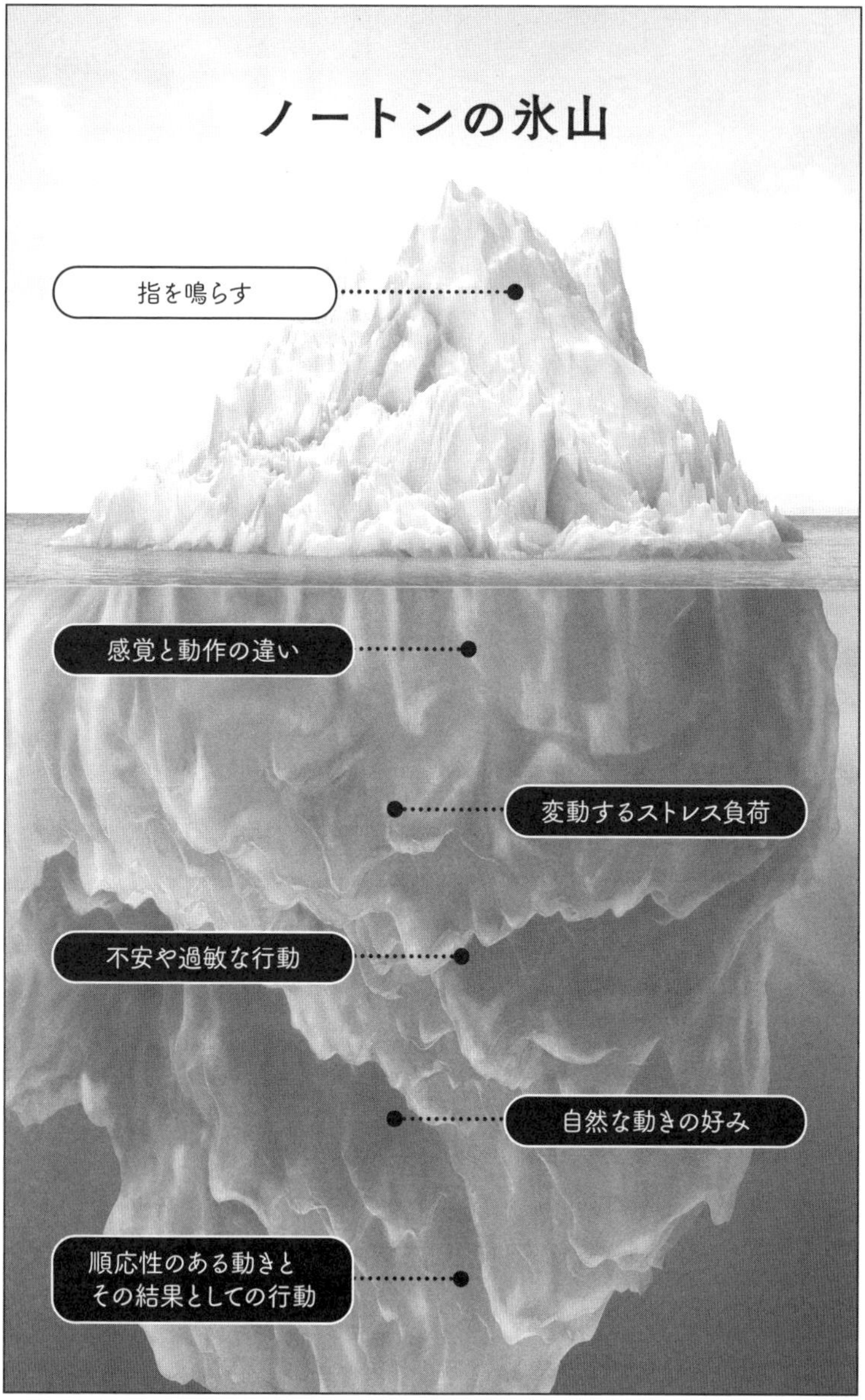
ノートンの氷山
指を鳴らす
感覚と動作の違い
変動するストレス負荷
不安や過敏な行動
自然な動きの好み
順応性のある動きと
その結果としての行動

能力の推定

この新しいパラダイムでは、障害や異なっていることに焦点を当てるのではなく、私たちが行動上の課題と考えていることの適応性を評価します。このアプローチでは、子どもの脳と身体のつながりの知恵を尊重します。行動の系統的で適応的な性質を見るようにレンズを変えると、特定の行動を軽蔑する代わりに、自然にその価値を認めることができます。ポージェス博士はこう言っています。**「多くの人は、個人差の根底にある神経基盤を調査して理解しようとしません。しかし、こうした行動は不随意に起きています。子どもたちに、基本的にその行動は悪いことだと伝えています。子どもに悪いと伝えるのではなく、教育的プロセスにおいては、人々が持つ唯一無二の感性を祝福することもできるはずです」**[16]。

この新しい視点は、脳と身体のつながりについて、私たち全員がより深い理解と評価を得る機会となります。この点は、今日主流となっている自閉症治療では見落とされています。

ジェネル——間違ったアプローチが問題を悪化させる場合

ジェネルは、二歳のときにコミュニケーションの表現力と受容力の遅れが認められ、三歳のときに自閉症と診断されました。また、社会性にも問題があり、ひとりで遊ぶことや、友達よりも大人と一緒に遊ぶことを好みました。歌の一部を繰り返し歌ったり、授業中にクラスメートの頭や腕を触ったりする癖があり、よくトラブルになっていました。小学校一年生になると、クラスのほかの子どもの邪魔になるので、特に問題になりました。

ジェネルの学校のサポートチームは、ジェネルの行動をよりポジティブなものに変えていくための行動計画を立てました。担任の先生と学級委員が彼女を褒め、静かに作業する、歌わないなどの望ましい行動を強化しようとしました。この方法では、測定可能な結果については、わずかな変化しか得られなかったため、一か月後、彼らはさらに別の方法を追加しました。チームは、ジェネルが問題であるとされる行動をとったときには、先生がまず止めるように指示することにしました。三回注意してもやめない場合は、補助スタッフがジェネルに同行して廊下に出て、「落ち着くための部屋」に行きます。これは、教室での活動が困難な子どもたちのために用意された、かつては倉庫だった小さなスペースです。サポートチームは、他の子どもたちに触れたり、歌を歌ったりすると、悪い結果につながることをジェネルが学ぶことを期待していました。

初めて担任の先生が補助スタッフに、ジェネルを「落ち着くための部屋に連れていってください」と指示したとき、ジェネルは混乱しました。ジェネルはその部屋に連れていかれる理由を理解していませんでした。しかし、補助スタッフが無言で部屋まで一緒に歩いている間、ジェネルは補助スタッフの冷たさを感じ取っていました。大人が親しげに話しかけてくることに慣れているジェネルは、その沈黙と、補助スタッフが彼女の手をしっかりと握っていることに違和感を覚えていました。補助スタッフがドアを開け、ジェネルに「中に入ってください」と指示し、大きな鍵の音とともにドアが閉まりました。補助スタッフはジェネルに「三分間ここにいましょう」と静かに告げ、椅子に座り、ジェネルとはコミュニケーションをとりませんでした。

教室に戻ってきたジェネルは、より静かになり、誰にも触れませんでした。担任の先生は、このやり方が功を奏したと思ったのですが、実際には、ジェネルの神経系は〈緑の経路〉から〈青の経路〉に移行していました。誰もいない狭い部屋に座っていることと、安全の合図を出さない大人の存在が、ジェネルの自律神経系に大きな影響を与え、彼女を内的な苦痛に陥れていました。穏やかな学習体験どころか、ストレスを与えていたのです。ジェネルは発達上の違いのため、自分の気持ちを表現することができませんでした。また、極度の恐怖を感じたことで、気配りのできる献身的な両親が学校や家庭で築いてきた関係性の安全基盤が損なわれてしまったのです。

翌週、母親が学校に送っていったとき、ジェネルは車から出ようとしませんでした。母親は驚き、心配しました。翌日、母親とデパートに買い物に行ったとき、ジェネルは試着室を見て、閉めるときのロック音を聞いてパニックになりました。過呼吸になった彼女は泣き始めましたが、母親には理由がわかりませんでした。今まで見たことのないわが子の行動に不安を感じた母親は、翌日、私に電話をかけてきました。私たちはジェネルのいないところで会い、学校で行動記録をつけているジェネルの担任の先生と補助スタッフの協力を得て、状況を分析しました。私は、「落ち着くための部屋」での出来事が、子どもにとってトラウマとなるような記憶を作り出したのではないかと考えました。

何が起こったのでしょうか？　固有のニーズを抱えている子どもが、ある状況に適応しようとしてとっている行動を、表面的に変えることができるものだと誤って判断し、さらに子どもから社会的支援を取り上げると、**問題を悪化させる**ことになります。**治療がさらなる問題を引き起こす**という医原性のトラブルを生み出してしまうのです。これがジェネルに起こったことです。

ジェネルの行動は、他者を混乱させようとか、注目を集めようとする意図を持ったものではありませんでした。私たちが自閉症児に接するとき、意図的な不作法と子どもの固有の脳配線からくる反応とを区別する必要があります。ジェネルの例から、それがよくわかります。この区別をつけることを怠ると、ある特定の行動は不作法なもので、子どもが意図的にやっているという誤った仮定をしてしまい、弱い立場にある子どもたちに不用意にストレスを与えてしまう可能性があります。ジェネルが歌ったり、仲間に触ったりしたのは、彼女の感覚が過剰に反応するため、自己受容的な入力が必要だったことを意味していました。さらにこうした行動は、いろいろな刺激に満ち、次々と感覚に信号が入力される教室内で、ジェネルに起きてくる神経系の反応に対する、彼女の身体の本能的で適応的な反応でもありました。

自閉症に関する新たな視点

ラトガース大学の計算論的神経科学分野の研究者であるエリザベス・トーレスは、自閉症における行動が、根本的な生理学的差異に対処しようとする試みを反映していることを研究しています[17]。彼女が、仲間の研究者であるキャロライン・ワイアットとともに開発した「運動－感覚の観点（movement - sensing perspective）」と呼ばれる自閉症の理論モデルは、運動と感覚の根本的な差異が自閉症の主要な特徴であることを示唆しています。この新しいモデルは、自閉症を社会的認知、相互作用、コミュニケーションの障害とする現在のＤＳＭパラダイムとはまったく対照的です[18]。彼らのモデルが正しければ、自閉症児の行動上の違いを理解し、治療し、支援する方法に大きな影響を与えることになるでしょう。

二〇一三年に私が共同議長を務めた自閉症学会で、エリザベス・トーレスの研究発表を初めて聞いたとき、私は講演中に歓声をあげたくなるのを我慢しなければなりませんでした。彼女が発表した、自閉症の行動が神経系の双方向の情報ハイウェイにおける複雑な差異を表しているという見解は、現在受け入れられている、あるいは過去に提唱されたどの理論よりも理にかなっていました。彼女の研究は、私が長年読んできたアン・ドネランの研究を思い出させてくれました。ドネランは、前述のように、行動（動作）は、人がそれぞれの神経生物学に基づいて自然におこなう調整と適応で構成されていると考えています。ポージェス博士は、「行動は、人間関係を含む環境に関する個人のニューロセプションに対する、生存に基づく適応であると考える」と述べています。トーレスの発表を聞いて、このポージェス博士の知恵に満ちた言葉も思い出しました。

ニューロダイバーシティのある集団における行動上の課題にアプローチする際には、特定のグループの行動や特徴は典型的なもので、こうした行動が障害によって「引き起こされる」という概念を超えなければなりません。IEPでは、「この行動は自閉症の子どもによく見られるものです」という言葉をよく耳にします。親を安心させるためかもしれませんが、多くの人が、このような発言は否定されたように感じるといいます。**実際には、自閉症やその他の発達の状態にはあまりにも多くのバリエーションがあるため、このような一般化は役に立ちません。また、子どもの個性を軽視しているともいえます。**

もうひとつの間違いは、標準化された認知機能テストで子どもが低いスコアをとった場合、この点数が、ニューロダイバーシティを持つ子どもの集団の知的機能を正確に反映していると思い込んでいることです。「認知機能が平均以下」というのは、自閉症においては特に有害なレッテルであり、慎重に使用しなければなりません。なぜなら、従来のIQテストの多くは、特別支援を必要とする集団の知能を過小評価しているからです。**子どもはテストの問題の答えがわかっても、ストレス反応や感覚・運動の違いのために、評価者に答えを示したり話したりすることができないのかもしれません。**[19] 彼らの知能を過小評価することは、多くの子どもの期待値、IEP目標、教育カリキュラムを低下させるという意図しない結果をもたらします。

ジェネルは、決まったフレーズの歌を歌い続け、物や人に触れたがるので、学校で心配されていましたが、その理由を考えてみましょう。子どもは自分の生理機能に適応していくというレンズを通して見れば、彼女の「問題のある」行動を減らすための罰則パラダイムがうまくいかなかった理由がわかるでしょう。私たちは、行動を評価する方向にシフトすることにしましたが、ジェネルは鍵のかかったドアを怖がるようになってしまったという、さらなる問題がありました。

ボトムアップの原因とポジティブなサポートに注目

私は、チームに新しいアプローチを勧めました。最初のステップは、一歩立ち止まってジェネルの行動を評価し、それが彼女にとってどのように適応しているかを考えることでした。このように時間をかけて行動するための神経科学的な根拠は、ラトガース大学のトーレス博士の研究にあります。トーレス博士は、「運動－感覚の観点」から、『自己刺激行動』、視線をそらす、儀式的な日課など、症状とされる多くの行動は、**知覚と行動の安定性と制御を支える対処メカニズムとして理解することができるかもしれない**」と説明しています[20]。言い換えれば、自閉症で見られるこれらの行動は、子どもが感覚系を通して世界から情報を取り込み、その情報に基づいて対処するのに役立っているかもしれないということです。

私はチームのメンバーに、ジェネルが繰り返し歌うことや、儀式的に物に触れることは、実際には適応や対処のメカニズムであることを理解し、考えを改めるように勧めました。教室でこのような行動をとるのは、彼女が聴覚系では感覚の過剰反応を、固有受容感覚系では感覚の過小反応を持っているからです。このように、彼女の行動は、教室という環境に耐え、より快適に感じるためにとられていたものだったのでしょう。

この仮説に基づいて、私たちは、彼女が「落ち着くための部屋」に連れていかれたことで生じたストレスやトラウマ的な記憶をもとに戻す作業をおこないました。まず、**彼女の行動に対するすべての罰をやめ、彼女が再び教室で安心して過ごせるようにするための中心的な戦略として、人間関係による安全性を高めることにシフトしました。**次に、彼女の行動が注目を集めようとしている、あるいは要求から逃れようとしていると誤って考えていたかもしれないことに同意し、彼女の行動は彼女の生理的な適応であると考えるようにしました。

私たちがアプローチを変えた理由は、トップダウンの戦略で行動を排除しようとすると、問題がボトムアップ処理にあるという事実が無視されてしまうからです。私たちにはもうひとつの選択肢がありました。それは、こうした一連の行動は、私たちの身体が不快に感じたときに意識せずに姿勢を整えるように、ジェネルが自分でおこなった「個人的な調整」であると捉えることです[21]。

そこで私は、**ジェネルが自然に求めている身体へのフィードバック**を利用したセラピー、つまり音楽やタッチ、リズムを利用したセラピーを増やすよう、両親に勧めました。彼女の自然な傾向を消そうとするのではなく、その傾向に寄り添うようにすることを勧めたのです。トーレス博士の研究室では、このような経験は、感覚や体性運動経路を鍛え、他の神経発達プロセスをサポートするという理論を提唱しています[22]。

幸運なことに、ジェネルの言語療法士が、神経学的な音楽療法をおこなっている専門家を両親に紹介してくれました[23]。この介入方法はジェネルの生まれ持った傾向性にぴったりでした。この療法士はジェネルとのセッションの中で、さまざまな楽器、音、リズムを用いて、ジェネルが自分の身体の動きをより身近に感じられるようにしました。安全なセッションの中で、才能豊かで人間関係作りの能力の高いセラピストと一緒に音を探求することで、ジェネルは初めて、音を快感として経験しました。彼女の母親はセッションの様子を短いビデオクリップに収め、チームのほかのメンバーと共有しました。私たちは、音楽と動きの革新的な使い方と、セラピストや母親と一緒に踊ったり歌ったりしているジェネルの楽しそうな顔に感嘆しました。

さらに、ジェネルの作業療法士は、チームのメンバーと会い、感覚と運動の楽しい体験をサポートするために、どのような協力ができるかを話し合いました。特に、ジェネルの身体意識を高めるような、音やさまざまな動きを含んだものにはどのようなものがあるか探ってみました。

神経発達の観点から、さまざまな治療法やサポートを文脈に沿って整理してみるとよいでしょう。言い換えれば、ある治療法がボディアップなのかトップダウンなのかを問うことができます。そして、子どもの機能に基づいて、最も適切な技術を用いているかどうかを問うことができるのです。もちろん、純粋にボディアップだけ、とか、トップダウンだけのセラピーはありませんが、これらの視点に関連してセラピーを分類することができます。

私たちは、統合、コミュニケーションの改善、セルフ・アドボカシー〔障害者や弱い立場にある子どもなどが、自ら責任の主体となって自己主張すること〕、そして何よりも人間関係の喜びとつながりを促進する活動を提供することで、子どもの自律性をサポートすることができます。

障害の治療と発達の支援の違いを理解することで、行動の違いをより尊重して受け入れ、自閉症の人に責任を負わせたり、適合するように圧力をかけたりすることがなくなることを期待しています。

認識の変化

ジェネルの行動に対する新しい概念は、チームに大きな影響を与えました。彼女の行動が、彼女自身の脳と身体のつながりに対する個人的な対応であることを理解したことで、先生も補助スタッフも、ジェネルの行動を変えなければならないというプレッシャーを感じなくなりました。彼らは、クラスのほかの生徒に迷惑をかけない限り、ジェネルが自然にしている行動を認めることにしました。生徒たちがジェネルをより良く理解できるように、私は先生と一緒にクラスでのディスカッションをリードし、子どもたちにジェネルの行動を理解してもらいました。そして、ジェネルの行動は病的であるとか、恥ずかしいといったイメージを払拭するように試みました。クラスメートの無邪気で愛情に満ちたコメントや質問は、子どもたちが本来持っている寛容性、受容性、柔軟性を私たちに思い出させてくれました。

私たちは「悪い」行動を強化している?

行動を変えるのではなく、評価することを選ぶと、ネガティブな行動を強化してしまう危険性があるのではないかという意見もあります。しかし、私はそうは思いません。子どもの発達に関する心と身体の統合的な概念に基づいて状況を管理すれば、最新の治療戦略やアプローチを提供することができ、子どもたちが安心して冒険を試み、自分の可能性を最大限に発揮できるようになります。これまでの章で述べてきたように、子どもを理解する前に行動を排除しようとするよりも、このほうがはるかに子どものためになります。

行動を無視してはいけない——因果関係の氷山に目を向けよう

さらに、このような広い視野で行動を捉えたとしても、行動の生物医学的側面を含め、氷山の一角にあるさまざまなトリガーや原因を特定するために、小児科医や他の専門家の協力を得る必要性がなくなるわけではありません。運動機能に障害のある子どもたち、特に非発話者が問題となる行動を示しているときには、急性の痛みや身体感覚、病気などが原因となっている場合があります。本書に掲載されている多くの子どもたちの話を見てもわかるように、潜在的なトリガーのリストは非常に長いものです。だからこそ、小児科医、発達小児科医、神経科医などの専門家と両親が、重要な治療方針を決定する際に意見を交わし、子どもが痛みや感染症、慢性疾患、その他の医学的問題で苦しんでいないかどうかを確認する、チームアプローチが重要なのです。(24)

自閉症の行動と個人差およびその他のニューロダイバーシティの形態

先に述べたように、自閉症のレッテルは「障害主義」につながる可能性があります。これは、専門家が子どもに対する期待を低くし、子どもの可能性に見えない天井を設ける傾向があることを意味します。[25] 専門家は、発達上の違いのパターンを欠陥と見なす医学的な障害モデルの訓練を受けているため、レッテルは期待に影響を与えます。しかし、私たちは自閉症の行動の違いに対する文化的な見方を変えることもできます。子どもの行動をより「普通」に見えるように変えようとするのではなく、神経の多様性を認めるように人々を促すのです。

私は、非定型的な行動を無視したり、自閉症と診断された子どもたちへの集中的な早期介入を支援しないことを提案しているわけではありません。しかし、私たちは新しいレンズを通して行動を見るべきであり、その機能的な目的を真に理解する前に行動を変えようとするべきではありません。ときには、行動にはまったく目的がないかもしれませんが、**それでも構いません。神経質な観察者は、なぜ子どもが固有の反復動作や興味のある話題を単純に好むのか理解できないかもしれません。**子どもの人生に関わる大人たちは、子どもの行動について子どもに与えるメッセージを選択することができます。あなたはどんなメッセージを送りたいですか？

このテーマで最も明瞭な教師は自閉症者自身です。イド・ケダーは自身のブログや書籍の中で、人々はしばしば彼の外見上の行動を否定的に判断し、彼の能力を推定できないと書いています。[26]

コミュニケーションのために文字をタイプして思いを伝える東田直樹氏は、『自閉症の僕が跳びはねる理由』（エスコアール、二〇〇七年／文庫版：KADOKAWA、二〇一六年）という著書で、イド・ケダーのテーマに共鳴しています。「僕たちは、自分の体さえ思い通りにならなくて、じっとしていることも、言われた通りに動くこともできず、まるで不良品のロボットを運転しているようなものです。いつもみんなにしかられ、その上弁解もできないなんて、僕は世の中の全ての人に見捨てられたような気持ちでした[27]」。

ケダー氏と東田氏の著書は、弱点ではなく強みを、無能さではなく有能さを探すべきであり、画一的ではなく個別に対応したサポートで一人ひとりの可能性を重視すべきであることを教えてくれます。

ニューロダイバーシティのある人の行動を理解する

1．子どもの感覚や運動特性が、子どもが何を考えているのか、何ができるのかを示す能力に影響を与える可能性があることを理解してください。言葉が話せない子どもを含む、動きに違いのある子どもは、正しい答えを知らない、わざと行儀悪く振る舞っている、あるいはわざと協力しないなどと決めつけないでください。そうではなく、子どもたちはあなたの意図を理解しているものの、**自分が理解していることを示すためには、適切なサポートが必要なのだと考えてください。**

2．一刻も早く専門家に相談し、子どものコミュニケーションを支援しましょう。拡大・代替コミュニケーション（AAC：Alternative and Augmentative Communication）は、言語療法の一分野であり、その中には円滑化コミュニケーション（FC：Facilitated Communication）も含まれています。話し言葉でのコミュニケーションが困難な子どもたち、「非発話者」には、代替的なコミュニケーション方法を見つけるためのサポートや支援が必要です。言語療法士の中には、話し言葉に深刻な問題を抱える子どもたちを支援するための専門的な訓練を受けている人もいます。

3．子どもたちが失敗を恐れずに行動するためには、信頼関係を築く時間が必要です。励ましや安心感を与える大人の存在は、子どもが落ち着いて注意力を保つのに役立ちます。ニューロダイバーシティのある子どもとのコミュニケーションは必ずしも容易ではないかもしれませんが、子どもに関わるすべての大人は、子どもの意図や考えを発見するように努めなければなりません。まずは信頼関係を築くことで、子どもが安心してチャンスをつかみ、粘り強く自分の知っていることを教えてくれるようになります。

大切にすべき行動を無視してしまう

以前、私が参加したミーティングで、ある一〇代の自閉症をもつ若者が、子どものころイライラした体験について教えてくれました。五歳のとき、彼は、行動療法士とのセッションが始まって四五分が経過したころ、延々と続くドリルに飽きて家に帰りたいと思いました。話し言葉はもちろん、指差しやジェスチャーもできない彼は、ただ窓に駆け寄って鼻を押し付け、窓の外をじっと見つめていました。それは、セラピストや母親に「もう帰りたい」という気持ちを伝えようとしたものでした。

しかし、行動療法士は彼の気持ちを理解せず、彼のコミュニケーションの試みを無意味な「自己刺激行動」の一種であると断じました。行動療法士が窓の外を見ると、数匹のイヌを連れて散歩している人が見えました。行動療法士は、「この子はイヌに夢中になっています」と母親に言いました。たいていの子どもはイヌが好きです。行動療法士は、そのためこの少年がイヌに夢中になっていると決めつけました。そして、「無視して机に戻しましょう」と言いました。今その少年は一七歳になっています。少年は、自分を理解してもらおうと必死になっていたことを思い出すと言いました。

行動療法士はわざと厳しいことを言ったわけではありません。望ましい行動を強化し、「計画的」または「戦術的」な無視を用いて、子どもが新しい行動を学び習得するのを助けるという、一般的な治療技術に従っていたのです。私は、このようなアプローチが、自閉症の複雑な理解から外れているため、ますます懸念を抱くようになりました。行動を「額面通り」にしか見ない視点は、自閉症の人々の特定の行動を、コミュニケーションの一形態、子どものストレス負荷の表現、自分のニューロダイバーシティの表現、あるいは「単に人間の多様性の豊かさの一部」として評価するのではなく、変える必要があると仮定しています[28]。この行動療法士のアプローチは、自閉症の行動の違いを理解せず、変える必要があると考えるモデルに基づいていました。

変える必要があるのは、自閉症を持つ人の行動に対する政府や専門家の認識であり、より多数派の神経系を持った人たちと同じ行動をとるようにと、自閉症を持つ人を変えようとする必要はありません。

最後に、発達と関係性に基づく観点から、子どもを無視することはまったく適切ではないことを述べておきます。私たちは、子ども自身ではなく特定の行動を無視していると考えているかもしれませんが、子どもは必ずしもそのような区別はしていません。人間が無視されていると感じると、〈緑の経路〉を支える社会交流システムが劣化します。そんなことをしても子どもの助けにはならず、むしろ混乱を煽り、他者とのつながりを減少させてしまいます。あなたが、大切な人に無視されたとき、どんな気持ちだったか考えてみてください。**人間として無視されると、苦しんでいるときに一番助けになるはずの、他者との感情的なつながりが減少してしまいます。**

・挑戦的な行動は、子どもがコミュニケーションをとろうとしている試みである場合があります。自閉症スペクトラムの非言語性の子どもの場合も、こうしたことが起きる可能性があります。そのとき、無視することは子どもに間違った感情的なメッセージを送ります。要するに、大人は「あなたが伝えようとしていることには興味がないし、私の要求に応じるときだけ注意を払いますよ」と言っていることになるのです。

・無視は、自閉症児の行動を過度に単純化して理解し、その背後にある複雑な思考や感情を見極めようとしないことを意味します。

・無視されることは子どもにとってはストレスになりますし、親や養育者にとっても子どもを無視することはストレスであり不自然です。

挑戦的な行動を無視するのではなく、逆に子どもに細心の注意を払って、「子どもはその行動を通して何を伝えようとしているのか？　そして、どうすれば子どもがコミュニケーションをとりやすくなるのか？」と考えてみましょう。**子どもには能力が備わっていることを前提とすると、優先順位が、行動を正すことから、成長、コミュニケーション、セルフ・アドボカシーの促進へと変わります。**違いを生むのは、行動を見るときのレンズです。

行動の理解を深めるために

子どもの行動を変えるのではなく、システムを変える必要があるのはどんなときでしょうか？　行動の違いを必ずしも評価しない世界では、私たちは協力しあって、子どもや他人に害を与えない行動に対する概念や許容範囲を広げる必要があります。破壊的であったり、奇妙であったり、自分にとって受け入れがたいと感じる行動を変えさせようとする前に、「その行動を変えることは本当に子どものためになるのか」と問う

ワークシート

行動には意味がある

子どもの行動が体質的なニーズを満たしている可能性はありますか？　つまり、子どもには何かを伝えるために、あるいは〈緑の経路〉を進むために、その動きや行動をする必要がありますか？

☐ はい　☐ いいえ

「はい」の場合、子どものニーズに関してあなたが観察したことを書き留めてください。

子どもの行動が、**身体的な痛み**や**精神的な苦痛**などの基礎的な疾患の症状を示している可能性はありますか？

☐ はい　☐ いいえ

「はい」の場合、考えられる基礎疾患を記してください。

行動の根本的な意味について、かかりつけの小児科医、両親、教師を含む子どものチームとしっかりとしたコミュニケーションがとれていますか？

☐ はい　☐ いいえ

具体的に説明してください。

必要があります。

このワークシート（278ページ）は、介入するかどうかを決めたり、子どもの行動に対する自分の期待や考えを変えたりするために、子どもの違いや自然な傾向について考えるのに役立ちます。

教室での応用

子どもたちの行動について話すときに使う言葉は、クラスのすべての子どもに影響を与えます。行動やその他の個人差にどのようにアプローチしているか、また、子どもたちの好みについてどのようなメッセージを与えているかを振り返ることは有益です。その目的は二つあります。（1）クラスのすべての子どもたちが、自分の身体からの合図を無視したり恥じたりするのではなく、貴重な情報として理解できるようにすること、（2）自閉症スペクトラムやその他の形態のニューロダイバーシティに関連する人間の多様性を尊重することを新世代の子どもたちに教えるために、違いを受け入れる手本となること、です。

以下のワークシートは、子どもたちが示すさまざまなニーズを考慮し、そのニーズに温かく魅力的なスタンスでアプローチする方法を考えるのに役立ちます。もちろん、これらのワークシートは、あなたが対応できる状況や方法のサンプルにすぎません。第4章で述べたように、「自己の治療的活用」は、すべての子どもたちに対応するための包括的な指針となるべきものです。

私たちは優先順位を変えて、子どもたちの自然な傾向や適応的な反応を特別視するのではなく、子どもた

ワークシート

感覚の必要性について 子どもたちに話す——動き

次のような例で、AとBの違いを考えてみましょう。

教室で動作の違いが見られる子ども

A．批判的な感情のトーン：「あなたは身体を動かさないようにしなければなりません。隣の人に迷惑をかけています」

B．温かく、魅力的な感情のトーン：「身体が少し動きたいと言っているのがわかります。ちょっと立ち上がってストレッチしませんか？」

子どもが床や机の上に横になっていて、座っていない状態

A．批判的な感情のトーン：「まっすぐ座ってください。今は横になってはいけませんよ」

B．温かく、魅力的な感情のトーン：「今、あなたはまっすぐに座るのが少し難しいようですね。この素敵な枕を使って、私の隣に寝てみますか？」

動きの好みやニーズの違いについて、子どもたち一人ひとりに語りかけるための独自のフレーズを作ってみましょう。

子どもの名前＿＿＿＿＿＿＿＿＿＿＿＿＿＿＿＿＿＿＿＿

フレーズ＿＿＿＿＿＿＿＿＿＿＿＿＿＿＿＿＿＿＿＿＿＿

＿＿＿＿＿＿＿＿＿＿＿＿＿＿＿＿＿＿＿＿＿＿＿＿＿＿

ワークシート

感覚の必要性について子どもたちに話す――音と触覚

次のような状況で、AとBの違いを考えてみましょう。

音に対し否定的な反応をしている子どもを見たら

A．中立的または批判的な感情のトーン：「集中して、一緒に歌ってください」

B．温かく、魅力的な感情のトーン：「私のそばに座ってみませんか？　この音は初めて聞くものですか？　だったら私がサポートしますよ」
「ここは少し騒がしいと感じているようですね。必要であれば、遠慮なくヘッドフォンを使ってください」

子どもがある種の接触を避けているのを見たら

A．プレッシャーをかける感情のトーン：「早くしなさい。あなたはまだフィンガーペインティングを始めていないではないですか。時間がありませんよ」

B．温かく、魅力的な感情のトーン：「絵の具を指で触るのはあまり好きではないようですね。肌触りが変な感じがするのかしら？」
「先生と一緒にやってみようか？」

感情のトーンの影響を考慮して、感覚的な好みやさまざまなニーズについて子どもに話しかけるときに使える独自のフレーズを作ってみましょう。

子どもの名前＿＿＿＿＿＿＿＿＿＿＿＿＿＿＿＿＿＿＿＿

フレーズ＿＿＿＿＿＿＿＿＿＿＿＿＿＿＿＿＿＿＿＿＿＿

＿＿＿＿＿＿＿＿＿＿＿＿＿＿＿＿＿＿＿＿＿＿＿＿＿＿

ち自身の身体の知恵について、思いやりのあるメッセージを伝える必要があります。また、幅広い神経発達に関するレンズを通して見ることができる言語療法士やコミュニケーションの専門家と協力して、子どもたちができるだけ早い段階でコミュニケーションをとれるようにすることも重要です。コミュニケーションは、**感情を協働調整**するプロセスを助け、学習や記憶のための重要な基盤となり、子どもたちの苦痛をやわらげる癒しの特効薬となります。

行動を変えようとする前に、その行動が子どものニーズや内面的な経験について何を物語っているのかを理解する必要があります。そうすれば、子どもたちは自分自身の身体の感覚や傾向を理解しやすくなります。このようなアプローチは、自閉症の治療とサポートの世界で現在広くおこなわれている、狭い定義での「適切な」行動を促進しようとする試みから脱却するのに役立ちます。

「気づき」と「思いやり」のモデル

自分の身体と心に意識を向け、思いやりを持って行動する機会はたくさんあり、子どもたちにも同じように行動してもらうことができます。第4章の呼吸法とセルフ・コンパッションのエクササイズは、自分の身体とつながるために役立ちます。特に、自分の身体とつながることに慣れていない人は、やってみる価値があるでしょう。そのためには、最低限、**自分の**身体が何を語っているかに注意を払うために、十分にペースを落とさなければなりません。次の資料では、身体の合図に思いやりを持って注意を払うためのフレーズを紹介していますので、大人の私たちが身体からの合図にどのように注意を払うか、子どもたちのお手本になるようにしてみてください。

私たち大人が、自分の身体が発する合図を理解することで、子どもたちは自分の身体の合図を理解するこ

資料

身体の合図に注意を払うモデリング

シンプルな発言は、大人が自分の身体の経験に対して、その経験を生かしてどうフォローするかを子どもに理解させることができます。このような発言をするときには、無理に教えようとして子どもの注意を引くことはやめましょう。その代わり、穏やかな〈緑の経路〉を歩いている間に、淡々とコメントをする機会を見つけてください。以下はあくまでも例ですので、ご自身の経験を活かしてみてください。

「私の身体が、ちょっと座れと言っています」（では、座ってみましょう）

「あのパトカーのサイレンは、よく注意しなさいと言っています」（では、車を減速させて道路脇に停車してみましょう）

「お腹が鳴っていて、お腹が空いている気がします」（では、食べましょう）

「私の目が、ここは明るすぎると言っています」（では、照明を落としましょう）

自分が感じていることを名づけ、その感情を尊重し、関連する行動をとることは、自分の身体の知恵に耳を傾けるという強力なメッセージであり、子どもたちにも同じことをするように促すよいお手本となります。

ワークシート

身体の感覚に気づき、理解するためのサポート

身体の感覚から得られる情報を、子どもが活用できるような方法を考えてみましょう。

子どもの発達やコミュニケーションレベルに合わせて、これらの言葉を各人に合わせてカスタマイズすることができます。聴覚的にも視覚的にも、話したり、言葉や絵を書いたりして提示することができます。

「何かを感じたようですね。それは何でしょう？」

「今、身体が何かを訴えていますか？」

「目を大きく見開いていますね。身体が何かに気を配れと言っているのでしょうか？」

「身体が動きたがっているように見えます」そして、つねに人間的な心地よさへのアクセスを許可し、提案しましょう。たとえば、「あなたの身体は今、何を必要としていると感じていますか？」または、「私と一緒に座ったり、歩いたり（または______）しませんか？」

自分の子どもや相手の子どもに合った発言をカスタマイズして記録することができます。____

とができます。私たちは、自閉症スペクトラムの子どもたちの多くが苦手とする、運動動作の計画、順序、調整を実演しているのです。自閉症スペクトラムの子どもたちの課題は、彼らの身体が感覚情報にアクセスし、それを使って反応を起こす方法の違いに起因することが多いのです。

子どもたちに行動の変化を求めるのではなく、**私たちの**アプローチを変える必要があります。子どもの表情やしぐさ、姿勢が、〈緑の経路〉から〈赤〉や〈青〉の経路へと変化しているのを見たら、その変化を子どもと一緒に愛情を持って探ってみましょう。ワークシートには、子どもが自分の身体からのフィードバックに注意を払いながら、私たちとのコミュニケーションを上手にとるために使えるフレーズの例が載っているので、参考にしてみてください。自閉症と診断された子どもたちは、感覚処理の違いを持つ割合が高く、そのため、実生活の「普通」の刺激であっても、それが不快に感じられることがあると覚えておいてください。

私たちが関わることで子どもたちを落ち着かせ、彼らが自分自身を落ち着かせるのを助けることは、ただ反応するだけの乳児から、自分自身を観察し、自分の身体や心で起きていることを伝えることができる子どもまで、生涯にわたる社会情動的な発達を支えることにつながります。

優先順位の決定

時にはコンプライアンスを最優先するあまり、子どもたちに「自分の身体を無視しなさい」という意図しないメッセージを送ってしまうことがあります。これは、不安に対処するために指を鳴らしてしまうノートンに、学校が伝えたメッセージでした。最初の学校で苦難の一年を過ごしたのち、彼の両親は彼を小さな私立学校に転校させることを決めました。これはもちろん、経済的に難しいご家庭もあるでしょう。新しい学校では、ノートンは椅子ではなく大きなエクササイズボールに座ることができ、床に座ることもできました。また、この学校では、子どもたちが落ち着いて注意を払うために必要な、自分で作り出す感覚的な体験を、無理なく求めることができました。ノートンはこの新しい環境で成長し、自分らしさを保ちながら、小規模で進歩的な公立高校に進学しました。抜群の記憶力で勉学に励み、高校を次席の成績で卒業しました。

彼の成功は、挑戦的な行動に取り組む際には、次のような質問をすることが不可欠であることを思い出させてくれます。行動を変えようとする前に、子どもの行動の適応性を理解するために時間と労力をかけることができるでしょうか？　単に子どもの行動を変えるのではなく、寛容さを示したり、態度を変えたりする機会がここにあるでしょうか？　子どもの行動の違いを、最も支援的で革新的なアプローチ、つまり子どもの固有の神経発達プロファイルを尊重した解決策を提供するためのロードマップとして利用することはできるでしょうか？

次章では、このような行動上の課題に対する理解の変化から恩恵を受ける子どもたちのグループがもう一つあることを論じます。つまり、有害なストレスやトラウマ、小児期の逆境体験などを経験した子どもたちです。

第7章のポイント

・ニューロダイバーシティを持つ人々の行動には、不適応だというレッテルを貼られた人がおこなう「複雑な調整と適応」が含まれます。これは、人が自分の状況を楽にするためにおこなう調整や適応のことです。[29]

・子どもたちは、それぞれの個人差に応じた世界への対応方法を持っています。

・子どもの対人安全感、自律性、独立した意思決定を支援するためには、介入する前に子どもにとっての行動の意味を評価する必要があります。

第8章
有害なストレスやトラウマにさらされた子どもの行動上の課題をサポートする

私たち一人ひとりがこの問題を直視する勇気を持ったとき、私たちは健康だけでなく世界を変える力を持つことができると信じている。

――ナディン・バーク・ハリス博士

トラウマや過度のストレス、あるいはその両方を経験した子どもは、神経系が非常に脆弱になっている可能性が高いため、行動の課題には繊細さと思いやりを持って対処することが重要です。他の子どもと同じように、何が特定の行動を引き起こしたのかを見極めることも、その子どもを助ける最善の方法を決定することも難しい場合があります。この章では、有害なストレスの影響と、逆境的な体験にさらされた子どもの行動上の課題に対応する最善の方法を考えます。

本章では、四人の異なる子どもたちのケースを検証します。ジェシー、マット、ロレン、レナです。彼らの人生経験、彼らを助けようとした大人たちのアプローチの内容、そしてその結果はさまざまですが、彼らの物語は、このような子どもたちを助けることの複雑さ、その過程で私たちが犯すかもしれない過ち、そして子どもたちの人生にポジティブな変化をもたらす可能性を私たちに理解させてくれます。

子どもたちの物語を検証する前に、ストレスが発達中の脳に与える影響を理解することが重要です。

小児期の有害な経験が脳の発達に与える影響について

ストレスやトラウマとなるような経験は、しばしば問題行動の前兆となります。子どもたちの中には、感情や行動の問題を起こしやすい危険因子を持っている人もいます。その中には、頭文字をとって「ACE」と呼ばれる、さまざまな「逆境的小児期体験（Adverse Childhood Experiences）」が含まれています[1]。

カイザー社では、カリフォルニア州で一九九五年から一九九七年にかけて、アメリカ疾病対策センター（CDC）と共同でACE研究を実施しました。一万七千人以上の患者が、小児期の経験や現在の健康状態、ライフスタイルについてのアンケートに回答しました。研究者は、成人を対象に、以下のようなさまざまな小児期の有害な体験の履歴について調査しました。

- 身体的虐待
- 性的虐待
- 情緒的虐待
- 身体的ネグレクト
- 情緒的ネグレクト

- 親密なパートナーからの暴力
- 自身の母親に対する暴力的な扱い
- 家庭内での物質乱用
- 家庭内での精神疾患
- 親との離別・離婚
- 同じ世帯で暮らす人の投獄

研究者らは、幼少期の有害な体験の累積が多いほど、大人になってから、生涯を通じて健康、対人関係、行動の問題を抱える可能性が高いことを発見しました。この研究は、小児期のリスク要因とトラウマの影響に注目した最初の研究のひとつであり、子どもたち一人ひとりの成育歴を知り、考慮することが有効であることを示しています。

近年、ＡＣＥに注目が集まっていることに伴い、「トラウマ症状の存在を認識し、トラウマが人生で果たした役割を認識する」[2]という子どもを支援するためのアプローチであるトラウマ・インフォームド・ケア〔トラウマの理解に基づくケア〕が認識されるようになりました。サンフランシスコにある「若者のウェルネスセンター（Center for Youth Wellness）」の創設者である小児科医のナディン・バーク・ハリス博士は、子ども時代の逆境が発達に及ぼす健康への影響を長年にわたって研究してきました。彼女の著書『小児期トラウマと闘うツール――進化・浸透するＡＣＥ対策』（パンローリング、二〇一九年）では、有害なストレスが子どもたちの発達中の脳に大きな影響を与えることを雄弁に語っており、親や事業者がＡＣＥの影響を受けた子どもたちを支援する必要があることを提唱しています[3]。

バーク・ハリス博士らは、七〇一人の子どもたちを対象に、小児期のＡＣＥと子どもたちの健康との関連性を調べるために、過去のカルテを振り返る調査をおこないました。その結果は、非常に厳しいものでした。過去に四つ以上のＡＣＥを経験した子どもは、ＡＣＥの経験が少ない、あるいはまったくない子どもに比べて、学習や行動に問題があると診断される可能性が**三二・六倍も高かった**のです。(4) この研究は相関関係に基づくもので、因果関係を証明するものではありませんが、このデータは、トラウマや有害なストレスが発達にどのような影響を与えるかについて、継続的な研究と認識の向上が必要であることを示しています。

バーク・ハリス博士は、インタビューの中で、逆境や有害なストレスにさらされた子どもたちの脳のＭＲＩ研究の結果、「記憶や感情調整に重要な脳領域である海馬が縮小し、脳の恐怖感情の中枢である扁桃体が大きくなっているため、脅威や困難に過敏に反応してしまう過緊張状態に陥ること」を明らかにしています。(5) この生物学的知見は、ＡＣＥスコアの高い子どもたちが学習障害を持つことが多い理由を説明しています。海馬は、記憶の形成と維持を司っています。

つまり、ストレス反応が繰り返し起こると、脳の発達が損なわれてしまうのです。トラウマを抱えた子どもの行動や学習の困難は、発達中の脳に対するストレスの悪影響を反映しています。

それでは、ジェシーをはじめとする四人の子どものケースを検証することで、何が見えてくるのでしょうか。

ジェシー――脅迫的な感情や記憶が行動に影響を与える

ジェシーは、高校三年生の同級生だったマーラとジョーの間にできた子どもです。ジェシーは元気な産声をあげ、この世に誕生しました。若い両親は、二人でこの子を育てていくことにしました。しかし、高校を卒業し自活できるようになるまでは、マーラの両親と一緒に暮らすことを決めました。

日中、マーラとジョーが学校に行っている間、マーラの母親が心を込めて面倒を見てくれたおかげで、ジェシーはすくすくと成長し、すべての節目を無事に迎えることができました。マーラとジョーが赤ちゃんを連れて高校を首席で卒業したときは、家族全員がそれを誇りに思いました。二人は卒業後すぐに息子と一緒にワンルームマンションに引っ越し、保育園に入れずに息子の世話ができるよう、地元のファーストフード店で時差出勤の仕事を得ました。

新しい環境では、ジェシーも含めて、みんなが大変な思いをしました。祖母の家では、ジェシーは生後三か月の間でさえ、夜通し目を覚まさず寝ていました。それが、新しい環境に移ったとき、ジェシーは一一か月になっていましたが、毎晩何度も目を覚ますようになってしまいました。疲れ果て、経済的にも苦しくなり、ストレスがたまったマーラとジョーは、ジェシーの前で頻繁に大声で口論をしました。二歳になったジェシーを保育園に預けたところ、ジェシーは他の子どもに噛みつくようになりました。

その原因はなんでしょうか。祖母の家からの引っ越しと、両親の家庭内での対立が、ジェシーにとってはACEとなっていたのです。祖母と一緒にいたころは、祖母はジェシーを中心に据えて、ジェシーのためだけに暮らしていました。それがジェシーにとって当たり前の一日でした。ところが、突然、生活に圧倒され、疲れきった両親と一緒に新しい環境に投げ出されたのです。ジェシーは、両親の絶え間ない怒鳴り声を聞いて、脅威の〈赤の経路〉を体験しました。感覚的な体験は感情的な体験でもあるので、両親の怒鳴り声の響きが、特定の大きな音や、声に関連した脅威の記憶を作り出したのでしょう。このことは、ジェシーを支援する際の重要なパズルの一部となりました。

家族に会ったとき、私たちはすべてのピースを組み合わせ始めました。私が最も重視したのは、マーラとジョーが安心して私と一緒にいられるようにすること、そして私を、子どもの不作法を非難する専門家や親のような存在だと思わないようにすることでした。信頼関係を築いたあとは、彼らのストレスの原因を探り、ジェシーの行動が彼の感情について何を伝えているのかを、批判することなく理解していきました。

ジェシーの幼少期に起こったことを分析したところ、いくつかのストレスの原因が見つかりました。引っ越しで祖母と過ごす時間が減ったこと、両親の大声や威嚇の声を聞いたこと、睡眠サイクルの乱れ、日常生活の劇的な変化などが、保育園での荒れたスタートにつながったと考えられます。実際、ジェシーが子どもたちを噛むのは、一日のうちで最も忙しく、騒がしい時間帯、つまり自由に遊ぶ時間帯であることがわかりました。私たちは、ジェシーの生活におけるすべての変化が、彼の自己調整の閾値を下げたのではないかと推測しました。軽度の言葉の遅れは、彼の無意識の行動をさらに強めました。というのも、彼は自分が考えていることをすぐに、そしてスムーズに他人に伝えることができなかったからです。私は、ある特定の状況になると、ジェシーはすぐに〈赤の経路〉に入ってしまい、心配事をスムーズに伝える方法がないため、近くにいる人を噛んでしまったのだと推測しました。彼は身体が感じるストレスをコントロールしようとしていました。彼の闘争／逃走反応は、認識された脅威に対する適応でした。

ジェシーは幼少期に過酷な体験をしていたため、神経系が脆弱になっていたと考えられます。両親は最善を尽くしましたが、最愛の祖母と離れて暮らすストレス、深い眠りへの移行の遅れ、両親の大声での口論などが、ジェシーの成長過程における安心感を失わせました。さらに、保育園の先生は、「悪いこと」をしたときには、悪い結果につながるということを教えようと、ジェシーに罰を与えました。彼のストレス反応は意図的な行動と誤解され、先生が厳しい声で発する罰は、彼の全体的なストレス負荷を増加させるだけでした。社会情動的発達の面では、人間関係の基盤や枠組みに問題が生じ始め、感情調整が困難になり、それが行動上の課題につながっていました。

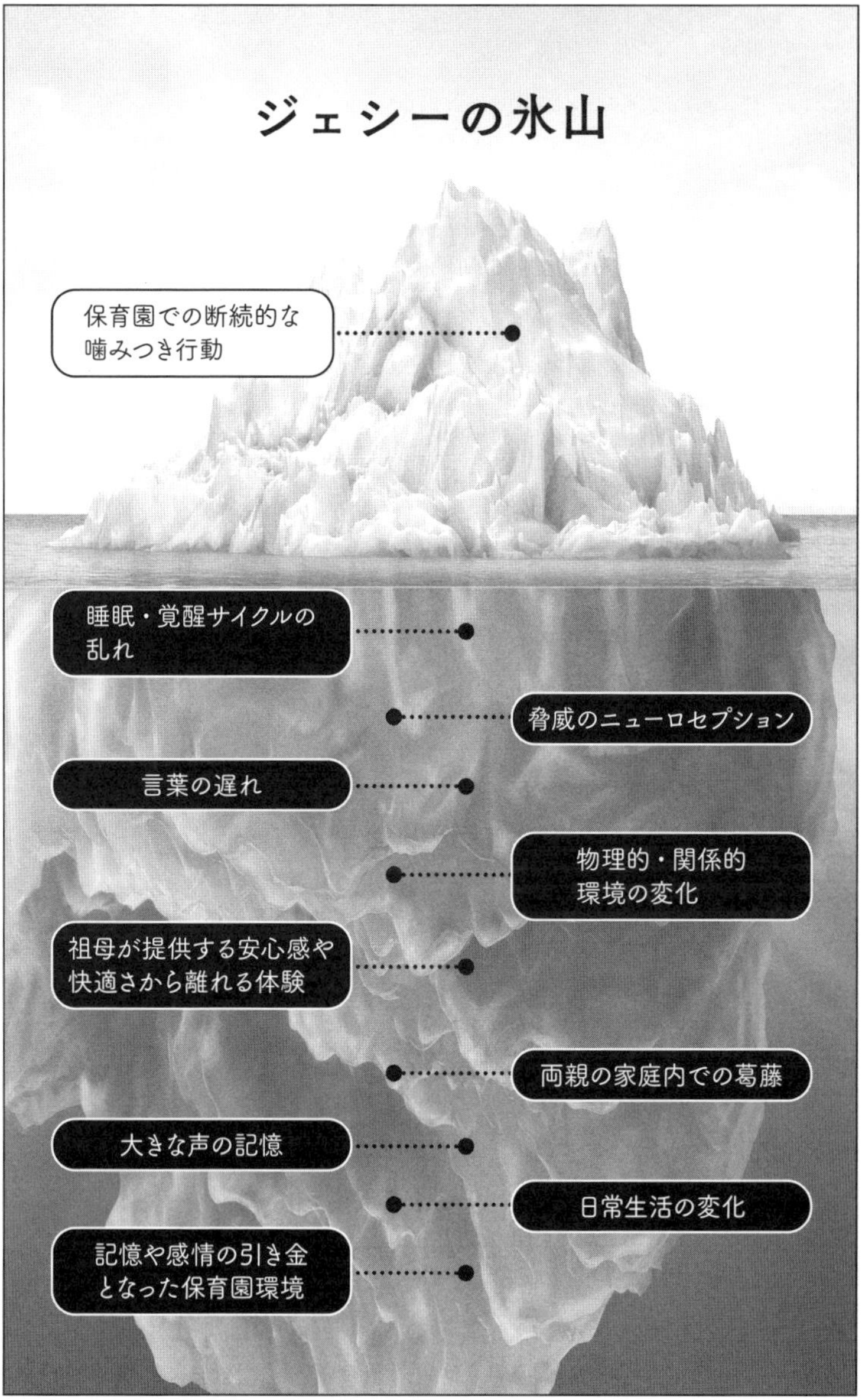
ジェシーの氷山
保育園での断続的な
噛みつき行動
睡眠・覚醒サイクルの
乱れ
脅威のニューロセプション
言葉の遅れ
物理的・関係的
環境の変化
祖母が提供する安心感や
快適さから離れる体験
両親の家庭内での葛藤
大きな声の記憶
日常生活の変化
記憶や感情の引き金
となった保育園環境

最終的にジェシーを助けたのは、多方面からのアプローチでした。まず、ジェシーの両親、祖母、教師など、彼の人生に関わるすべての人が、彼の安全と安心の気持ちを優先しました。次に、ジェシーとその両親に小児言語療法士を紹介し、発達と人間関係に基づいたアプローチで彼の言葉の遅れを改善しました。同じころ、両親はアパートの家賃の値上げにより、引っ越しを余儀なくされ、その結果、三人はジェシーの最愛の祖母であるマーラの母親の家に戻ることになりました。それからの数か月間、大人からの温かい関わりが増え、祖母からの親しみと安心感を得たことで、ジェシーの挑戦的な行動は減少していきました。祖母は、両親が迎えに来るよりもずっと早く、正午に幼稚園に迎えに来てくれるようになりました。

マット――トラウマの兆候を認識する

ジュリアとサミュエルは、長年にわたる不妊治療に耐えた末、養子を迎えることを決意しました。ソーシャルワーカーから、愛のある家庭を必要としている二人の兄弟がいるとの電話を受け、彼らは感激しました。何か月にもわたる手続きを経て、彼らは三歳のマットと一歳年下のレットを養子に迎えました。

家族の生活は刺激的で波瀾に満ちたものでした。レットはすぐに慣れ、よく眠り、失望からスムーズに立ち直りつつあるように見えました。いっぽう、マットは最初から問題を抱えていました。毎晩何度も泣いて起き、幼稚園では集中することができませんでした。幼稚園では友達と遊ぶことはほとんどなく、ひとりで座って本を読んでいました。家庭では、マットは養父母との関係がうまくいかず、怒ったときにはよく声を荒げていました。

七歳のとき、レットはマットが家の地下室に火をつけたことを見つけました。また、マットは口論のあげく、家族のハムスターをケージから取り出して壁に投げつけ、殺してしまいました。

心理学者はマットを反応性愛着障害と行動障害と診断し、人と付き合うのが苦手な彼に懸念を示しました。学校側は、この子のカウンセリングをおこなうとともに、行動治療計画を立てて支援しました。教師と保護者は、マットが適切な行動をとったときには正の強化を与え、誤った行動をとったときには自然な結果、つまり休み時間がなくなるなどといった罰を速やかに与えるように指示されました。

残念ながら、サポートプランは効果がありませんでした。友人の少ないマットは一匹狼として知られるようになり、ひとりでテレビゲームをして過ごすことが多くなりました。母親に大きな鍋を投げつけて「殺すぞ」と脅したため、両親は絶望して警察に通報しました。

マットの両親に会ったとき、彼らはマットが幼児期に虐待や育児放棄を受けていたことを知っていましたが、彼らが提供する安心感と愛情が、弟と同様、彼を成長させてくれることを期待していたと話してくれました。

マットの行動は、社会からの離脱、動物への危害、放火、両親への脅迫など、すべて脳と身体がつねに防衛反応に入っていることを示していました。彼は、感情調整する能力、つまり、主な養育者と一貫した〈緑の経路〉を循環させる能力を確立していませんでした。その結果、他人と関わる能力、問題や状況を考え抜く能力、自分の感情を表現する能力、助けを求める能力など、他のすべての発達上の節目に問題が生じていました。**彼の攻撃的な行動は、自分が安全な場所にいても、環境の中に危険や生命の危機を感じていることを示す初期の兆候でした。**マットの初期の身体的・精神的な傷は、彼の感情管理能力と認知能力に深い障害を与えるトラウマとなっていました。また、自分の目標をより広い共通の利益と結びつける能力も損なわれ、彼の正義感に深刻な影響を与えていました[6]。

彼の教師、医師、以前のセラピストは、彼の行動が意図したものではなく、生き残ることへの衝動に基づいた適応であることを認識する代わりに、彼が「障害」を持っているという仮定に基づいたモデルを使って彼を治療していました。彼の行動は意図的なものではなく、小児期のトラウマに対する生き延びるための適応であることを認識していませんでした。そして、マットの感情調整を助けるために薬を処方し、表面的な行動に報酬を与え、「不適応な」行動を罰することに重点を置いた介入計画を立てました。しかし、いずれも効果はありませんでした。**残念なことに、マットを支援する三つのシステム、つまり教育システム、医療システム、メンタルヘルスシステムは、それぞれ独立して運営されており、彼の人生にとって最も重要な要因である、小児期に有害なストレスにさらされていたことについて、連携やコミュニケーションをとることはありませんでした。**

専門家や教師は、マットが自分の行動を変える必要があることを伝え合っていましたが、どのように彼を助けるかについて統一されたアプローチはありませんでした。彼の行動には理由がありました。彼の行動は、人生の初期に受けた複数のトラウマ体験からくる無意識の反応でした。彼は依存していた人々から生命の危機を感じていたのです。彼が虐待を受けていたことが意識されなかったため、大人は、彼が生き残りをかけて無意識のうちおこなっていた行動に罰を与えました。そのため彼は、自分や他人を否定的に捉えるようになりました。

マットの治療の問題点は、彼の行動を変化させることに焦点を当て、彼の成育歴やそれが彼に与えた影響などの因果関係を考慮せずに治療をおこなったことでした。マットはちょうど自分自身や世界についてのイメージを固めつつある年ごろでしたが、残念なことに、治療のアプローチは、マットの自己イメージや世界観を暗いものにし、それを強化していきました。彼は、他人が自分の敵であり、自分が彼らを罰しなければならないという物語を作りました。彼の行動は、心に傷を負った脳からの先制攻撃でした。しかし、残念なことに、彼に与えられたタイムアウトをとることやその他の罰は、彼の孤独感と、他人が「自分に危害を加

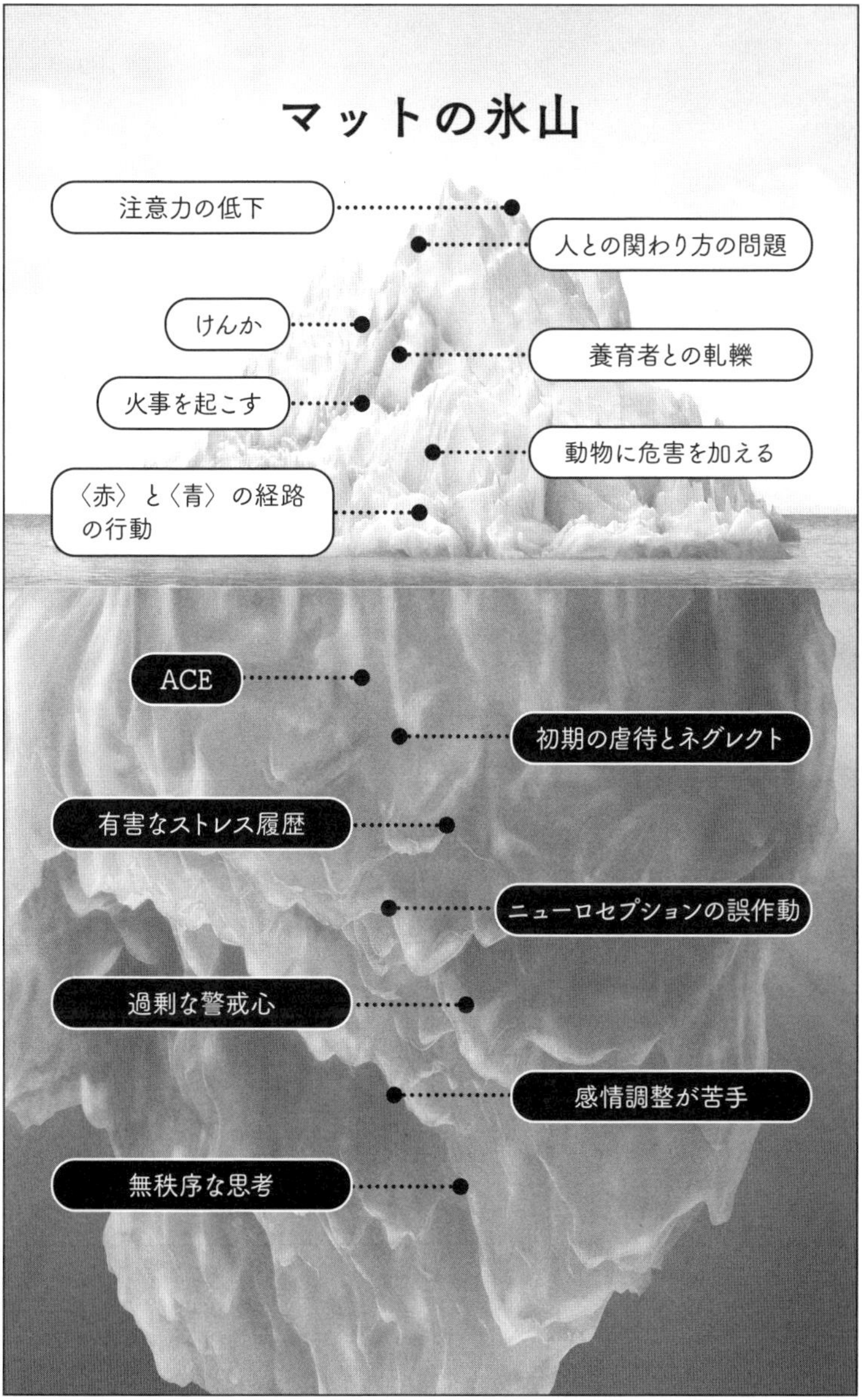
マットの氷山
注意力の低下
人との関わり方の問題
けんか
養育者との軋轢
火事を起こす
動物に危害を加える
〈赤〉と〈青〉の経路の行動
ACE
初期の虐待とネグレクト
有害なストレス履歴
ニューロセプションの誤作動
過剰な警戒心
感情調整が苦手
無秩序な思考

えようとしている」という物語を強化するだけでした。

最終的に、マットは突然自殺願望を持ち、家出をしようとしたため、入院することになりました。ここにきて、マットとその家族の旅は新たな局面を迎えました。長い入院生活の中で、家族は精神科医と出会い、マットが幼いころに処方されたすべての薬を評価してもらいました。その精神科医は最近、トラウマ・インフォームド・ケアのトレーニングを受けており、家族に、マットの薬の量を減らし、人間関係のサポートを増やすという新しいプランを提案しました。彼女はマットのチームに加わり、マットが自宅に戻るまでの間、彼の両親と一緒にミーティングに参加しました。この医師は、自分の役割は投薬だけではないと考えており、私はこの医師の献身的な姿勢を高く評価しました。マットの両親は、彼が高校一年生になるまで自宅学習の形で学校に通うことを決め、チームの誰もが彼の将来に期待を寄せています。

ロレン——容赦ない有害なストレス

ロレンの幼少期は、誰が見ても辛いものでした。ロレンの父親は麻薬取引で警察に逮捕されました。このとき警察は自宅のベッドに縛られていたロレンを発見し、当局が彼を実の両親から引き取りました。ロレンはそのとき四歳でした。母親はその数か月前に家族を捨てており、ロレンは幼いころから身体的、精神的な虐待やネグレクトを受けていました。

明らかにロレンは、容赦のない有害なストレスにさらされ、トラウマを抱えていました。これは、保護すべき大人のサポートがない状態で、身体のストレス管理システムが無制限に活性化された状態ともいえます(7)。

そこから先、事態はあまり好転しませんでした。そこで、ロレンに安定した家庭を与えようと、当局はロレンを遠方の親戚に預けました。しかし、ロレンは親戚の家に来てまもなく、その家にいた幼い子どもを殴ったり、髪の毛を引っ張ったりして攻撃を始めました。どうにもならないので、夫妻はすぐにソーシャルワーカーに、ロレンのために新しい引き取り手を探すように依頼しました。

次にロレンが預けられたのは、ほかに四人の里子がいて、「厳格なしつけ」をすることで知られる夫婦でした。ソーシャルワーカーは、この家族の構造やルールが子どもの助けになると期待していましたが、実際には、ロレンの活性化を高めてしまいました。ロレンは、食べ物や食器をテーブルから落としたり、人を殴ったりして、爆発的な行動を繰り返し、この紹介は一年も持ちませんでした。

反抗挑戦性障害（ODD）、注意欠陥多動性障害（ADHD）、重度の学習障害と診断されたロレンは、それからの六年間のほとんどを、学校併設の治療グループホームで過ごしました。一二歳のとき、給食の列に並んでいた同級生に後ろから叩かれ、驚いたロレンはその少年を鼻が折れるほど強く殴りました。

時を経て、ロレンの脳は、安全の合図を出し合うためではなく、**防衛のために配線されてしまったのです**。つまり、一見脅威ではないような状況であっても、本能的に防衛反応を起こしてしまうのです。これは、ニューロセプションの誤作動が原因です[8]。これらの出来事が積み重なり、最終的にロレンは少年院に収容され、「学校から少年院につながる道」をたどった、統計上数多くの子どもたちの一症例になってしまいました[9]。**ロレンと同じような運命をたどる若者の多くは、貧困、食糧不足、人種差別、暗黙の偏見など、ストレス負荷のかかる状況に置かれています**[10]。

なぜロレンは必要な助けを得られなかったのでしょうか？　残念ながら、ロレンの人生において重要な役割を果たした大人たちのほとんどが、トラウマ・インフォームド・ケアのトレーニングを受けていませんでした。彼らは、子どもの脳と身体がトラウマや絶え間ない有害なストレスにさらされていた場合、どのようにサポートすればよいのかを理解していませんでした。

報酬と罰の問題

ロレンの人生に関わる大人たちは、おそらく善意で彼を助けるために最善を尽くしていたはずです。里親も教師も、「ポジティブな行動」には報酬を与え、「ネガティブな行動」には罰を与えるという、同じアプローチをとっていました。

この方法では、ロレンは助かりませんでした。なぜでしょうか？　こうした大人たちが理解していなかったのは、報酬と罰のパラダイムでは、ロレンの脳と身体が負っている傷のレベルに対処できないということです。彼らが使ったテクニックは、一時的に対象となる行動を増やしたり減らしたりしたかもしれませんが、ロレンが最も必要としていたのはストレスに対する反応を調整することであり、その目的のためにはこのやり方はそれほど役に立ちませんでした。

このことは、IEPミーティングで明らかになりました。ロレンに関わった専門家や教育者たちは、ロレンの挑戦的な行動を、発達性トラウマの結果だと考えるのではなく、意図的で目的意識のあるものだと繰り返し説明したのです。

ロレンの行動や学習意欲について、ある管理者のコメントを振り返ってみましょう。

- ロレンは、実際にやっていることよりもはるかに多くのことができる
- ロレンは学校で勉強するかしないかの選択をしている
- ロレンは基本的に怠け者で、勉強をしないことを選んでいる
- ロレンは、本人が知りたいと思っているよりもはるかに高度な数学や読み書きを理解している
- ロレンは学校の勉強の進行を妨害する

・ロレンはとても気性が荒い

ロレンが六歳から一二歳になるまでの六年間、彼のチームは、ポジティブな行動には大きな報酬を与え、ネガティブな行動にはグループでの遠足や外出など、楽しいことをさせないという罰を与えることで、彼の行動を変えようとしました。しかし、ロレンはどんなにがんばっても、ほとんどの場合、報酬を受け取ることはできませんでした。また、彼の精神状態は、〈青の経路〉である、絶望して部屋から出ようとしないことと、〈赤の経路〉である他人に暴力を振るうことの間で揺れ動いていました。精神科医は、彼の症状を改善するために薬を処方しましたが、体重増加や極度の無気力、眠気などの副作用を引き起こす薬が多かったため、結局ほとんど効果がありませんでした。

トラウマの影響を理解する

ロレンのケースは、彼を担当しているある機関でおこなったワークショップで話題になりました。このワークショップでは、子どもが問題を抱えている場合には原因があることを前提とし、その原因は個人の性格的な欠点や道徳的な弱さ、生来の悪意などではなく、トラウマであるとする、トラウマ理論について話し合いました(11)。

その結果、ロレンの氷山の話になり、私たちの属性がどのように私たちの関わり方や治療計画を決定するかという話になりました。氷山の喩えは、行動の背景をより深く理解し、ロレンの行動上の課題をどのように見ているかを変える方法を提供しました。

トラウマを抱えたロレンの脳と身体は、生存に必要な本能的な〈赤の経路〉の行動を起こしやすいことを理解したうえで、行動そのものではなく、行動の原因を見極めるという別のアプローチをとることにしました。

私たちは、ポリヴェーガル理論によって、ロレンの行動を生命の危機に対する適応、つまり生存本能として捉えることができることを話し合いました。[12] ロレンにとって最も有益なのは、ターゲットを行動そのものから社会交流や人間関係に移すことです。私たちはロレンのために氷山を作り、よりトラウマに基づいた視点から、彼の行動を観察することにしました。

行動ではなく関係性をターゲットにする

ターゲットを行動から関係性に移すことになり、ロレンを支援するための最初のステップとして、彼の現在の関係性のサポート源を分析することになりました。

私が「ロレンには信頼できる人、安心できる人がいますか？」と尋ねると、ロレンのソーシャルワーカーが、「いる」と言ってくれました。それはメアリーという退職した教師で、グループホームのボランティアをしています。メアリーは、ロレンが九歳のころから知っていて、宿題を手伝ったり、日常的に夕食に連れていったり、近所を一緒に散歩したりと、思いやりのある関係を築いていました。

メアリーは、学校のサポートチームがロレンの学習障害に対処するためのプログラムを作成するときも手伝いました。

メアリーがロレンと過ごした年月の中で、ロレンが彼女と一緒にいて問題行動を起こしたのは、わずか二

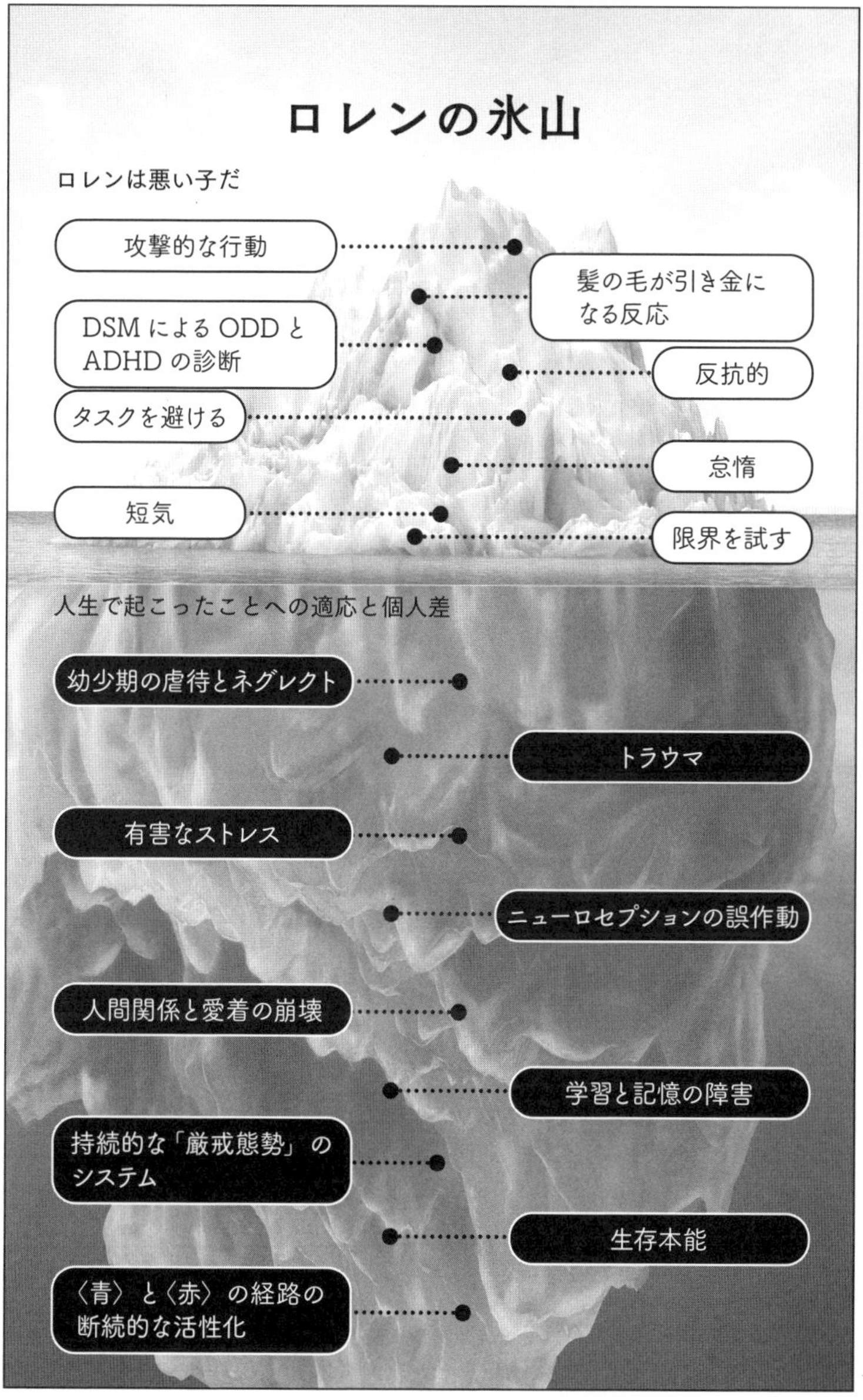
ロレンの氷山
ロレンは悪い子だ
攻撃的な行動
髪の毛が引き金になる反応
DSMによるODDとADHDの診断
反抗的
タスクを避ける
怠惰
短気
限界を試す
人生で起こったことへの適応と個人差
幼少期の虐待とネグレクト
トラウマ
有害なストレス
ニューロセプションの誤作動
人間関係と愛着の崩壊
学習と記憶の障害
持続的な「厳戒態勢」のシステム
生存本能
〈青〉と〈赤〉の経路の断続的な活性化

回だけでした。メアリーはトラウマケアの訓練を受けたことはありませんでしたが、子どもを助ける鍵は人間関係であることを直感的に理解していたようです。

　メアリーとロレンの関係は、人間関係がいかに安全性のニューロセプションをサポートし、子どもが自己防衛的な行動を必要としなくなるかを明確に示しています。私たちは、有害なストレスやトラウマを抱えた子どもたちが挑戦的な行動をとるのは、当然だということを理解しなくてはなりません。そして、**彼らと関係を築くことで、彼らが無意識のうちにおこなっていた自己防衛的な反応が、もはや必要ないものであることに気づくのを助けることもできるのです。**

「子どものトラウマアカデミー（Child Trauma Academy）」のシニア・フェローであるブルース・ペリー医師は、トラウマが子どもに与える影響を長年にわたって研究してきました。小児期のトラウマの有害な影響を認めたうえで、ペリー医師は、「健全で強固な人間関係があることは、こうした経験に関連した持続的なダメージから子どもたちを守るのに役立ち、子どもたちの回復には不可欠である」と指摘しています。[13]

私たちは、トラウマにさらされた子どもたちの行動を病的であると捉えるのではなく、レンズを変え、支援の方法をこのような新しい視点に合わせるべきなのです。ロレンのように、本当はうまくやりたいと思っているのに、トラウマを受けた脳のせいで、自分の責任ではないのに、学習や行動が困難になってしまった子どもたちについて、私たちは新しい物語を創り出すことができます。ロレンとメアリーのつながりからも明らかなように、子どもたちを、脅威がデフォルトである状態から安全へと移行させるためには、人間関係における安全であるという感覚を再構築することが必要です。

有害なストレスやトラウマにさらされた子どもたちへの支援

これまでの章で学んだように、行動上の課題は、ロレンのような子どもたちの**適応の必要性**から生まれたものであると捉えるようになると、その行動を管理するための戦略も変わってきます。基本的なパターンはすべての行動に課題のある子どもたちに共通していますが、トラウマにさらされた子どもは、さらに感情的な脆弱性を持っています。このような子どもたちは、極端で予測不可能な行動上の課題を示すことが多いので、誤ったターゲットに向けた解決策で不用意に問題を大きくしないように、より慎重かつ正確に進めていく必要があります。

重要なステップのひとつは、子どもの人間関係や物理的環境について包括的な履歴を得ることです。何歳のときに有害な体験にさらされましたか？　生後一〜二年の間ですか？　そのストレスは慢性的なものでしたか？　それとも子どもは人間関係の安全性のサイクルを持っていましたか？　その子の人生には一貫して安定した大人がいましたか？

サポートの提供と不公平感の認識

トラウマを抱えた子どもたちの挑戦的な行動に対する概念を変えるには、時間と人材、そしてトレーニングが必要です。重要なのは、親や支援者と協力して、子どもたちが自己認識を深め、文化的に尊重された方法で、それぞれのニーズに合った感情的なセルフケアを学べるようにすることです。また、子どもと家族が、トラウマの理解に基づいた実践の訓練を受けたセラピストにアクセスできるようにすることが重要です。セラピストは、それぞれの家族の経験、個人差、文化、学習経路や能力、社会情動的発達を尊重しながら、子どもと家族に働きかけるでしょう。**これには、世界が安全か安全でないかという個人の認識に、貧困、人種、権力、特権が与える影響を考慮することも含まれます。不公平が蔓延する世界において、有色人種の子ども**

たちが、白人に比べてより大きな脅威にさらされているということを認識する必要があります。

予測可能性を提供し、子どもたちが日常の変化に対応できるようにする

ほとんどの子どもたち、特に子ども時代に不利な経験をした子どもたちにとって、予測可能なことは心の支えになります。しかし、子ども時代のトラウマを持つ人は、予想外の変化に適応したり、柔軟に考えたり、思い通りにいかないときに問題を解決したりすることが困難です。変化があまりにも突然に、あるいは十分な警告もなしに起こると、たとえ大人がその変化を肯定的に受け止めていたとしても、子どもは〈赤の経路〉をたどることになります。

たとえば、ロレンは、里親制度の中で、予期せぬ変化に直面し、感情的に混乱してしまうことがよくありました。あるとき、ソーシャルワーカーが、野球の試合の数時間前にチケットを提供してくれたことがありました。ソーシャルワーカーは、ロレンがその野球チームのファンであることを知っていたので、ロレンと仲間たちが試合を観戦できるように大急ぎで手配してくれたのです。しかし、連絡ミスがあり、迎えの運転手が来るまで誰もロレンにこの計画を伝えていませんでした。

表面的には、ロレンはこの突然の外出に順応しているように見えました。しかし、たとえ楽しいはずの出来事でも、ロレンにとっては日常のルーチンとは異なる、突発的な出来事であることに変わりはなく、実は内面では対応に苦労していたのです。スタジアムに到着するやいなや、ロレンは他の里子の一人とけんかをして、彼のお腹を殴ってしまいました。神経発達学の用語では、このような予測不可能な暴走を「感作ストレス反応」(14)と呼びます。これは、子どもの行動が予測不可能に見え、子どもが薄氷を踏むかのように見える瞬間です。

この楽しいはずの野球観戦が、ロレンを〈真っ赤な経路〉に突き落とすとは、彼のサポートチームの誰も予想していませんでした。指導者は、ロレンの行動に失望し、もっと自分をコントロールする必要があることを教えようとして、後日、彼の暴走を罰するためにiPadを没収しました。

どうすればこのような事態を防ぐことができたのでしょうか。もしチームが、ロレンが突然の変化や移り変わりに敏感であるという情報を入手していれば、誰かが時間をかけて、事前にロレンにこれからどのようなことが起きるのかを伝えることもできましたし、物事がうまくいかなかったときには、起こったことについてロレンがどう感じたかを察しながら話し合えたかもしれません。トラウマの理解に基づく実践は、子どものトラウマ回復を支援するために、子どもの人生経験からくる、その子の固有のトリガーとなる出来事を理解し、その背景を説明する方法を養育者が学ぶのに役立ちます。

ロレンの場合、状況は彼に不利な方向に進んでいました。ワークショップの一年後、ロレンと強い絆で結ばれていたメアリーが引っ越してしまいました。その数か月後、ロレンは再び少年院に入ることになりました。**彼は里親制度を利用しており、トラウマの被害者が人間関係をもとにした虐待やネグレクトによって生じたダメージを克服するための実践ガイドラインとは無縁でした。**

しかし、ロレンや彼のような人たちには希望があります。サンドラ・ブルームの「サンクチュアリ・モデル・トレーニング」のようなプログラムは、トラウマと脳に関する情報に基づいたアプローチによって、この問題を解決することを目的としており、トラウマ被害者のための標準的なケアになる可能性があります(15)。トラウマの専門家であるブルース・ペリーは、このモデルを最良のものと考えており、個人や機関向けにさまざまなトレーニングを提供しています(16)。

予測可能性のサポートと日常の変化への対応

私たちは、子どもたちの日常生活における予期せぬ変化によるストレスを緩和するための構造的なサポートを通じて、感情や行動の乱れを防ぐことができます。次の囲みで説明するように、子どもたちが変化に備えられるように準備するのが最善ですが、予期せぬことが起こることもあります。**そのような場合、私たちの最前線の手段は、自分自身を治療的に活用することです。**そのようなときには、できるだけ早く子どもと一緒に座ったり歩いたりして、子どもに安全を知らせる感情的な合図を増やすことが重要です。可能であれば、少し時間をおいて、その変化が何なのか、いつ起こるのかを説明する必要があります。

トラウマや有害なストレスから回復した子どもたちには、予測可能性が必要です。予測可能性を高めるためには、子どもたちが何を期待しているのかがわかるように、事前にスケジュールを伝えておくことが必要です。スケジュールを言葉で伝えるだけでなく、視覚的なサインやポスター、ホワイトボードに絵や文字で示したものを使って、子どもたちに一日や一週間の準備ができるようにします。順番を覚えたり理解したりするのが苦手な子どもにとって、絵やその他の記号で確認することは大きな違いをもたらします。また、変更があったときには、絵を加えたり、消したり、新しい計画を書き込んだりして、ボード上で物事が変わることを知らせることができます。

予測可能性をサポートしルーチンの変化に対応する

予測可能性を与えるには、視覚的または聴覚的にスケジュールを与えるか、その二つを組み合わせることができます。

視覚：視覚で学習することを好む子どもであれば、ホワイトボードやポスターなどの視覚ツールを使って、子どもの一日のスケジュールを朝から書いていきます。子どもが絵を理解できる場合は、出来事の写真や絵を使って、ホワイトボードに順番に貼っていきます。突然の変化が起こった場合は、その変化を反映させるために文章や絵を置き換えます。そうすることで、子どもはそれを見て、予想を変えるための心の作業を始め、予期しない日常の変化に対処する能力を養うことができます。

聴覚：聴覚で学習することを好む子どもであれば、朝から一日のスケジュールを子どもに話してあげることで、日課を伝えることができます。一日の中で何が一番目か、二番目か、三番目かを知っているかどうかを子どもに尋ねたり、一日の流れを話したり、歌ったりして、子どもの予測可能性を高めることで、子どもに合ったスケジュールを作ることができます。

急な変化が起こった場合は、できるだけ早くそのことを話し、あなた自身の心を落ち着かせる感情的な〈緑の経路〉を使って、子どもに関わってあげてください。

柔軟性、コントロール、選択を可能にする

構造化や予測可能性は一般的に子どもたちの助けとなりますが、それ以上に、子どもたちの神経系がリアルタイムで必要としているものに同調することが重要です。子どもが安全だと感じているかどうかに注意しながら、子どもが必要としているものに同調するとき、私たちは子どもに柔軟性、コントロール、および選択肢を与える必要があることに気づきます。

また、子どもたちは、変化に対応する方法を学ぶために、自分でコントロールしたり、柔軟性を経験することが有効です。このことは、子どもの進路が〈緑〉から〈赤〉の経路に向かい始めたときに、特に役立つことがあります。自分の環境をコントロールすることは、たとえそれが攻撃的な行動を通してであっても、それまでストレスや生命を脅かす状況をコントロールできなかった子どもにとっては、無意識のうちに起こってくる適応的な反応であることを忘れてはいけません。

たとえば、「スペリングの練習を先にやるか、それとも算数を先にやるか」といった物事をおこなう順番や自由時間の過ごし方、あるいはボードゲームでどちらが先攻かといった小さなことでも選択できるようにすることで、子どもたちの柔軟性を徐々に広げていくことができます。**私たちは、色の経路を参考にして、子どもたちが〈うす緑〉の経路に到達するようにサポートしています。以前、私はこれをヴィゴツキーの「最近接発達領域」と表現しましたが、この領域では、子どもたちは新しいことであっても、それに圧倒されることなく学ぶ準備ができています。**

その時点での子どもの状態に応じて、子どもがやりたいことを、無理のない範囲で柔軟に決められるような時間と空間を用意しておくことが有効です。そうすることで、今この瞬間の気づきを促し、問題解決のための筋肉を鍛えることができます。また、予想外のことが起きたときに、大人としての柔軟な考え方を身につけることもできます。たとえば、夕食のオーブン料理が焦げてしまったときには、あわてずに、翌朝食べる予定だったものを代わりに出すことができるでしょう。

ブルース・ペリーは、その言葉をうまくまとめています。「トラウマを抱えた子どもたちにとって、自分の経験のタイミング、期間、強度を可能な限りコントロールし、予測し、調整する能力を与えることがどれほど重要であるかは、いくら強調しても足りません(17)」。

スタッフの離職率を下げる

また、スタッフの入れ替わりを避けるための工夫も重要です。里親制度の子どもたちは、一貫した人間関係が大切であるにもかかわらず、里親、セラピスト、カウンセラー、教師などの離職率が非常に高いのです。有害なストレスやトラウマの影響を受けている子どもたちを支援するために不可欠な要素は、人間関係における信頼関係を構築、または再構築することです。子どもにとっては、子どもを助けてくれる大人の存在がなかったことがトラウマの原因です。それを利用して、癒しのプロセスを開始し、安全と保護の記憶を新たに作って、子どもの信頼感を高めていきます。**ポージェス博士の教えによると「安全は治療であり、治療は安全である」**(18) **のです。**

有害なストレスやトラウマにさらされている子どもへの介入についての質問

- 私の介入は、子どもの安全感を高めますか？　低めますか？
- 私は、自分の対話や技術を通して、安全性に関する一貫したメッセージを促していますか？
- 私は、子どもに何か本質的に間違っているというメッセージを不用意に送っていないでしょうか？
- その子どもの行動は、本来は脅威のニューロセプションから身を守るために生まれた適応や生存戦略でしょうか？

トラウマや有害なストレスを経験した子どもとの関わりで避けるべきこと

傷つきやすい子どもや一〇代の若者の行動上の問題にアプローチする際には、懲罰的な手段は避けるべきです。罰とは、おしりを叩くなどの体罰、隔離、孤立、無視、辱め、非難などを含みます。罰を与えることは、子どもをより深いレベルの自律神経系の苦痛へと導く可能性があります。

ポイント制とレベル制

また、ポイント制やレベル制、つまり子どもの行動に応じて特権や物を得たり失ったりするといった一般的な行動管理手法がもたらす潜在的な悪影響についても考慮すべきです。子どもがボトムアップのストレス反応を調整するためのトップダウンの能力をまだ使えていない場合、このようなやり方は悪影響を及ぼし、子どもを安全な人間関係による〈緑の経路〉から遠ざけてしまう可能性があります。**特に、子どもがまだコントロールできない行動のために何かを失い続けている場合、子どもは絶望に陥ります。**

子どもには勧められないしつけ方

- あらゆる種類の身体的または肉体的な罰
- 隔離、孤立、または独房での監禁
- 法廷での未成年者への無差別な手錠の使用
- 孤立させる、隔離する、恥をかかせる、非難する、または無視すること
- 行動管理のためのポイント制やレベル制

・子どもに怒鳴る、叫ぶ、辱める、または品位を傷つけること

いつの日か、ロレンのような経験をした研究者が、トラウマや有害なストレスが心身に与える影響を正確に把握し、より良い方法を発見することができるかもしれません。それまでは、基礎的な神経科学の知恵を使って、弱い立場にある人々の行動の基盤をどう捉えるかという私たちの認識を変えていく必要があるでしょう。弱い立場にある子どもたちをケアし、共に関わるすべての人が、思いやりのある大人との安全で応答性の高い関係こそ、子どもたちの有害なストレスやトラウマの影響を防ぎ、回復させるための最前線のアプローチであることを理解し、それが標準的なケアとなるような環境を整えていくことが大切です。

子どものトラウマと有害なストレスの経験の多様性

複数の逆境的な経験をしたことのある子どもは、発達、健康、精神面で問題を抱えるリスクが高くなりますが、子どもがその経験をどのように解釈し、どのように反応するかはさまざまです。レナの経験が示すように、典型的な危険因子を持たない子どもでも、強いストレス反応を起こすことがあります。

レナ——終わりなき戦い

レナの父親は仕事の都合で急遽海外に移住することになりました。八歳のレナは、当初父親が単身赴任することを素直に受け入れていました。しかし、その二か月後、何かが変わったのです。突然、レナは歯みがき、シャワー、宿題などのすべての日常作業を戦いの連続に変えてしまいました。

レナの母親のルースは、レナの小児科医からの紹介で私のところに相談に来ました。ルースは、「毎

日の生活が大変なのです」と言います。ルースは、娘とのけんかが絶えず、疲れ果てていました。レナはルースに対して、涙が出るほどの激しい罵声を浴びせていました。

私はルースに、娘の行動や反応について、数週間にわたって日記をつけることを提案しました。後日私たちは、レナを交えず、ルースがつけたレナに関する日記を分析し、そこで私たちは明確なパターンを発見しました。レナは主に、以前は父親が面倒を見てくれていたことに関して、反発していました。

夫が引っ越す前、ルースは看護師として夜勤をし、昼間は寝ていました。レナの保育園へのお迎え、宿題の手伝い、就寝時の見守りなどは父親がおこなっていました。夫の転勤に伴い、シッターを雇う代わりに、ルースは日勤に切り替えました。夜に自分がいることで、レナが父親の不在に耐えられるようになり、二人の関係が良好になると考えたのです。

二人のセッションを何度かおこなったあと、私はルースに、レナが以前は何でもなかった出来事に対して極端で挑戦的な反応をするのは、父親がいなくなったことに対するストレス反応ではないかとそっと伝えました。最愛の父親がいなくなったことで、レナの感情の閾値は急激に低下しました。そのために、それまで何でもなかった日常生活が、母と娘の戦いの場となってしまったのではないでしょうか。

しかし、ルースがレナに、お父さんが急にいなくなったことについてどう思うか尋ねると、レナは「大丈夫」と答えました。しかし、実際にはそうではありませんでした。ルースがレナのために、ごほうびを与えたり、話しかけたり、より良い行動をするようにお願いしたりしても、レナの〈赤の経路〉の行動は悪化するだけでした。ルースはレナに、子どもや一〇代の若者にネガティブな考えや感情に対処する方法を教えてくれる本を買い与えたこともありました。しかしレナは、何事にも身構えてしまうので、その本には見向きもしませんでした。

問題の本質はここにありました。ルースは、ボトムアップの問題を解決するために、トップダウンのアプローチを使っていたのです。レナの喪失感や悲しみの感情は、コミュニケーション・チャンネルを通じた出口がなく、心の中に閉じ込められていました。レナはまだ父親に対する感情を認めたり、アクセスしたり、考えたりすることができなかったので、母親がそれを話し合おうとするのは時期尚早でした。最愛の父の存在を突然失ったレナは、高いレベルのストレスを感じ、それが彼女の行動に反映されました。

ルースはレナに対する認識を改め、娘がわざと問題を起こしているのではなく、苦しんでいるのだと理解しました。より多くの思いやりと判断力を持って、ルースはまずボトムアップで働くように戦略を変更しました。まず、相手の気持ちに寄り添い、自分はあまり話さずに、レナのことをより多く聞くようにしました。私はルースに、レナのトップダウンの能力をサポートする最初のステップとして、できるだけ頻繁に〈緑の経路〉で楽しく関わることを勧めました。つまり、レナが痛みや苦しみに対処する能力を、話すことではなく、一緒に楽しく交流する瞬間を見つけることで高めていくのです。

ルースは、楽しい経験と楽しい感覚的相互作用を一致させるために、感覚的好みのワークシートに記入しました。肯定的な相互作用は、ルースにとって、娘の社会情動的発達を強化し、父親との突然の離別によって経験したストレスから回復するためのテンプレートとなりました。

私はルースに、レナとの楽しい交流の瞬間、つまり痛みや悲しみを癒す力のあるつながりの瞬間を作るためには、彼女自身が〈緑の経路〉を歩む必要があると説明しました。ルースは、夫が突然いなくなったことが、彼女自身の感情的なリソースを奪ったことに気づいていませんでした。私はまず、ルースが一時的にひとり親になったことによる彼女自身の感情の変化をサポートするために、ルースひとりで数回のセッションをおこないました。

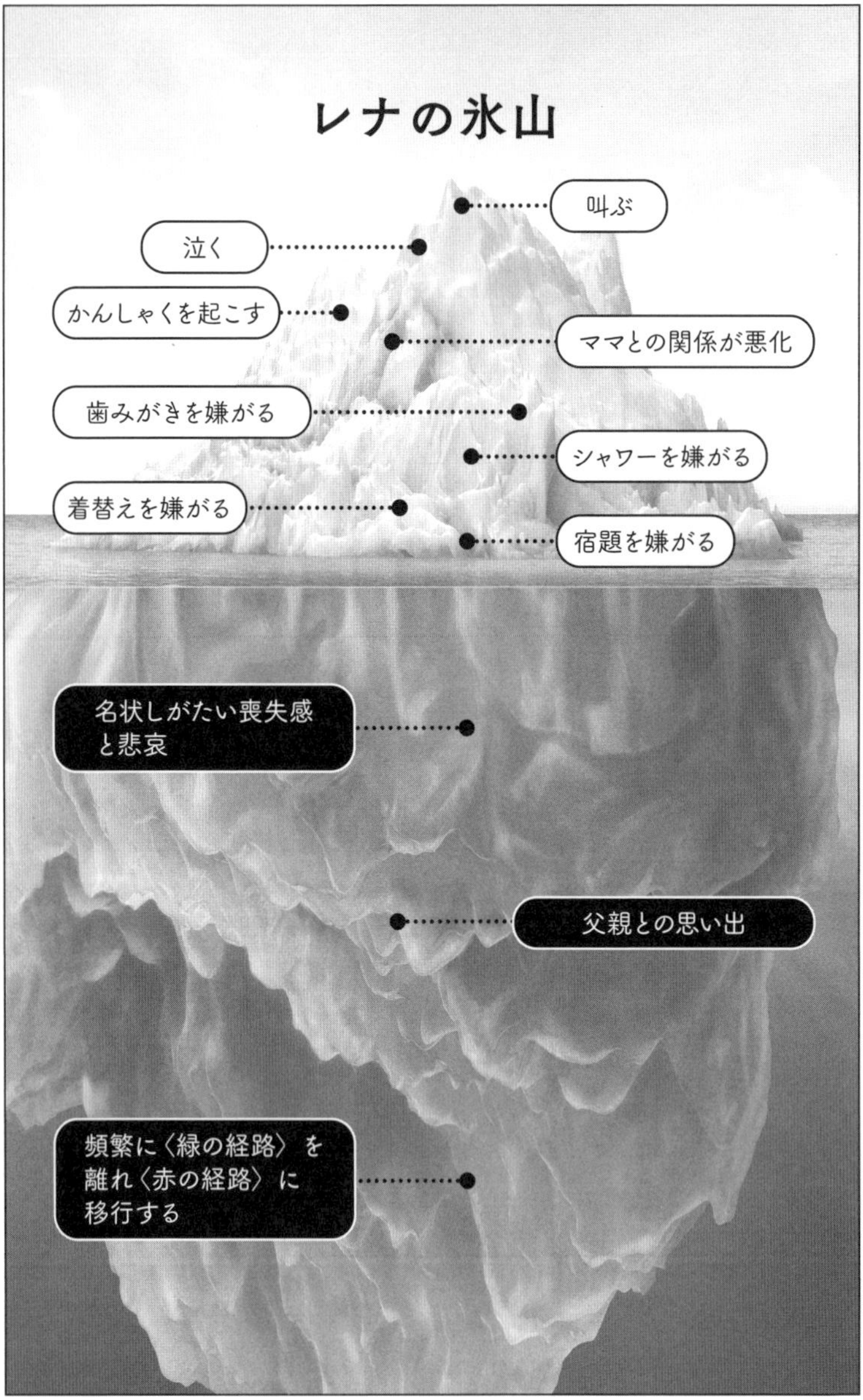

レナの氷山
叫ぶ
泣く
かんしゃくを起こす
ママとの関係が悪化
歯みがきを嫌がる
シャワーを嫌がる
着替えを嫌がる
宿題を嫌がる
名状しがたい喪失感と悲哀
父親との思い出
頻繁に〈緑の経路〉を離れ〈赤の経路〉に移行する

レナとルースの治療セッションの焦点は、二人を楽しい相互作用に導くものを発見することでした。あそびの定義を広く捉え、楽しく、有機的で行ったり来たりする双方向の交流をサポートするあらゆる活動において、私はルースに、レナのリードと興味に従うように勧めました。レナのことを調べていくうちに、レナは自分が小さいときにルースがよく歌っていた歌を聞くのが好きだということがわかりました。私たちは、母と子の両方の基礎から始めました。レナが、感情的なサポートを必要としている母親との感情面での協働調整を通して、温かく居心地のよい〈緑の経路〉を経験できるようにしました。

家では、レナが宿題をしている合間に、ルースが軽くレナをマッサージしてあげるなど、ルースは娘の身体に寄り添っていました。レナは母親の関心と共感を得ることができました。こうして、二人の関係が温かいものに変わるのに時間はかかりませんでした。

数か月後、レナの社会情動的な家に進歩が見られ始めました。〈緑の経路〉にいるときは、自分の感情や考えを口にすることが多くなりました。感情的な発達のボトムアップの基礎である、癒しと喜びに満ちた交流を促進する治療的ワークが、トップダウンの能力の再出現を支えていたのです。私たちの最後のセッションのひとつで、レナは母親に、どれだけ父親が恋しいか、父親がいないとどれだけ寂しいかを話しました。母親との信頼関係の中で、喪失感や悲しみを言葉で表現できるようになったことで、レナの破壊的な行動は減少していきました。

行動がどのように適応しているか、レンズを変えて理解する

行動を意図的なものと見なすと、行動の根本的な原因を子どものストレスへの反応として捉えず、表面的なターゲットに向けた懲罰戦略を用いる傾向があります。そうではなく、**適応的な対処メカニズム**として捉

えれば、理解と思いやりにつながります。ルースとレナの事例から、子どもがボトムアップ反応を経験しているとき、私たちの最善の対応は、関係性と安全性の手がかりを減らすのではなく、増やすことであるのがわかります。

子どもの行動を、子どもの内面について語っていることであると評価するとパラダイムシフトが起こります。行動をネガティブに捉えるのではなく、その子をどう育てたらいいのかという有益な情報として捉えることができるようになるのです。

私たちは、子どもが挑戦的な行動をとるのは、権威を振りかざしたり、限界を試したり、課題を回避したりしようとしているからだ、という考え方ではなく、挑戦的な行動は、子どもが過度のストレスを経験していることを示す合図であるという考え方を取り入れています。

「協調的・能動的解決法（ＣＰＳ）」の創始者であるロス・グリーンは、子どもが挑戦的な行動をとるのは、子どもが要求を満たそうとするときに何かが邪魔をしている証拠だと説明しています。[19] グリーンは、画期的で、見方を劇的に変えた著書『親を困らせる子どもを上手に伸ばす』（ＰＨＰ研究所、二〇〇三年）の中で、挑戦的な行動の要因を、**未解決の問題**や大人の期待に応えられない結果としての**スキルの発達の遅れ**だと説明しています。[20] ＣＰＳのアプローチでは、子どもと大人が会話をし、それぞれが行動上の課題を解決するために共有し、協力します。ＣＰＳは、子どもや一〇代の若者が、自分の考えを明確にし、それを周囲の大人と共有できるようになれば、画期的で優れたアプローチとなります。

それは、ルースとレナが、敵対するのではなく、パートナーとして関わり、会話し、情報を交換するという、幸せな到達点に至ることができたことからもわかります。関係性を重視したボトムアップ式のアプローチにより、ルースはレナを「問題児」とは考えなくなりました。むしろ、娘が自分の苦悩を語ることができるようになったことを喜んでいました。

弱い立場にある子どもたちへの支援を目指して

レナとロレンは、明らかに異なる結果を経験しました。人生の最初の三年間で逆境に見舞われたロレンは、より傷つきやすい状態にありました。ブルース・ペリーは子どものトラウマアカデミーで、ある研究を実施しました。この研究には、研究ネットワークを通して三万人以上の臨床パートナーが参加しました。その結果、生後一年のうちに人間関係の有害なストレスにさらされると、子どもの脆弱性が著しく高まることがわかりました。[21]

専門家は、人生における出来事の重さや積み重ねの違いを示すために、「大文字のTで表されるトラウマ（Trauma）」と「小文字のtで表されるトラウマ（trauma）」という表現を使うことがあります。大文字のトラウマは、無力感や生命の危機の認識を伴うことが多いですが、小文字のトラウマは、苦痛を伴う出来事で、その人の対処能力を超えているが、必ずしも生命の危機として経験されているわけではないものとされています。[22]

推測するに、ロレンは初期に持続的に大文字のトラウマを経験したのではないでしょうか。ロレンとレナの対照的な結果は、トラウマにさらされた時期、期間、深刻度に加えて、ロレンにとって大切な存在だったメアリーが引っ越したあと、ロレンが一貫して健全な大人との関わりを得られなかったことが関係していると考えられます。

注目すべきは、ロレンがマイノリティの集団の一員として、暗黙のバイアスがかかった文化の中で、生涯にわたるリスクに直面していたことです。ペリー博士は「トラウマ、ネグレクト、貧困、人種差別、その他の発達上の逆境がもたらす複数の複雑な影響を認識しなければ、真のリハビリテーションは実現しない」[23]と述べています。

対照的に、レナの恵まれた背景には、ロレンが直面したような追加的なACEがありませんでした。レナはロレンに比べて、心理的な回復力を育む機会が多く、ストレス耐性を身につける可能性が高かったのです。レナの例を見ても、里子など、幼少期の生活が混乱していて、それをやわらげるような大人のサポートも得られなかった子どもたちを含む、小児期の人間関係が安定していない、あるいは安定していなかった子どもたちにとって、本章の提案が非常に重要であることがわかるでしょう。

私は三〇年近くの診療経験の中で、人間が経験しうるさまざまなトラウマにさらされた子どもたちを目の当たりにしてきました。ポージェス博士が書いているように、子どもたちのトラウマに対して、愛情を持って一貫した関係性を持ち、根気よく対処することで、やがて脳が「身体の感じ方を再編成することができる」と信じています。[24]

第8章のポイント

- 有害なストレスやトラウマにさらされた子どもが、ストレス反応、つまり原因となった出来事に対する保護的、防衛的な反応の名残である行動上の課題を示すことは自然なことだと考えましょう。
- 第一線の戦略として、子どもとの関係性のつながりを求め、トップダウンのアプローチよりもボトムアップの手法を用い、子どもの社会情動的発達に注意を払います。
- 色で示される子どもの自律神経系の状態に目を配り、子どもが活性化して、〈赤〉や〈青〉のストレス反応の経路に移行したとき、子どもが〈緑の経路〉に戻れるように、感情面で同調をおこなうことを目標とします。

・「社会情動的発達の家」では、子どもが感情や考えを象徴化して、経験を整理し、自己認識を深め、ストレス反応を文脈に沿って理解できるようにするための作業を進めます。

第9章　未来への希望と、今やるべきこと

花が咲かないときは、花を変えるのではなく、花が育つ環境を修正する必要がある。
——アレクサンダー・デン・ハイジャー

こんなシナリオを想像してみてください。ルシアは、物静かで好奇心旺盛な三歳児で、自分の行動をコントロールするのに苦労しています。定期的な健康診断で、小児科医はルシアが不安そうにしているのを見て、家族を温かく再診に誘いました。そこで母親は、ルシアの社会情動的発達に関する簡単なアンケートに答えます。小児科医は、幼い子どもたちに行動上の問題がある場合、子どもたちのためにどのように相互作用や環境を調整するのが最善かについて、豊富な情報を提供することを母親に約束し、母親は安心しました。母親は、娘をサポートできることに希望を持ち、このような思いやりのある医師に感謝して帰宅しました。

その一週間後、ルシアの両親は小児科医と会い、愛する娘を的確にサポートするための計画を話し合いました。ルシアは、幼児期の「仕事」である、遊んだり、笑ったり、楽しんだりする時間があまりにも少ない

ようです。小児科医の説明によると、ルシアの課題は、家庭や学校といった快適な環境であっても、自律神経系が脅威を察知する傾向があることにあるようです。

小児科医は、「子どもの弱点を早期に発見することで、身体的・情緒的な成長をサポートすることができます」と言います。そこに小児作業療法士が加わり、小児科医が収集した情報を確認します。医師は、安心感を与えるような口調で、ルシアの様子を両親に尋ねます。両親によると、ルシアは予測可能な環境で、予期せぬ出来事に直面していないときは「大丈夫」だそうです。しかし、たとえシンプルで楽しい活動でも、ショッピングモールへのお出かけやダンス教室などといった場所では苦労しているようです。両親は、ルシアのために、作業療法士のジムでの「あそびの時間」を計画します。脆弱な子どもたちは、自分の神経系と「友達」になることを学び、その過程で心理的な回復力を身につけることができる、と作業療法士は説明します。

次に、小児科医はルシアの両親に、ルシアのストレス負荷と睡眠サイクルをモニターするための、かわいい装飾が施されたリストバンドをプレゼントします。このリストバンドは、子どもが生理的なストレス反応を起こしたことを、皮膚電気活動（EDA）で検知します。同時に、両親のスマートフォンや小児科医の機密データベースにデータを送信することで、医師と両親がルシアのストレス反応の引き金となるものを発見し、最終的には彼女が人生の課題に立ち向かうのに最適な方法を見つけ出すということでした。

両親は、自分の家族と愛する一人娘を助けてくれる自信に満ちた専門家たちに感謝し、前向きな気持ちで診察室を後にします。

ここに書かれているようなサポートこそが、私たちの理解、研究、革新の方向性であると考えています。子どもの発達について、理念を共にする、多様な子どもの専門家のチームから、親が精神的なサポートを受けられる未来を想像してみましょう。子どもが行動上の問題を抱えていても、養育者が非難されたり、自分を責めたりすることがないようにしたいものです。子どもにすぐに障害のレッテルを貼るのではなく、個々の違いを認めて、その子をどうやってサポートするのが最善なのかという情報を提供する世界が訪れることを想像しています。

未来は今

このような世界は、ニューヨーク州のセンター・フォー・ディスカバリー（Center for Discovery）のような場所にすでに存在しています。ここでは、自閉症やニューロダイバーシティを持つ人たちが、最先端の研究結果に基づいた、高度で支援的なホリスティック治療を受けています。そこでは、ルシアのリストバンドのような新しい「ウェアラブル技術」を用いて、生体センサーでＥＤＡを測定し、神経系が脆弱な人の挑戦的な行動にストレスがどのように影響しているかについて専門家がデータを提供しています[1]。

このセンターの専門家は、行動管理や個々のスキルの指導に重点を置くのではなく、子どもが一日のうちにどれだけの累積ストレスを経験しているかを測定しています。また、マサチューセッツ工科大学やハーバード大学などの一流大学と提携し、睡眠障害、胃腸障害、発作性疾患、肥満、免疫・代謝異常、不安など、ストレスを誘発する根本的な生物医学的疾患に対処することで、個人や家族の生活の質を向上させる研究をおこなっています[2]。

センター・フォー・ディスカバリーのアプローチは、自閉症と診断され、複雑な医学的・神経学的特性を持つ人々をサポートする新しい方法です。表面的な部分だけでなく、個人のニーズを教えてくれる行動に価値を見出そうとするこの着眼点は、診断名にかかわらず、すべての子どもたちの治療法、戦略、アプローチを向上させるでしょう。センター・フォー・ディスカバリーと大学の関連機関が、脳と身体の複雑なフィードバックループの研究を続け、他の多くの環境で応用できるモデルを提供してくれることを願っています。この新しいタイプの研究は、生理的な状態と観察可能な行動をセンサー技術によって結びつけます。それにより、ストレスが身体の機能のさまざまな領域に与える影響について私たち全員を啓発してくれる可能性があり、持続的な行動上の課題を抱える個人を支援する方法を理解するのに役立つでしょう。[3]

すでに、全米のメンタルヘルス研究のリーダーたちは、従来の「病理」や「レッテル」を超えていくことを奨励しています。これまで述べてきたように、アメリカ国立精神衛生研究所（ＮＩＭＨ）は現在、ＤＳＭの単純な診断ではなく、診断を横断し、人間のさまざまな行動や状態に関連する基礎的なプロセスの研究を奨励しています。[4] このアプローチにより、研究者は「行動科学と神経科学を統合する方法で、ＤＳＭのカテゴリーの制約を超えて研究課題に取り組む自由」を得ることができます。[5] これにより、子どもたちのストレス負荷をモニタリングし、軽減するためのより効果的な方法を明らかにする、有益で実用的な情報が提供されることが期待されます。テクノロジーと「新しい考え方」は、脆弱な子ども、一〇代の若者、そして大人を支援する方法をより良く理解するのに役立ち、単に最終結果である行動そのものではなく、特定の行動が起きる兆候を対象としています。

今私たちにできること

しかし、弱い立場にある子どもたちを助けるのに、こうした研究成果が出てくるまで待つ必要はありません。人間のストレスに関する研究は、ヘルスケアやメンタルヘルスにおいて還元主義的なモデルから脱却することの価値について、すでに基本的な理解を与えてくれています。[6]

これまで見てきたように、人間は社会的な脳を持った社会的な存在であり、子どもがどのような問題を抱えていようとも、癒しとサポートへの道は、調和のとれた人間関係を通しておこなわれます。心理学者のルイス・コゾリーノは、脳は何よりも、人間が生き延びるために長い年月をかけて進化してきた「社会的適応器官」であると指摘しています。[7] 社会的器官とは、人間が感情的に重要な関係の中で、他の脳とつながり、そこから学ぶように進化してきたことを意味します。[8] 問題を抱えた子どもを支援するにあたり、よく同調された関係性にとって代わることができるものは何もないのです。

私は、子どもたち、一〇代の若者たち、そして家族との長年の関わりの中で、脳の「**順応性**」に対する理解を深めてきました。その中で、私は脳の順応性の高さを実感しています。私は、子どもたちのチームが、**行動は子どものニーズについて教えてくれるもの**であるという視点を持って、人間的な関わりを通して子どもの発達過程を熱心にサポートすることで、行動上の問題が減少していくのを、何度も目撃してきました。

強固な信念を変える

脳を適応のための社会的器官と見なすことで、子どもの行動には貴重な情報が含まれていることが理解できます。行動上の問題は、「障害」や「故意に反抗的」な子どもであることを示唆しているのではなく、子どもが世界を生きる中で適応せざるを得なかったことを示す合図なのです。

意識的に不作法をおこなっているというレンズではなく、適応というレンズを使えば、子どもたちをサポートするために必要な前提条件である、思いやりと理解を提供することができます。

そのためには、トップダウンの動機づけに基づく一般的な戦略を後押しするいくつかの概念を明確にして

おく必要があります。たとえば、子どもの挑戦的な行動には悪意が込められているといった思い込みを払拭するとともに、子どもが注目を集めようとして挑戦的行動を起こしていると考えるなど、行動を必然的にネガティブなものとして捉えるのをやめ、行動は、子どもを助けるためのロードマップであると捉えることが大切です。

ネガティビティ・バイアスの克服

実際には、子どもが混乱したり、怒ったり、怖がったりすると、私たちの多くは反射的に否定的な反応をしてしまいます。事実、現代の神経科学は、子どものネガティブな行動が大人の心を揺さぶる理由を解明しています。人間には、ポジティブな出来事やニュートラルな出来事よりもネガティブな出来事を記憶する傾向があります。これは、「ネガティビティ・バイアス」〔否定的なものに強く注意を向ける傾向〕と言われます。[9]

神経心理学者のリック・ハンソン博士によると、この傾向は、数百万年にわたる脳の発達の過程で、捕食者やその他の脅威を真っ先に思い浮かべることが生存のために必要不可欠であったことから生まれたものです。[10]このことは、私たちが人生におけるポジティブな出来事を見落とし、ネガティブなことに集中しがちであることを説明しています。また、ニュース、特に悪いニュースを見たり読んだりしたくなるのもそのためです。ハンソン博士の言葉を借りれば、「脳はネガティブな体験にはマジックテープのように貼りつきますが、ポジティブな体験に対してはテフロン加工が施されたような状態」なのです。[11]子どもの行動は、大人のネガティビティ・バイアスを簡単に作動させてしまいます。なぜなら大人は、あまりにも多くの難しい選択をしなくてはならない上に、責任が非常に重いからです。もし、自分の子どもやケアを提供している子どもの様子に刺激され、最適ではない反応をしてしまったら、それは、ネガティビティ・バイアスが働いていたのだ、と思ってみましょう！

それでは、私たちの子どもとの関わりに、ネガティビティ・バイアスがどのような影響を与えるかを考えてみましょう。私たちの脳は、ポジティブな経験よりもネガティブな経験に注意を払うようにできているので、子どもが幸福、生存、安全を損なうと思われることをしているのを目撃すると、できるだけ早く行動を変えよう、そして子どもを守ろうと優先的に考えます。これは、善意をもった親、養育者、ケアの提供者にとって自然な傾向です。このことを理解することで、行動に課題のある子どもたちを育てたり、サポートしている私たちは、子どもたちの挑戦的な行動に対して、なぜ私たちができるだけ早く行動しなければならないと感じるのかわかります。ネガティビティ・バイアスは、単純に、子どものポジティブな行動よりもネガティブな行動に気づく可能性を高めているのです。

ニーズの高い子どもを持つ親や養育者が、不安や過敏さを強く感じるのはこのためだと思われます。[12]子どもを守り、育てるということは重大な責任であり、私たちはその大役を担っています。人間はネガティブな出来事や脅威的な出来事に気を配るようにできているため、特定の状況下ではその負担が大きくなります。[13]

しかし、私たちは意識することで、ネガティビティ・バイアスを打ち消すことができます。行動を解明することで、それを恐れる必要のないものに変えることができます。恐怖心がなくなれば、自分や子どもの行動を厳しく責めることも少なくなります。そうすれば、脳に栄養を与える方法で、改善に対して一緒に取り組むことに大きく近づくことができます。これは朗報です。というのも、ほとんどの親は自分が裁かれていると感じているからです。[14]もし私たちが落ち着いていて、子どもをできるだけ早く「治さなければならない」という自己処罰的な行動をとらずに済むなら、子どもを助けるために最も有望なツールである自分自身を育てることができるのです。

行動に課題のある子どもの親や養育者は、つねにストレスと警戒心にさらされています。子どもに診断名や障害があること、子どもが攻撃的で他人に危害を加えていること、子どもの精神的健康が損なわれていることを知ることほど、親を脅かすことはありません。残念なことに、多くの親が、子どものネガティブな行動は親の育て方が悪かったせいだという、言葉にならない裏のメッセージを受け取ることが多いということを語っています。

行動上の課題に対する一般的な基準やアプローチの中では、なんとか物事を良くしたいと思うあまり、IEPやその他の子どもへの介入方法を話しあうミーティングにおいて、親とケア提供者が対立してしまうことがよくあります。レッテルを貼られた子どもとその周囲の人々を守るために、私たちが大きな責任を背負っていることを振り返るのは有益なことです。

幸せの配線

どうすれば、ネガティビティ・バイアスに対抗し、〈緑の経路〉をより自由に生き、子どもたちが自分の可能性を実現し、幸せで回復力のある人間に成長することをサポートできるでしょうか？　手間はかかりますが、リック・ハンソンが説くように、私たちは実際に「幸せの配線（*Hardwiring Happiness*）」をおこなうことができます。[15] よい経験をすると、それが時間をかけて蓄積され、持続的なネガティブな思考や記憶に取って代わるようになります。ハンソン博士は、この四つのステップを「HEAL」という頭字語で表現しています。[16]

Have：ポジティブなことを「体験」する

Enrich：それを「強化」する

Absorb：それを「吸収」する

Link：ポジティブなものとネガティブなものを「つなぐ」

私はこれらのステップのうち最初の三つを、家族と一緒に仕事をしたり、養育者やケアの提供者に子どもの健全な脳と身体のつながりをサポートするための話をするときに使っています。

〈緑の経路〉をサポートするためのポジティブで豊かな経験の創出

私たちは、経験によって記憶を形成します。そして、ポジティブな経験を意図的に利用することで、私たちの脳や、私たちが関わる子どもたちの脳に、新しい神経接続を形成することができます[17]。一瞬の出来事でも、時間をかけて積み重なっていくことで、永続的な記憶が形成されるのです。簡単にいえば、私たちや子どもたちのポジティブな経験の数を増やすことで、よい変化をもたらすことができるのです。そのためには、自分の心が導いてくれるはずです。

私たちは、何をするにも理由や目標、考えが必要だと思われがちです。決められた活動、セラピー、エクササイズ、データ記録などに追われているうちに、子どもの成長に欠かせない、遊び心のある自発的な喜びを経験するという重要な要素を見失ってしまうことがあります。

養育者へのお願い

私はますます、特定の活動ではなく、体験を求めるようになりました。私は、親が自分の心をもっと信頼して、子どもに楽しい体験をさせることを勧めています。そうすることで、親は、専門家や教育者などが望む姿を子どもに押しつけるのではなく、子どものありのままの姿に自然に感謝するようになります。私たちが子どもたちに与えるメッセージは、「改善プロジェクト」であるかのように思われることがあります。**もちろん、子どもたちへのサービスを減らしたり、薄くしたり、専門家の助けを避けるべきだという意味ではありません。**しかし、私たちが優先すべきことは、子どもたちの発達を促すために、心の通った人間関係を築くことなのです。私は本書の中で、神経発達学の観点から、なぜこのことが意味をなすのかを説明してきました。

私の娘が幼稚園に通っていたころ、担任の先生は人と人とのつながりが子どもの学習能力を高めることを直感的に理解していました。先生は毎朝、教室のドアの前に立ち、膝を曲げて一人ひとりの生徒に挨拶をし、握手をしたり、腕や肩に軽く触れたりして、落ち着いた声と素敵な笑顔で挨拶をしていました。彼女の教室は、私の子どもにとって幸せな場所であり、子どもはそこで生き生きとしていました。

娘がこのように信頼されていることがわかると、娘がクラスの中で一番年下であることによる躊躇や不安は消え、私は母親としての安心感を得ることができました。先生は、自身が気づいているかどうかは別にして、子どもたちに教えると同時に、彼女自身を治療的に用いていたのです。自分と同じように、子どもの心の健康を大切にしてくれると信頼できる大人に、自分の子どもを託すことは、単純に安心感につながります。

この点については、ノースカロライナ州の教師バリー・ホワイト・ジュニアが素晴らしい実践をおこなっています。ホワイト先生は、小学校のクラスに通うすべての子どもたち一人ひとりを毎日異なる挨拶で迎えており、その様子を撮影したビデオが話題になりました[18]。先生と生徒は、一人ずつユニークな握手の仕方やダンスによる挨拶をあらかじめ決めておきます。先生は、それを完璧に覚え、毎朝それを使って一人ひとりの子どもと挨拶します。ホワイト先生は、私の娘が通っていた幼稚園の先生のように、子どもたち一人ひとりが安全で、大切にされている、特別な存在だと感じられるようにサポートしてくれます。一日の始まりに、対人関係の安全性を示す個性的で楽しい合図を子どもたちの環境に創造的に取り入れること以上の方法があるでしょうか？

これら二人の教育者は、教育における人との関わりの体験の重要性を直感的に理解しています。彼らは、子どもたちが最も必要としているとき、つまり多くの子どもたちにとって最もストレスの多い始業時に、ポジティブな体験を意図的に作り出します。それだけではありません。彼らは、学習のための最高の基盤を構築するテクニックを使います。時間をかけてポジティブな体験を充実させることで、その体験の価値を子どもたちに吸収させ、記憶に残るようにして、子どもたちの脳にすばらしい影響を与えているのです。[19]

子どもたちに与える体験を「HEAL（癒し）」に変える

これらの先生たちの例から、私たちは何を学ぶことができるでしょうか。子どもたちの脳は、経験によって変化します。これは、もうひとつの脳科学的な現象である「神経可塑性《かそせい》」によるものです。言い換えれば、私たちの経験は、脳内の神経接続をつねに変化させています。[20]このように、経験は重要なのです。私たちは、子どもたちに提供する経験が、子どもたちの発達中の脳にとって健全でよいものであることを確認する必要があります。これは、親たちにもいえることで、親も、自分自身がどのようなものを見聞きするかについては注意を払う必要があります。本書では、両方のタイプの経験の例を紹介しました。

私は、教育、行動支援、メンタルヘルス、少年司法、社会福祉などの分野を監督する人やこうした場で働く人が、ある介入やアプローチを実施する前に、その介入やアプローチが子どもの脳にとってよいものかどうかを考えてほしいと思っています。多くの教育訓練プログラムが確立されてから一世紀半の間に、多くの変化がありました。私たちは、成長していく子どもたちの柔軟な心と身体をいかにサポートするかについて、今わかっていることに基づいて、これらのトレーニングプログラムを更新する必要があります。

ポジティブな経験を増やす

私たちは子どもたちにどれだけのポジティブな経験を与え、励ましているだろうか、と問いかけることは価値があります。子どもたちも大人と同じようにネガティビティ・バイアスがかかるようにできているので、それを打ち消すためにも、ポジティブな体験を提供する必要があります。[21] 子どもたちが行動上の問題を抱えているとき、大人は日常的に、ポジティブなメッセージよりもネガティブなメッセージを与えています。ひとつは、私たちの好意的な配慮は条件付きであり、子どもがよい行動をとったときにだけ与えられるというものです。このメッセージは、まだ自分の行動をトップダウンでコントロールできない子どもに、さらなるストレスを与えます。**うまくコントロールされていない行動が、対人関係でネガティブな結果を招き、それがストレス負荷を増加させ、さらに問題のある行動を引き起こすという、悪循環に陥ってしまうのです。**

そうではなく、子どもたちの社会的・情動的な基盤を強化するために、肯定的な人間関係の経験を与えるべきなのです。だからといって、子どものいたずらを許したり、子どもが何もかも決めてよいというわけではありませんし、行動の論理的な結果を軽視してもよいとはいいません。しかし、私たちは、まず子どもたちとより肯定的な関係を築く努力をすべきなのです。

量は重要

たしかに、子どもと過ごす時間の質と量は重要です。子どもたちの脳のネットワークに変化をもたらすためには、何度もポジティブな経験をする必要があります。なぜなら、**同時に発火したニューロンは、接続しあう**からです。[22] 言い換えれば、何かをすればするほど、それが機能と記憶に定着していくということです。子どもたちにポジティブで豊かな経験を与えることで、社会情動的な発達の家を一段階ずつ築いていくことができるのです。

時間に追われた生活の中で、どうやって子どもたちを助けることができるでしょうか。ひとつの方法は、優先順位を見直すことです。子どもたちが充実した学習経験を積むことは大切ですが、それ以上に、前向きで楽しい経験を通して人とつながる時間を確保することが大切です。そのためには、まず私たち自身がスローダウンすることが大切です。第4章では、大人がスローダウンすることで、子どもにもよい影響を与えることができると述べました。つねに**何かをしている**と、自分の時間を大切にしていないというメッセージが子どもたちに伝わってしまいます。ゆったりとしたペースで子どもたちと**一緒にいる**ことで、手本を示し、自分を大切にすることの重要性を伝えることができます。この考え方は、〈緑の経路〉を育て、私たちの身体がつねに管理しているストレス負荷を軽減するための基礎となるものです。忙しい生活を送っている多くの人は、高血圧や体調不良、慢性的な睡眠不足などの症状が出て、初めてゆっくりすることの大切さに気づきます。しかし、それでは遅いのです。自分のペースとバイオリズムに注意を払うことで、私たちはより生き生きとした状態になり、子どもたちや、一緒に働く人たちに安全の合図を送ることができるようになります。

ここでは、子どもたちにゆっくりとした時間を過ごしてもらい、ポジティブで豊かな経験を共有するための簡単なアイデアをご紹介します。

温もりとつながりを持って、意図的に子どもに目を向ける

その子のそばに座り、自分の今の状態と向き合ってください。もし、自分がしっかりとした〈緑の経路〉を歩んでいなければ、自分を責めたりせず、ただそのことに気づき、今現在の気分を味わえるように自分の心を整えてください。そして、穏やかさ、温かさ、存在感をもって、子どもの目を一瞬見ます。もし子どもが目を合わせるのを嫌がる場合は、子どものほうを見ます。しばらくの間、その子に集中して、その子が本来持っているよさを五感で感じ取ってみてください。私たちが過敏になることも致し方ないことではありますが、このエクササイズをすることで、私たちが神経質になりすぎて、評価したり、監視したり、教えたり、次にいつこの子がメルトダウンするかと心配したりすることを回避することができます。

子どもに、あなたと一緒に何をしたいか聞いてみる

育児や仕事のプレッシャーや要求に追われていると、子どもが何をしたいのかを**尋ねる**よりも、子どもに何をすべきかを**教えて**しまうことがよくあります。子どもたちが自分のことで精一杯なのはいいのですが、本当の魔法は、私たちが子どもたちとつながり、交流しているときに起こります。このようにつながることは、多忙な生活やパーソナル・テクノロジー機器の普及によって人と人とのつながりが失われつつある状況を解消することにも役立ちます。

マインドフルに外を散歩する

数分でも数時間でも、大切なのは、自分自身や子どもたちが経験を受け入れることができるように、ペースを落とすことです。ゆっくりとしたペースで、文字通り小さな一歩を踏み出すことで、子どもたちに意図的な行動を促す力強いメッセージを伝えることができます。そよ風を感じたり、葉っぱが落ちたり、アリが地面を這っているのに気づいたりしやすくなります。子どもと手をつないでいる感覚を味わうことができ、他の方法では見過ごしてしまうような、子どもが自発的に気づいて喜ぶ、無数の事柄を楽しむことができるようになります。子どもと一緒にゆっくりとマインドフルに散歩をすることは、心と身体に多くのメリットをもたらします。

食事の時間は社会的なつながりを持つ機会となる

子どもたちが適切な時間内に食事を終えることは、それ自体、成功体験だといってもよいものです。しかし、食事やおやつの時間は、忙しい生活の中でゆっくりと子どもたちと触れ合うことができる貴重な機会でもあります。できれば、子どもに食事を与えながらテレビを見るなど、他のことをするのは避けましょう。そして、会話をしながら一緒に食事をするようにしましょう。このとき、実際に言葉を話すかどうかは重要ではありません。これは、過小評価されがちですが、子どもの感情を育むための貴重な機会です。

遊びの時間を見つけて一緒に楽しむ

遊びは、年齢に関係なく、私たちの健康に最も有益な活動のひとつです。アメリカ小児科学会は最近、小児科医やその他の小児専門家に対し、発達期の子どもの遊びの重要性を親に強調するよう促す、大規模な臨床報告をまとめました。この研究をおこなった著者たちは次のように書いています。**「研究は、発達段階に応じた親や仲間との遊びは、実行機能と向社会的な脳を構築する社会情動的、認知、言語、自己調整のスキルを促進するための特異な機会であることを実証している」**(23)。なんと力強い言葉でしょう。親や専門家は、遊びは子どもが遊びたがるために仕方なく許してやる、余計な時間だと思うかもしれません。しかし、実際に遊びは、すべての子どもたちにとって、日々欠かすことのできない価値あるものであるということが再認識されるべきです。子どもたちと一緒に楽しく遊ぶことは、ストレスや不安を減らし、健康と活力を高めます。

身体を動かす

子どもの自由時間が減ると、自由に身体を動かす機会も減ります。第3章で学んだように、私たちの身体は知恵を持っており、脳と身体のつながりから来る合図に合わせて動きを調整します。子どもたちが自分の意思で身体を動かせるようにすること、特に人とのつながりを楽しみながら、自由に身体を動かせるようにすることは、子どもたちの社会情動的な発達に確実に役立ちます。これは、子どもたちが〈緑の経路〉を歩むことができるようにサポートすることになります。

音楽を聴く

音楽は私たちに潤いを与え、インスピレーションを与え、動きを促してくれます。第2章で学んだように、聴覚情報は、子どもが入ってくる音をどう解釈するかによって、安全感を高めることができます。子どもが喜ぶような音楽を見つけて、一緒に聴いたり、動いたり、踊ったりすることは、やってみる価値があります。

本書では、行動上の課題を文脈化して理解するための新しい構造を提供したいと意図しました。これが達成できていることを願っています。本書では、色の経路、発達の氷山、発達の家などの考え方をご紹介しました。これらはすべて、「**花が咲かないときは、花を変えようとするのではなく、その花が育つ環境を修正する必要がある**」というデン・ハイジャーの言葉に雄弁に示された、中核的なメッセージを指し示しています。乾燥した土壌で育つ小さな花に、ただ霧をふきかけるだけでは、私たちのアプローチは不十分で、土壌を手入れする必要があります。人間の場合、その「土壌」とは、人間関係における安全性であり、大人が子どものために定義したものではなく、子どもの神経系が感知した安全性です。

私たちは、子どもたちが「悪い」行動をしたら、指導したり罰したりする必要があると考えることに慣れているので、行動をストレス反応の観点から見ることは不自然に思えるかもしれません。また、こうしたアプローチは、あなたの信念や専門知識と食い違うかもしれません。さらには、あなたを育てた親の考え方と一致しないかもしれません。しかし、私は長年にわたり、学校、養育者、教育者が、子どもが体験する困難を、より広い視野で捉えるようになるのを見て、希望を持つようになりました。弱い立場にある子どもたちを支援するために、脳と身体を基礎にしたより幅広い考え方に移行すると、きっとよいことが起こります。

私の願いは、子どもたちのために答えを見つけ、苦しみを減らし、喜びに満ちたつながりを増やしていくことです。それは本書に登場する人々が経験してきたことであり、それを、より多くの家族が共有することを願っています。本書の肯定的なメッセージが、行動上の課題を抱える子どもたちをより良く理解し、サポートするための助けとなることを心から願います。

謝辞

本書の出版を可能にしてくれた以下の方々に、心から感謝します。トム・フィールズ・マイヤー、彼の洞察力、知恵、そして編集の才能は、私のアイデアと言葉に活力を与えてくれました。ステファン・ポージェス博士は、そのライフワークによって、私や何百万人もの人々に、行動上の課題を見るための新しいレンズや、思いやりと理解をもって子どもやトラウマを持つ人を助けるための新しい方法を提供してくれています。セレーナ・ウィーダー博士には、彼女の導き、膨大な研究成果、そしてニューロダイバーシティを尊重するパラダイムを共同で作成できたことに感謝します。PESI出版の編集者であるカーシン・モース氏には、揺るぎないサポートをしていただきました。コニー・リリアス博士には、原稿を読んでくれたこと、そして長年にわたって彼女から学んだことに対して感謝します。ドリーン・S・オルセン博士は何世代にもわたって学校教育のリーダーたちに、多様性、コミュニティ・サービス、そして人間関係の力の大切さを教えてくれました。ジェネッサ・ジャクソン博士は、変化し続ける私の参考文献リストと、下書き原稿を綿密に整理してくれました。感謝します。

訳者あとがき

デラフーク博士は、誰も批判することなく、すべての人を幸せにするエッセンスを惜しみなく与えてくれます。昨今は「発達障害」が注目され、発達障害の診断を受けている方が多くいます。しかしながら、「発達障害」とは何かということも明確でないままに、生きることに少し不器用な方たちが『「発達障害」なんだからうまくやれなくてもしかたない』と心を閉ざしたり、希望を失っていることに、私は大いに懸念を感じていました。そんなときに、デラフーク博士の「ニューロダイバーシティ」の概念に触れ、助けられました。

私自身も、どうも知覚が過敏のようです。今でも衣類を買うときは肌触りを入念にチェックし、下着などは丁寧にタグを切り取ります。うっかり切り忘れて気になり始めたら、その日が台無しになってしまいます。大きな音や強い光も苦手で、匂いにも敏感です。子どものころは家族から、「神経質」「気難しい」「わがまま」「かんしゃく持ち」と言われていました。幼いころの写真は、眩しそうに目を細め、しかめっ面をしています。あのときに、この『発達障害からニューロダイバーシティへ』があったら、私の人生はどうなっていたことでしょう。過去のことはさておき、本書があれば、これからの子どもたちを助けることができます。同様に、家族の方たちも、無用な苦しみから解放されることでしょう。

デラフーク博士はポリヴェーガル理論をもとに、子どもの安全感に対する大人の行動の重要性を指摘します。つまり、子どもが信頼できる大人と一緒にいて、本当に安全だと感じられると、社会交流行動が自然に生まれ、無意識の中で戦ったり、逃げたり、凍りついたりする必要がなくなると言います。つまり、「問題行動」の形を借りて安全を求めなくてよいのです。こうした安心が得られないと、人は長じていろいろな方法で自己調整しようとします。アルコールや薬物を乱用したり、摂食の問題を抱えたり、スマートフォンやゲームに依存したり、感情爆発や対人関係の問題を起こすこともあるでしょう。あるいは引きこもるかもしれません。ですから、子どもに安全は不可欠なのです。

さらに博士は、大人が自分の考えを子どもに押し付けるのではなく、愛情のある人間関係の中で、一人ひとりの子どものニーズに合わせて、安全を感じられるように合図を出していく必要があると言います。かつては権威によって子どもを管理する方法が取られましたが、それがうまくいっていないことは明らかです。これからは、つながりを通して子どもと関わり、子どもが自分の身体からの合図を無視したり恥じたりせず、それを貴重な情報として理解できるようにするのを助け、そしてニューロダイバーシティを尊重することを新世代の子どもたちに教えるために、違いを受け入れる手本となることが大切だと述べています。まさに、これから虹色のニューロダイバーシティの時代が始まります。私たちもお互いに安全の合図を出し合い、違いを恐れるのではなく、違いを力とするように心がけたいものです。

本書は、ポージェス博士の『ポリヴェーガル理論入門』(春秋社)の翻訳についてアドバイスをいただいていた、精神科医の三宅正先生からご紹介をいただきました。良書に出会わせていただきありがたく思っております。また、春秋社の編集者手島朋子氏にいつもながら大変お世話になりました。ポリヴェーガル理論についてよく理解した上で、丁寧に翻訳を磨いてくれたことに感謝します。また、つねに私を見守り、最適な環境を整えて応援してくれるパートナーの山田岳氏に感謝します。最後に、いつも希望と笑いと喜びをくれる娘に感謝します。

二〇二二年六月吉日

花丘ちぐさ

索引

原注

はじめに

（1）Stephen W. Porges and Deb Dana, eds., *Clinical Applications of the Polyvagal Theory: The Emergence of Polyvagal-Informed Therapies* (New York: W.W. Norton, 2018), 58.
（2）Porges and Dana, *Clinical Applications of the Polyvagal Theory*, 61.
（3）Stephen W. Porges, *The Pocket Guide to the Polyvagal Theory: The Transformative Power of Feeling Safe* (New York: W.W. Norton, 2017), 19〔S・W・ポージェス『ポリヴェーガル理論入門――心身に変革を起こす「安全」と「絆」』花丘ちぐさ訳、春秋社、2018年〕
（4）Stanley Greenspan and Serena Wieder, *Engaging Autism: Using the Floortime Approach to Help Children Relate, Communicate, and Think* (Reading, MA: Perseus Press, 2006).〔S・グリーンスパン、S・ウィーダー『自閉症のDIR治療プログラム』広瀬宏之訳、創元社、2009年〕
（5）Stanley Greenspan and Serena Wieder, *The Child with Special Needs* (Reading, MA: Perseus Press, 1998), 14.
（6）Lucy Jane Miller, *Sensational Kids: Hope and Help for Children with Sensory Processing Disorder* (New York: Penguin Books, 2007). および "STAR Institute for Sensory Processing Disorder," The STAR Institute, https://www.spdstar.org（2018年8月14日アクセス）も参照のこと。
（7）Mary Lea Johanning, "Premack Principle," in *Encyclopedia of School Psychology*, ed. Steven W. Lee (Thousand Oaks, CA: SAGE Publications, 2005), 395.
（8）"National Parent Survey Overview and Key Insights," ZERO TO THREE, updated June 6, 2016, https://www.zerotothree.org/resources/1424-national-parent-survey-overview-and-key-insights.
（9）Alexander Pope, "An Essay on Criticism: Part II," in *An Essay on Criticism* (London: W. Lewis, 1711), lines 215–216.

第1章

（1）Rasheed Malik, "New Data Reveal 250 Preschoolers Are Suspended or Expelled Every Day," Center for American Progress, Novemevmber 6, 2017, https://www.americanprogress.org/issues/early-childhood/news/2017/11/06/442280/new-data-reveal-250-preschoolers-suspended-expelled-every-day/ および "The National Survey of Children's Health," Data Resource for Child and Adolescent Health, http://childhealthdata.org/learn/NSCH（2018年7月26日アクセス）も参照のこと。
（2）Greenspan and Wieder, *Child with Special Needs*, 11.
（3）Connie Lillas and Janiece Turnbull, *Infant/Child Mental Health early Intervention, and Relationship-Based Therapies: A Neurorelational Framework for Interdisciplinary Practice* (New York: W.W. Norton, 2009), 32.
（4）Greenspan and Wieder, *Child with Special Needs*, 11.
（5）Greenspan and Wieder, *Child with Special Needs*.
（6）"What is Precision Medicine?," Genetics Home Reference, U.S. National Library of Medicine, updated September 25, 2018, https://ghr.nlm.nih.gov/primer/precisionmedicine/definition.
（7）"National Parent Survey Overview and Key Insights," ZERO TO THREE.
（8）"National Parent Survey Overview and Key Insights," ZERO TO THREE.
（9）"Toddlers and Self-Control: A Survival Guide for Parents," ZERO TO THREE, updated October 3, 2016, https://www.zerotothree.org/resources/1603-toddlers-and-self-control-a-survival-guide-for-parents. および Amanda R. Tarullo et al., "Self-Control and the Developing Brain," *ZERO TO THREE* 29, no. 3 (2009): 31–37も参照のこと。
（10）"Toddlers and Self-Control," ZERO TO THREE.
（11）Greenspan and Wieder, *Child with Special Needs*, 70.
（12）Lillas and Turnbull, *Infant/Child Mental Health*, 72 および *The American Heritage Idioms Dictionary*, s.v. "Behavior," http://www.dictionary.com/browse/behavior?s=t（2018年7月26日アクセス）も参照のこと。

(13) 氷山は、作家や心理学者などがよく使う比喩である。たとえば心理療法家のバージニア・サティアは家族療法において、個人の対処メカニズムや内的な動機付けのために氷山の喩えを用いた。
(14) Sandra L. Bloom, "Creating Sanctuary in the School," *Journal for a Just and Caring Education* 1, no. 4 (October 1995): 403–433.
(15) Mona Delahooke, *Social and Emotional Development in Early Intervention: A Skills Guide for Working with Children* (Eau Claire, WI: PESI Publishing & Media, 2017), 3.
(16) Stephen W. Porges, *The Polyvagal Theory: Neurophysiological Foundations of Emotions, Attachment, Communication, and Self-Regulation* (New York: W.W. Norton, 2011). さらなる詳細は Stephen W. Porges, "Articles and Interviews," http://stephenporges.com/index.php/articlesand-interviews（2018 年 7 月 26 日アクセス）を参照のこと。
(17) Stephen W. Porges, "The Polyvagal Theory: New Insights into Adaptive Reactions of the Autonomic Nervous System," *Cleveland Clinic Journal of Medicine* 76, no. 2 (April 2009): S86–S90.
(18) Porges, *The Pocket Guide*, xv.〔ポージェス『ポリヴェーガル理論入門』〕
(19) Porges, xv.〔同上〕
(20) Stephen W. Porges, "Human Nature and Early Experience," *YouTube* Video, 46:38, October 24, 2014, https://www.youtube.com/watch?v=SRTkkYjQ_HU&t=1236s.
(21) Porges, "Human Nature and Early Experience," 46:38.
(22) ロス・グリーンはベストセラーとなった著書 *The Explosive Child* (New York: HarperCollins, 1998)〔『親を困らせる子どもを上手に伸ばす』田辺希久子訳、PHP 研究所、2003 年〕で、子どものスキルの遅れが行動上の問題の根本的な原因であると述べている。
(23) Stephen W. Porges, "Neuroception: A Subconscious System for Detecting Threats and Safety," *ZERO TO THREE* 24, no. 5 (2004):
(24) Porges, "Neuroception", 19–24.
(25) Porges, *Polyvagal Theory: Neurophysiological Foundations*, 24.
(26) Porges, *The Pocket Guide*, 6.〔ポージェス『ポリヴェーガル理論入門』〕
(27) Porges, "Neuroception," 19–24.
(28) Bruce Perry and Maia Szalavitz, *The Boy Who Was Raised as a Dog: And Other Stories From a Child Psychiatrist's Notebook* (New York: Basic Books, 2006; New York: Basic Books, 2017). 引用は 2017 年版 p.347 を参照。
(29) Daniel J. Siegel and Tina Payne Bryson, *The Whole Brain Child* (New York: Random House, 2011), 14.〔D・シーゲル、T・P・ブライソン『しあわせ育児の脳科学』森内薫訳、早川書房、2012 年〕
(30) *Diagnostic and Statistical Manual of Mental Disorders*, 3rd ed. (Washington, DC: American Psychiatric Association, 1980)〔アメリカ精神医学会［編］『DSM-III-R 精神障害の診断・統計マニュアル』高橋三郎訳、医学書院、1988 年〕。DSM は現在第 5 版である (Arlington, VA: American Psychiatric Association, 2013)〔アメリカ精神医学会［編］『DSM-5 精神疾患の診断・統計マニュアル』染矢俊幸他訳、医学書院、2014 年〕。以降の引用はすべて 2013 年版〔邦訳 2014 年〕を参照。
(31) "NIMH Funding to Shift Away from *DSM* Categories," American Psychological Association, last updated July/August 2013, http://www.apa.org/monitor/2013/07-08/nimh.aspx.
(32) "Research Domain Criteria (RdoC)," National Institute of Mental Health, https://www.nimh.nih.gov/research-priorities/rdoc/index.shtml（2018 年 7 月 26 日アクセス）。現在、5 つの研究領域規準（RDoC）がある：ネガティブ系、ポジティブ系、認知系、社会系、覚醒／調整系である。これらの系統には、人間の行動や機能の根底にある複雑な領域のマトリックスが存在する。このような広範な変化に合わせ、本書では特定のケースを理解するために重要でない限り診断名を付けないことにした。

第 2 章

(1) Porges, "Neuroception," 19–24.
(2) Daniel Goleman and Richard J. Davidson, *Altered Traits: Science Reveals How Meditation Changes Your Mind,*

Brain, and Body (New York: Random House, 2017), 140.〔D・ゴールマン、R・J・デビッドソン『心と体をゆたかにするマインドエクササイズの証明』藤田美菜子訳、パンローリング、2018年〕
(3) Siegel and Bryson, *The Whole Brain Child*, 37〔シーゲル、ブライソン『しあわせ育児の脳科学』〕
(4) Bryan Kolb et al., "Experience and the Developing Prefrontal Cortex," Supplement, *Proceedings of the National Academy of Sciences of the United States of America* 109, no: S2 (2012): 17186–17193.
(5) "Parent Survey Reveals Expectation Gap for Parents of Young Children," ZERO TO THREE, updated October 13, 2016, https://www.zerotothree.org/resources/1612-parent-survey-reveals-expectation-gapfor-parents-of-young-children.
(6) "Executive Function & Self-Regulation," Center on the Developing Child, Harvard University, https://developingchild.harvard.edu/science/key-concepts/executive-function/（2018年8月13日アクセス）
(7) Lillas and Turnbull, *Infant/Child Mental Health*, 42.
(8) Siegel and Bryson, *The Whole Brain Child*, 39.〔シーゲル、ブライソン『しあわせ育児の脳科学』〕
(9) Goleman and Davidson, *Altered Traits*, 140–141.〔『心と体をゆたかにするマインドエクササイズの証明』〕
(10) Elizabeth B. Torres and Caroline Whyatt, eds., *Autism: The Movement-Sensing Perspective* (Boca Raton, FL: CRC Press, 2018), 178.
(11) Porges and Dana, *Clinical Applications of the Polyvagal Theory*, 67.
(12) スタンレー・グリーンスパンとセレーナ・ウィーダーは、以下の書籍で発達のマイルストーンについて述べている：Greenspan, *First Feelings: Milestones in the Emotional Development of Your Baby and Child* (New York: Viking Penguin, 1985); Greenspan, *Infancy and Early Childhood: The Practice of Clinical Assessment and Intervention With emotional and Developmental Challenges* (Madison, CT: International Universities Press, 1992); and Greenspan and Wieder, *Infant and Early Childhood Mental Health: A Comprehensive Developmental Approach to Assessment and Intervention* (Washington, DC: American Psychiatric Publishing, 2006).
(13) Robert R. Greene and Nancy P. Kropf, *Caregiving and Care Sharing: A Life Course Perspective* (Washington, DC: NASW Press, 2014).
(14) Greenspan and Wieder, *Engaging Autism*, 386.〔グリーンスパン、ウィーダー『自閉症のDIR治療プログラム』〕
(15) Dr. Serena Wieder in a discussion with the author at the World Association for Infant Mental Health Conference in Rome, Italy, May 2018.
(16) Greenspan and Wieder, *Child with Special Needs*, 70.
(17) たとえば、多くの教育関係者が以下のようなカラーシステムを用いている：Leah M. Kuypers, *The Zones of Regulation: A Curriculum Designed to Foster Self-Regulation and Emotional Control* (San Jose, CA: Think Social Publishing, 2011). 神経心理学者のリック・ハンソンは、著書 *Hardwiring Happiness: The New Brain Science of Contentment, Calm and Confidence* (New York: Harmony Books, 2013), 38, 48.〔R・ハンソン『幸せになれる脳をつくる――「ポジティブ」を取り込む4ステップの習慣』浅田仁子訳、実務教育出版、2015年〕で、「応答」モードを緑のゾーン、「反発」モードを赤のゾーンと表現している。
(18) Lillas and Turnbull, *Infant/Child Mental Health*.
(19) Porges, *The Pocket Guide*, 5–6.〔ポージェス『ポリヴェーガル理論入門』〕
(20) Porges, 5–6.〔同上〕
(21) Porges, 5–6.〔同上〕
(22) Deb Dana, *The Polyvagal Theory in Therapy: Engaging the Rhythm of Regulation* (New York: Norton & Company, 2018), 9.〔D・デイナ『セラピーのためのポリヴェーガル理論――調整のリズムとあそぶ』花丘ちぐさ訳、春秋社、2021年〕
(23) Porges, *Polyvagal Theory: Neurophysiological Foundations*, 160–162.
(24) Porges, 158.
(25) Lillas and Turnbull, *Infant/Child Mental Health*, 46.

(26) Nadine Burke Harris, *The Deepest Well: Healing the Long-Term Effects of Childhood Adversity* (New York: Houghton Mifflin Harcourt, 2018), 54.
(27) Porges and Dana, *Clinical Applications of the Polyvagal Theory*, 67.

第３章

(１) Greenspan and Wieder, *Child with Special Needs*, 22.
(２) Lillas and Turnbull, *Infant/Child Mental Health*, 42.
(３) Siegel and Bryson, *The Whole Brain Child*, 27〔シーゲル、ブライソン『しあわせ育児の脳科学』〕
(４) "PANDAS Questions and Answers," U.S. Department of Health and Human Services, National Institute of Mental Health, last modified September 2016, https://www.nimh.nih.gov/health/publications/pandas/index.shtml.
(５) Jennifer Brout and Lucy Jane Miller, "*DSM-5* Application for Sensory Processing Disorder Appendix A (Part 1)," *ResearchGate*, December 2015, https://www.researchgate.net/publication/285591455_DSM-5_Application_for_Sensory_Processing_Disorder_Appendix_A_part_1.
(６) Stanley Greenspan, *The Growth of the Mind: And the Endangered Origins of Intelligence* (Reading, MA: Perseus Books, 1997), 21.
(７) Stanley Greenspan and Serena Wieder, eds., *Diagnostic Manual for Infancy and Early Childhood: Mental Health, Developmental, Regulatory-Sensory Processing, Language and Learning Disorders* (Bethesda, MD: Interdisciplinary Council on Developmental and Learning Disorders, 2005), 7.
(８) Alice S. Carter, Ayelet Ben-Sasson, and Margaret J. Briggs-Gowan, "Sensory Over-Responsivity, Psychopathology, and Family Impairment in School-Aged Children," *Journal of the American Academy of Child and Adolescent Psychiatry* 50, no. 12 (2011): 1210–1219.
(９) Miller, *Sensational Kids*, 4–5.
(10) Doreit Bialer and Lucy Jane Miller, *No Longer a Secret: Unique Common Sense Strategies for Children with Sensory or Motor Challenges* (Arlington, TX: Future Horizons Press, 2011), 20.
(11) Bialer and Miller, *No Longer a Secret*, 21.
(12) STAR Institute のウェブサイトでは、感覚処理障害に関する豊富な情報を提供している：https://www.spdstar.org.
(13) Dawn Huebner and Bonnie Matthews, *What to Do When You Worry Too Much: A Kid's Guide to Overcoming Anxiety* (Washington, DC: Magination Press, 2006)〔D・ヒューブナー／ボニー・マシューズ（絵）『だいじょうぶ　自分でできる心配の追いはらい方ワークブック』上田勢子訳、明石書店、2009年〕
(14) Delahooke, *Social and Emotional Development*, 3.

第４章

(１) Porges, "Neuroception."
(２) Louis Cozolino, *The Social Neuroscience of Education: Optimizing Attachment and Learning in the Classroom* (New York: W.W. Norton, 2013), xxi.
(３) Porges, *The Pocket Guide*, 51.〔ポージェス『ポリヴェーガル理論入門』〕
(４) Porges, 45.〔同上〕
(５) Porges, 45.〔同上〕
(６) Porges, "Neuroception."
(７) Porges, "Neuroception," 19-24.
(８) Porges, *Polyvagal Theory: Neurophysiological Foundations*, 15.
(９) Porges and Dana, *Clinical Applications of the Polyvagal Theory*, 61.
(10) "Resilience," Center on the Developing Child, Harvard University, https://developingchild.harvard.edu/science/key-concepts/resilience/（2018年8月15日アクセス）
(11) Hans Selye, "A Syndrome Produced by Diverse Nocuous Agents," *Nature* 138, no. 3479 (1936): 32.

(12) Bruce S. McEwen and Peter J. Gianaros, "Central Role of the Brain in Stress and Adaptation: Links to Socioeconomic Status, Health, and Disease," *Annals of the New York Academy of Sciences* 1186, no. 1 (2010): 2.
(13) "Resilience," Center on the Developing Child.
(14) Bruce S. McEwen, "Stressed or Stressed Out: What is the Difference?," *Journal of Psychiatry and Neuroscience* 30, no. 5 (2005): 315.
(15) McEwen and Gianaros, "Central Role of the Brain."
(16) "Resilience," Center on the Developing Child.
(17) Lev S. Vygotsky, *Mind in Society: The Development of Higher Psychological Processes*, ed. Michael Cole, Vera John-Steiner, Sylvia Shribner, and Ellen Souberman (Cambridge, MA: Harvard University Press, 1978), 86.
(18) Lillas and Turnbull, *Infant/Child Mental Health*, 178.
(19) Lillas and Turnbull, 178.
(20) McEwen, "Stressed or Stressed Out," 315.
(21) Porges, *The Pocket Guide*, 44.〔ポージェス『ポリヴェーガル理論入門』〕
(22) Jon Kabat-Zinn, *Full Catastrophe Living: Using the Wisdom of Your Body and Mind to Face Stress, Pain, and Illness* (New York: Random House, 1990), 2.〔J・カバットージン『マインドフルネスストレス低減法』春木豊訳、北大路書房、2007年〕
(23) Suzannah J. Ferraioli and Sandra L. Harris, "Comparative Effects of Mindfulness and Skills-Based Parent Training Programs for Parents of Children with Autism: Feasibility and Preliminary Outcome Data," *Mindfulness* 4, no. 2 (2013): 89–101; Elissa Epel et al., "Can Meditation Slow Rate of Cellular Aging? Cognitive Stress, Mindfulness, and Telomeres," *Annals of the New York Academy of Sciences: Longevity, Regeneration, and Optimal Health* 1172, no. 1 (2009): 34–53; and Manika Petcharat and Patricia R. Liehr, "Mindfulness Training for Parents of Children with Special Needs: Guidance for Nurses in Mental Health Practice," *Journal of Child and Adolescent Psychiatric Nursing* 30, no. 1 (2017): 35–46.
(24) Kristin Neff , *Self-Compassion: The Proven Power of Being Kind to Yourself* (New York: HarperCollins, 2011), 41.〔K・ネフ『セルフ・コンパッション〈新訳版〉』石村郁夫他訳、金剛出版、2021年〕
(25) Kristin D. Neff and Daniel J. Faso, "Self-Compassion and Well-Being in Parents of Children with Autism," *Mindfulness* 6, no. 4 (2015): 938–947 および Kristin D. Neff , "The Self-Compassion Scale is a Valid and Theoretically Coherent Measure of Self-Compassion," *Mindfulness* 7, no. 1 (2016): 264–274 も参照のこと。
(26) Kristin Neff and Christopher Germer, *The Mindful Self-Compassion Workbook* (New York: Guilford Press, 2018).〔K・ネフ、C・ガーマー『マインドフル・セルフ・コンパッションワークブック――自分を受け入れ、しなやかに生きるためのガイド』富田拓郎監訳、大宮宗一郎他訳、星和書店、2019年〕
(27) Porges, *The Pocket Guide*, 45.〔ポージェス『ポリヴェーガル理論入門』〕
(28) Jeree H. Paul and Maria St. John, *How You Are Is as Important as What You Do* (Washington, DC: ZERO TO THREE: National Center for Infants, Toddlers, and Families, 1998).
(29) Stuart Shanker, *Self-Reg: How to Help Your Child (and You) Break the Stress Cycle and Successfully Engage with Life* (New York: Penguin Books, 2016).〔S・シャンカー『「落ち着きがない」の正体』小佐田愛子訳、東洋館出版社、2017年〕
(30) Porges, *The Pocket Guide*, 44.〔ポージェス『ポリヴェーガル理論入門』〕
(31) Erika M. Waller and Amanda J. Rose, "Brief Report: Adolescents' Co-Rumination with Mothers, Co- Rumination with Friends, and Internalizing Symptoms," *Journal of Adolescence* 36, no. 2 (2013): 429–433.
(32) Porges, *The Pocket Guide*, 51.〔ポージェス『ポリヴェーガル理論入門』〕

第5章

(1) "Brain Architecture," Center on the Developing Child, Harvard University, https://developingchild.harvard.edu/science/key-concepts/brain-architecture/ (2018年8月16日アクセス) および Bruce D. Perry, "Maltreatment and the Developing Child: How Early Childhood Experience Shapes Child and Culture" (inaugural lecture, The Margaret McCain Lecture Series, Centre for Children & Families in the Justice System, London,

ON, September 23, 2004), https://childtrauma.org/wp-content/uploads/2013/11/McCainLecture_Perry.pdf も参照のこと。

(2) Els van der Helm and Matthew P. Walker, "Overnight Therapy? The Role of Sleep in Emotional Brain Processing," *Psychological Bulletin* 135, no. 5 (2009): 731–748 および Christina O. Carlisi et al., "Sleep-Amount Differentially Affects Fear-Processing Neural Circuitry in Pediatric Anxiety: A Preliminary fMRI Investigation," *Cognitive, Affective, & Behavioral Neuroscience* 17, no. 6 (2017): 1098–1113 も参照のこと。

(3) Peir H. Koulivand, Maryam Khaleghi Ghadiri, and Ali Gorji, "Lavender and the Nervous System," *Evidence-Based Complementary and Alternative Medicine*, no. 2013 (2013): 681304.

(4) Greenspan, *Growth of the Mind*, 21.

(5) Stephen W. Porges, *Associate Manual Safe and Sound Protocol* (Aurora, CO: Integrated Listening Systems, 2018).

(6) Stephen W. Porges et al., "Reducing Auditory Hypersensitivities in Autistic Spectrum Disorder: Preliminary Findings Evaluating the Listening Project Protocol," *Frontiers in Pediatrics* 2, no. 80 (2014): 1–10 および Stephen W. Porges et al., "Respiratory Sinus Arrhythmia and Auditory Processing in Autism: Modifiable Deficits of an Integrated Social Engagement System?" *International Journal of Psychophysiology* 88, no. 3 (2013): 261–270 も参照のこと。

(7) Lillas and Turnbull, *Infant/Child Mental Health*, 178.

(8) "Breathe," Sesame Street in Communities, https://sesamestreetincommunities.org/activities/breathe-bundle/ (2018 年 8 月 16 日アクセス)

(9) Susan Kaiser Greenland, *The Mindful Child* (New York: Simon & Schuster, 2010).

(10) Greenland, *Mindful Child*, 68.

(11) Greenland, 69.

(12) "The School Yoga Project," Little Flower Yoga, http://littlefloweryoga.com/programs/the-school-yoga-project. (2018 年 8 月 16 日アクセス)

第 6 章

(1) Bessel van der Kolk, *The Body Keeps the Score: Brain, Mind, and Body in the Healing of Trauma* (New York: Penguin Books, 2014), 159.〔B・ヴァン・デア・コーク『身体はトラウマを記録する——脳・心・体のつながりと回復のための手法』柴田裕之訳、杉山登志郎解説、紀伊國屋書店、2016 年〕

(2) Porges, *The Pocket Guide*, 22.〔ポージェス『ポリヴェーガル理論入門』〕

(3) Bridget E. Hatfield and Amanda P. Williford, "Cortisol Patterns for Young Children Displaying Disruptive Behavior: Links to a Teacher-Child, Relationship-Focused Intervention," *Prevention Science* 18, no. 1 (2017): 40–49.

(4) Serena Wieder, "PLAY: The Window into the Child's Emotional Experiences," Profectum Foundation, https://profectum.org/wp-content/uploads/2015/03/PLAY-HANDOUT.pdf (2018 年 8 月 16 日アクセス)

(5) Porges, *The Pocket Guide*, 22.〔ポージェス『ポリヴェーガル理論入門』〕

(6) Greenspan and Wieder, *Child with Special Needs*, 256–257.

(7) Wieder, "PLAY."

(8) Porges, *The Pocket Guide*, 22.〔ポージェス『ポリヴェーガル理論入門』〕

(9) Greenspan and Wieder, *Child with Special Needs*, 206–220.

(10) Greenspan and Wieder, 256–257.

(11) Greenspan and Wieder, 206–220.

(12) Greenspan and Wieder および Wieder, "PLAY." も参照のこと。

(13) "What Is DIR and Why Is It Important?," Profectum Foundation, https://profectum.org/about/dir/ (2018 年 8 月 16 日アクセス)

(14) "Child-Parent Psychotherapy (CPP)," California Evidence-Based Clearinghouse for Child Welfare, last modified December 2015, http://www.cebc4cw.org/program/child-parent-psychotherapy/detailed.

(15) "The Mindsight Approach to Well-Being: A Comprehensive Course in Interpersonal Neurobiology," Mind-

sight Institute, https://www.mindsightinstitute.com/comprehensivecourse-in-ipnb（2018 年 8 月 16 日アクセス）
（16）“The NRF Manual,” Neurorelational Framework Global Communities, http://nrf-gc.org/nrf-manual/（2018 年 8 月 16 日アクセス）
（17）Siegel and Bryson, *The Whole Brain Child*, 27〔シーゲル、ブライソン『しあわせ育児の脳科学』〕
（18）“About the CPS Model,” Lives in the Balance, https://www.livesinthebalance.org/about-cps（2018 年 8 月 16 日アクセス）
（19）“What is Dialectical Behavior Therapy (DBT)?,” Behavioral Tech: A Linehan Institute Training Company, https://behavioraltechorg/resources/faqs/dialectical-behaviortherapy-dbt/（2018 年 9 月 27 日アクセス）
（20）Brené Brown, *Daring Greatly* (New York: Random House, 2012)〔ブレネー・ブラウン『本当の勇気は「弱さ」を認めること』門脇陽子訳、サンマーク出版、2013 年〕
（21）Dana, *Polyvagal Theory in Therapy*, 101〔デイナ『セラピーのためのポリヴェーガル理論』〕
（22）Porges, *The Pocket Guide*, 204〔ポージェス『ポリヴェーガル理論入門』〕

第 7 章

（1）Greenspan and Wieder, *Child with Special Needs,* 11.
（2）Virginia Chaidez, Robin L. Hansen, and Irva Hertz-Picciotto, “Gastrointestinal Problems in Children with Autism, Developmental Delays or Typical Development,” *Journal of Autism and Developmental Disorders* 44, no. 5 (2014): 1117–1127; Preeti A. Devnani and Anaita U. Hegde, “Autism and Sleep Disorders,” *Journal of Pediatric Neurosciences* 10, no. 4 (2015): 304–307; and Francisca J. A. van Steensel and Emma J. Heeman, “Anxiety Levels in Children with Autism Spectrum Disorder: A Meta-Analysis,” *Journal of Child and Family Studies* 26, no. 7 (2017): 1753–1767.
（3）Shulamite A. Green et al., “Neurobiology of Sensory Over responsivity in Youth with Autism Spectrum Disorders,” *JAMA Psychiatry* 72, no. 8 (2015): 778–786 および Ayelet Ben-Sasson et al., “Extreme Sensory Modulation Behaviors in Toddlers with Autism Spectrum Disorders,” *The American Journal of Occupational Therapy* 61, no. 5 (2007): 584–592 も参照のこと。
（4）*Diagnostic and Statistical Manual*, 50 および Green et al., “Sensory Over responsivity.” も参照のこと。
（5）Jack P. Shonkoff and Deborah A. Phillips, eds., *From Neurons to Neighborhoods: The Science of Early Childhood Development* (Washington, DC: National Academy Press, 2000).
（6）同上, 3.
（7）“Resilience,” Center on the Developing Child.
（8）Theresa Hamlin, *Autism and the Stress Effect: A 4-Step Lifestyle Approach to Transform Your Child's Health, Happiness and Vitality* (London: Jessica Kingsley Publishers, 2016), 32.
（9）Hamlin, *Autism and the Stress Effect*, 32.
（10）Martha R. Leary and Anne M. Donnellan, *Autism: Sensory-Movement Differences and Diversity* (Cambridge, WI: Cambridge Book Review Press, 2012), 9.
（11）Leary and Donnellan, *Autism*, 9.
（12）Ido Kedar, *Ido in Autismland* (self-pub., 2012), 46.〔I・ケダー『自閉症のぼくが「ありがとう」を言えるまで』入江真佐子訳、飛鳥新社、2016 年〕
（13）Kedar, 47.〔同上〕
（14）Samuel McNerney, “A Brief Guide to Embodied Cognition: Why You Are Not Your Brain,” *Scientific American*, November 4, 2011, https://blogs.scientifi camerican.com/guest-blog/a-brief-guide-toembodied-cognition-why-you-are-not-your-brain/.
（15）Greenspan and Wieder, *Engaging Autism*, 91.〔グリーンスパン、ウィーダー『自閉症の DIR 治療プログラム』〕
（16）Porges, *The Pocket Guide*, 219.〔ポージェス『ポリヴェーガル理論入門』〕
（17）Torres and Whyatt, *Autism*, 3.
（18）Torres and Whyatt, 3.

(19) Anne M. Donnellan, David A. Hill, and Martha R. Leary, "Rethinking Autism: Implications of Sensory and Movement Differences for Understanding and Support," *Frontiers in Integrative Neuroscience* 6, no.124 (2013): 124.
(20) Torres and Whyatt, *Autism*, 18.
(21) Torres and Whyatt, 18.
(22) Torres and Whyatt, 27.
(23) "Neurologic Music Therapy (NMT)," The Academy of Neurologic Music Therapy, https://nmtacademy.co/home/clinic/（2018年8月17日アクセス）および Michael H. Thaut, "A Music Therapy Treatment Model for Autistic Children," *Music Therapy Perspectives* 1, no. 4 (1984): 7–13 も参照のこと。
(24) Lonnie K. Zeltzer and Christina Blackett Schlank, *Conquering Your Child's Chronic Pain* (New York: HarperCollins, 2005).
(25) Mona Delahooke, "Disorderism: How to Make Sure People See Your Child and Not a Diagnosis," *Mona's Blog*, June 21, 2015, https://www.monadelahooke.com/disorderism-how-to-make-sure-people-see-yourchild-and-not-a-diagnosis/.
(26) Kedar, *Ido in Autismland*.
(27) Naoki Higashida, *The Reason I Jump*, trans. Keiko A. Yoshida and David Mitchell (New York: Random House, 2013), 21.〔東田直樹『自閉症の僕が跳びはねる理由』エスコアール、2007年／文庫版 KADOKAWA、2016年〕
(28) Leary and Donnellan, *Sensory-Movement Differences,* 9.
(29) Leary and Donnellan, 9.

第8章

(1) "Adverse Childhood Experiences," Center for the Application of Prevention Technologies, Substance Abuse and Mental Health Services Administration, updated July 9, 2018, https://www.samhsa.gov/capt/practicing-eff ective-prevention/prevention-behavioral-health/adverse-childhood-experiences.
(2) "National Center for Trauma-Informed Care and Alternatives to Seclusion and Restraint (NCTIC)," Substance Abuse and Mental Health Services Administration, updated October 26, 2015, https://www.samhsa.gov/nctic/about.
(3) Nadine Burke Harris, *The Deepest Well: Healing the Long-Term Effects of Childhood Adversity* (New York: Houghton Mifflin Harcourt, 2018).〔N・B・ハリス『小児期トラウマと闘うツール――進化・浸透するACE対策』片桐恵理子訳、パンローリング、2019年〕
(4) Harris, *The Deepest Well*, 59.〔同上〕
(5) David Bornstein, "Treating the Lifelong Harm of Childhood Trauma," *New York Times*, January 30, 3018, https://www.nytimes.com/2018/01/30/opinion/treating-the-lifelong-harm-of-childhood-trauma.html.
(6) Sandra L. Bloom and Brian Farragher, *Restoring Sanctuary: A New Operating System for Trauma-Informed Systems of Care* (New York: Oxford University Press, 2013), 46.
(7) "In Brief: The Impact of Early Adversity on Children's Development," Center on the Developing Child, Harvard University, https://developingchild.harvard.edu/resources/inbrief-the-impact-of-early-adversity-on-childrens-development/（2018年9月15日アクセス）
(8) Porges, *The Pocket Guide*, 20.〔ポージェス『ポリヴェーガル理論入門』〕
(9) Libby Nelson and Dara Lind, "The School to Prison Pipeline, Explained," *Justice Policy Institute*, February 24, 2015, http://www.justicepolicy.org/news/8775.
(10) Nelson and Lind, "The School to Prison Pipeline." および Bloom and Farragher, *Restoring Sanctuary* も参照のこと。
(11) Bloom and Farragher, *Restoring Sanctuary*, 5.
(12) Porges, *The Pocket Guide*, 20.〔ポージェス『ポリヴェーガル理論入門』〕
(13) Perry and Szalavitz, *Boy Raised as a Dog*, 328.
(14) Perry and Szalavitz, 311.

(15) Bloom and Farragher, *Restoring Sanctuary* および "The Sanctuary Model®" (website), SanctuaryWeb.com, Sandra L. Bloom, http://www.sanctuaryweb.com/Home.aspx（2018年9月15日アクセス）も参照のこと。
(16) Perry and Szalavitz, *Boy Raised as a Dog*, 316.
(17) Perry and Szalavitz, 313.
(18) Porges and Dana, *Clinical Applications of the Polyvagal Theory*, 73.
(19) Ross Greene, *The Explosive Child* (New York: HarperCollins, 1998).〔R・W・グリーン『親を困らせる子どもを上手に伸ばす』田辺希久子訳、PHP 研究所、2003年〕
(20) Ross Greene, *The Explosive Child*, 19.〔同上〕
(21) Perry and Szalavitz, 329.
(22) Elyssa Barbash, "Different Types of Trauma: Small 't' Versus Large 'T'," *Psychology Today*, March 13, 2017, https://www.psychologytoday.com/us/blog/trauma-and-hope/201703/different-types-trauma-smallt-versus-large-t.
(23) Perry and Szalavitz, *Boy Raised as a Dog*, 325.
(24) Porges, *The Pocket Guide*, 204.〔ポージェス『ポリヴェーガル理論入門』〕

第9章

(1) Hamlin, *Autism and Stress Effect*, 64.
(2) "Research Partners," The Center for Discovery, https://thecenterfordiscovery.org/research-partners/（2018年9月4日アクセス）.
(3) "The Research Institute for Brain and Body Health," The Center for Discovery, https://thecenterfordiscovery.org/brain-healthresearch-institute/（2018年9月4日アクセス）.
(4) "NIMH Funding to Shift Away from *DSM* Categories," American Psychological Association.
(5) 同上。
(6) Sonia J. Lupien et al., "The *DSM-5*/RdoC Debate on the Future of Mental Health research: Implication for Studies on Human Stress and Presentation of the Signature Bank," *Stress* 20, no. 1 (2017): 96.
(7) Cozolino, *Social Neuroscience of Education*, xxi.
(8) Cozolino, xxi.
(9) Hanson, *Hardwiring Happiness*, 20.〔ハンソン『幸せになれる脳をつくる』〕および Paul Rozin and Edward B. Royzman, "Negativity Bias, Negativity Dominance, and Contagion," *Personality and Social Psychology Review* 5, no. 4 (2001): 296–320 も参照のこと。
(10) Hanson, *Hardwiring Happiness*, 20.〔ハンソン『幸せになれる脳をつくる』〕
(11) Hanson, 27.〔ハンソン『幸せになれる脳をつくる』〕
(12) Anna Dabrowska-Zimakowska and Ewa Pisula, "Parenting Stress and Coping Styles on Mothers and Fathers of Pre-School Children with Autism and Down Syndrome," *Journal of Intellectual Disability Research* 54, no. 3 (2010): 266–280 および Elisabeth M. Dykens et al., "Reducing Distress in Mothers of Children with Autism and Other Disabilities: A Randomized Trial," *Pediatrics* 134, no. 2 (2014): e454-e463 も参照のこと。
(13) Hanson, *Hardwiring Happiness*, 15.〔ハンソン『幸せになれる脳をつくる』〕
(14) "National Parent Survey Overview and Key Insights," ZERO TO THREE.
(15) Hanson, *Hardwiring Happiness*, 4.〔ハンソン『幸せになれる脳をつくる』〕
(16) Hanson, 60.〔同上〕
(17) Hanson, 52.〔同上〕
(18) 4th Ark, "Cool Teachers Greet Students with Personalized Handshakes," *YouTube* Video, 2:37, February 10, 2017, https://www.youtube.com/watch?v=V3dhHfhdTOE.
(19) Hanson, *Hardwiring Happiness*, 61.〔ハンソン『幸せになれる脳をつくる』〕
(20) Dean V. Buonomano and Michael Merzenich, "Cortical Plasticity: From Synapses to Maps," *Annual Review of Neuroscience* 21, no. 1 (1998): 149–186.
(21) Hanson, *Hardwiring Happiness*, 160.〔ハンソン『幸せになれる脳をつくる』〕
(22) Christian Keysers and Valeria Gazzola, "Hebbian Learning and Predictive Mirror Neurons for Actions, Sen-

sations and Emotions," *Philosophical Transactions of the Royal Society B: Biological Sciences* 369, no.1644 (2014): 20130175.
(23) Michael Yogman et al., "The Power of Play: A Pediatric Role in Enhancing Development in Young Children," *Pediatrics* 142, no. 3 (2018): e20182058.
(24) Alexander den Heijer (@purposologist), "When a flower doesn't bloom, you fix the environment in which it grows, not the flower," Twitter, May 26, 2015, 2:45 a.m., https://twitter.com/purposologist/status/603134967841988608.

参考文献

4th Ark. "Cool Teachers Greet Students with Personalized Handshakes." *YouTube* video, 2:37. February 10, 2017. https://www.youtube.com/watch?v=V3dhHfhdTOE.

American Psychiatric Association. *Diagnostic and Statistical Manual of Mental Disorders.* 3rd ed. Washington, DC: American Psychiatric Association, 1980.〔アメリカ精神医学会［編］『DSM-III-R 精神障害の診断・統計マニュアル』高橋三郎訳、医学書院、1988 年〕

American Psychiatric Association. *Diagnostic and Statistical Manual of Mental Disorders.* 5thed. Arlington, VA: American Psychiatric Association, 2013.〔アメリカ精神医学会［編］『DSM-5 精神疾患の診断・統計マニュアル』染矢俊幸他 訳、医学書院、2014 年〕

American Psychological Association. "NIMH Funding to Shift Away from *DSM* Categories." Updated July/August 2013. http://www.apa.org/monitor/2013/07-08/nimh.aspx.

Ayres, A. Jean. *Sensory Integration and the Child: Understanding Hidden Sensory Challenges.* Los Angeles: Western Psychological Services, 2005.〔A・J・エアーズ『感覚統合の発達と支援――子どもの隠れたつまずきを理解する』古賀祥子訳、金子書房、2020 年〕

Baer, Ruth A., Emily L. B. Lykins, and Jessica R. Peters. "Mindfulness and Self-Compassion as Predictors of Psychological Wellbeing in Long-Term Meditators and Demographically Matched Nonmeditators." *Journal of Positive Psychology* 7, no. 3 (2012): 230–238.

Barbashelyssa. "Different Types of Trauma: Small 't' versus Large 'T'." *Psychology Today,* March 13, 2017. https://www.psychologytoday.com/us/blog/trauma-and-hope/201703/different-types-trauma-small-t-versuslarge-t.

Bazarko, Dawn, Rebecca A. Cate, Francisca Azocar, and Mary Jo Kreitzer. "The Impact of an Innovative Mindfulness-Based Stress Reduction Program on the Health and Wellbeing of Nurses in a Corporate Setting." *Journal of Workplace Behavioural Health* 28, no. 2 (2013): 107–133.

Behavioral Tech. "What is Dialectical Behavior Therapy (DBT)?" https://behavioraltechorg/resources/faqs/dialectical-behavior-therapy-dbt/（2018 年 9 月 27 日アクセス）

Ben-Sasson, Ayelet, Alice S. Carter, and Margaret J. Briggs-Gowan. "Sensory Over-Responsivity in Elementary School: Prevalence and Social-Emotional Correlates." *Journal of Abnormal Child Psychology* 37, no. 5 (2009): 705–716. doi:10.1007/s10802-008-9295-8.

Ben-Sasson, Ayelet, Alice S. Carter, and Margaret J. Briggs-Gowan. "The Development of Sensory Over-Responsivity from Infancy to Elementary School." *Journal of Abnormal Child Psychology* 38, no. 8 (2010): 1193–1202. doi:10.1007/s10802-010-9435-9.

Ben-Sasson, Ayelet, Sharon A. Cermak, Gael I. Orsmond, Helen Tager-Flusberg, Alice S. Carter, Mary Beth Kadlec, and Winnie Dunn. "Extreme Sensory Modulation Behaviors in Toddlers with Autism Spectrum Disorders." *The American Journal of Occupational Therapy* 61, no. 5 (2007): 584–592.

Benson, Paul R. "The Impact of Child Symptom Severity on Depressed Mood Among Parents of Children with ASD: The Mediating Role of Stress Proliferation." *Journal of Autism and Developmental Disorders* 36, no. 5 (2006): 685–695.

Benson, Paul R., and Kristie L. Karlof. "Anger, Stress Proliferation, and Depressed Mood Among Parents of Children with ASD: A Longitudinal Replication." *Journal of Autism and Developmental Disorders* 39, no. 2 (2009): 350–362. doi:10.1007/s10803-008-0632-0.

Bialer, Doreit, and Lucy Jane Miller. *No Longer a SECRET: Unique Common Sense Strategies for Children with Sensory or Motor Challenges.* Arlington, TX: Future Horizons Press, 2011.

Bloom, Sandra L. "The Sanctuary Model®." SanctuaryWeb.com. http://www.sanctuaryweb.com/Home.aspx（2018 年 9 月 15 日アクセス）

Bloom, Sandra L., and Brian Farragher. *Restoring Sanctuary: A New Operating System for Trauma-Informed Systems of Care.* New York: Oxford University Press, 2013.

Bluth, Karen, Patricia N. E. Roberson, Rhett M. Billen, and Juli M. Sams. "A Stress Model for Couples Parenting Children with Autism Spectrum Disorders and the Introduction of a Mindfulness Intervention." *Journal of Family Theory and Review* 5, no. 3 (2013): 194–213. doi:10.1111/jftr.12015.

Bornstein, David. "Treating the Lifelong Harm of Childhood Trauma." *New York Times*, January 30, 2018. https://www.nytimes.com/2018/01/30/opinion/treating-the-lifelong-harm-of-childhood-trauma.html.

Bradford, Kay. "Brief Education about Autism Spectrum Disorders for Family Therapists." *Journal of Family Psychotherapy* 21, no. 3 (2010): 161–179.

Brazelton, T. Berry. *Touchpoints: Your Child's Emotional and Behavioral Development.* New York: Addison-Wesley, 1992.

Brobst, Jennifer B., James R. Clopton, and Susan S. Hendrick. "Parenting Children with Autism Spectrum Disorders: The Couple's Relationship." *Focus on Autism and Other Developmental Disabilities* 24, no. 1 (2009): 38–49. doi:10.1177/1088357608323699.

Brout, Jennifer, and Lucy Jane Miller. "*DSM*-5 Application for Sensory Processing Disorder Appendix A (Part 1)." *ResearchGate*, December 2015. https://www.researchgate.net/publication/285591455_DSM-5_Application_for_Sensory_Processing_Disorder_Appendix_A_part_1.

Brown, Brené. *Daring Greatly.* New York: Random House, 2012.〔ブレネー・ブラウン『本当の勇気は「弱さ」を認めること』門脇陽子訳、サンマーク出版、2013 年〕

Buonomano, Dean V., and Michael Merzenich. "Cortical Plasticity: From Synapses to Maps." *Annual Review of Neuroscience* 21, no. 1 (1998): 149–186.

Burke, Nadine J., Julia L. Hellman, Brandon G. Scott, Carl F. Weems, and Victor G. Carrion. "The Impact of Adverse Childhood Experiences on an Urban Pediatric Population." *Child Abuse & Neglect* 35, no. 6 (2011): 408–413. http://doi.org/10.1016/j.chiabu.2011.02.006.

Buron, Kari Dunn, and Mitzi Curtis. *The Incredible 5-Point Scale: The Significantly Improved and Expanded Second Edition.* Shawnee Mission, KS: AAPC Publishing, 2012.〔K・D・ブロン、M・カーティス『これは便利！ 5 段階表：自閉症スペクトラムの子どもが人とのかかわり方と感情のコントロールを学べる 5 段階表活用事例集』柏木諒訳、スペクトラム出版社、2006 年〕

California Evidence-Based Clearinghouse for Child Welfare. "Child-Parent Psychotherapy (CPP)." Last modified December 2015. http://www.cebc4cw.org/program/child-parent-psychotherapy/detailed.

Carlisi, Christina O., Kevin Hilbert, Amanda E. Guyer, and Monique Ernst. "Sleep-Amount Differentially Affects Fear-Processing Neural Circuitry in Pediatric Anxiety: A Preliminary fMRI Investigation." *Cognitive, Affective, & Behavioral Neuroscience* 17, no. 6 (2017): 1098–1113. doi:10.3758/s13415-017-0535-7.

Carter, Alice S., Ayelet Ben-Sasson, and Margaret J. Briggs-Gowan. "Sensory Over-Responsivity, Psychopathology, and Family Impairment in School-Aged Children." *Journal of the American Academy of Child and Adolescent Psychiatry* 50, no. 12 (2011): 1210–1219. doi:10.1016/j.jaac.2011.09.010.

Center for Discovery. "Research Partners." https://thecenterfordiscovery.org/researchpartners/（2018 年 9 月 4 日アクセス）

Center for Discovery. "The Research Institute for Brain and Body Health." https://thecenterfordiscovery.org/brain-healthresearch-institute/（2018 年 9 月 4 日アクセス）

Center for the Application of Prevention Technologies, Substance Abuse and Mental Health Services Administration. "Adverse Childhood Experiences." Updated July 9, 2018. https://www.samhsa.gov/capt/practicingeffective-prevention/prevention-behavioral-health/adverse-childhood-experiences.

Chaidez, Virginia, Robin L. Hansen, and Irva Hertz-Picciotto. "Gastrointestinal Problems in Children with Autism, Developmental Delays or Typical Development." *Journal of Autism and Developmental Disorders* 44, no. 5 (2014): 1117–1127. http://doi.org/10.1007/s10803-013-1973-x.

Cozolino, Louis. *The Social Neuroscience of Education: Optimizing Attachment and Learning in the Classroom.* New York: W.W. Norton, 2013.

Cozolino, Louis. *The Neuroscience of Relationships: Attachment and the Developing Social Brain.* New York: W.W. Norton, 2014.

Dabrowska-Zimakowska, Anna, and Ewa Pisula. "Parenting Stress and Coping Styles on Mothers and Fathers of Pre-School Children with Autism and Down Syndrome." *Journal of Intellectual Disability Research* 54, no. 3 (2010): 266–280. doi:10.1111/j.1365-2788.2010.01258.x.

Damasio, Antonio. *The Feeling of What Happens: Body and Emotion in the Making of Consciousness.* New York: Harcourt Brace, 1999.

Dana, Deb. *The Polyvagal Theory in Therapy: Engaging the Rhythm of Regulation.* New York: W.W. Norton, 2018. 〔D・デイナ『セラピーのためのポリヴェーガル理論――調整のリズムとあそぶ』花丘ちぐさ訳、春秋社、2021 年〕

Data Resource for Child and Adolescent Health. "The National Survey of Children's Health." http://childhealthdata.org/learn/NSCH（2018 年 7 月 26 日アクセス）

Delahooke, Mona. "Disorderism: How to Make Sure People See Your Child and Not a Diagnosis." *Mona's Blog*, June 21, 2015. https://www.monadelahooke.com/disorderism-how-to-make-sure-people-see-yourchild-and-not-a-diagnosis/.

Delahooke, Mona. *Social and Emotional Development in Early Intervention: A Skills Guide for Working with Children.* Eau Claire, WI: PESI Publishing and Media, 2017.

den Heijer, Alexander (@purposologist). "When a flower doesn't bloom, you fi x the environment in which it grows, not the flower." Twitter, May 26, 2015. https://twitter.com/purposologist/status/603134967841988608.

Devnani, Preeti A., and Anaita U. Hegde. "Autism and Sleep Disorders." *Journal of Pediatric Neurosciences* 10, no. 4 (2015): 304–307. http://doi.org/10.4103/1817-1745.174438.

Donnellan, Anne M., David A. Hill, and Martha R. Leary. "Rethinking Autism: Implications of Sensory and Movement Differences for Understanding and Support." *Frontiers in Integrative Neuroscience*, no. 6 (2013): 124. doi:10.3389/fnint.2012.00124.

Duckworth, Angela, and Laurence Steinberg. "Unpacking Self-Control." *Child Development Perspectives* 9, no. 1 (2015): 32–37. http://doi.org/10.1111/cdep.12107.

Dunst, Carl, Carol M. Trivette, and Deborah W. Hamby. "Meta-Analysis of Studies Incorporating the Interests of Young Children with Autism Spectrum Disorders into Early Intervention Practice." *Autism Research and Treatment*, no. 2012 (2012): 462531.

Dykens, Elisabeth M., Marisa H. Fisher, Julie Lounds Taylor, Warren Lambert, and Nancy Miodrag. "Reducing Distress in Mothers of Children with Autism and Other Disabilities: A Randomized Trial." *Pediatrics* 134, no. 2 (2014): e454-e463. doi:10.1542/peds.2013-3164.

Eisenberg, Nancy, Claire Hofer, and Julie Vaughan. "Effortful Control and its Socioemotional Consequences." In *Handbook of Emotion Regulation*, edited by James J. Gross, 287–306. New York: Guilford Press, 2007.

Epel, Elissa, Jennifer Daubenmier, Judith T. Moskowitz, Susan Folkman, and Elizabeth Blackburn. "Can Meditation Slow Rate of Cellular Aging? Cognitive Stress, Mindfulness, and Telomeres." *Annals of the New York Academy of Sciences: Longevity, Regeneration, and Optimal Health* 1172, no. 1 (2009): 34–53. doi:10.1111/j.1749-6632.2009.04414.x.

Ferraioli, Suzannah J., and Sandra L. Harris. "Comparative Eff ects of Mindfulness and Skills-Based Parent Training Programs for Parents of Children with Autism: Feasibility and Preliminary Outcome Data." *Mindfulness* 4, no. 2 (2013): 89–101.

Fields-Meyer, Tom. *Following Ezra.* New York: Penguin Group, 2011.

Foley, Gilbert, and Jane Hochman. *Mental Health in Early Intervention: Achieving Unity in Principles and Practice.* Baltimore: Paul Brookes Publishing Company, 2006.

Fox, Sharon E., Pat Levitt, and Charles A. Nelson. "How the Timing and Quality of Early Experience Influence the Development of Brain Architecture." *Child Development* 81, no. 1 (2010): 28–40.

Freshwater, Dawn. *Counseling Skills for Nurses, Midwives, and Health Visitors.* Philadelphia: Open University Press, 2003.

Geary, Cara, and Susan L. Rosenthal. "Sustained Impact of MBSR on Stress, Well-Being, and Daily Spiritual Experiences for 1 Year in Academic Health Care Employees." *Journal of Alternative and Complementary Medicine* 17,

no. 10 (2011): 939–944.
Goleman, David, and Richard J. Davidson. *Altered Traits: Science Reveals How Meditation Changes Your Mind, Brain, and Body*. New York: Random House, 2017.〔D・ゴールマン、R・J・デビッドソン『心と体をゆたかにするマインドエクササイズの証明』藤田美菜子訳、パンローリング、2018 年〕
Green, Jonathan, Andrew Pickles, Greg Pasco, Rachael Bedford, Ming Wai, Mayada Elsabbagh, Vicky Slonims et al. "Randomised Trial of a Parent-Mediated Intervention for Infants at Highrisk for Autism: Longitudinal Outcomes to Age 3 Years." *Journal of Child Psychology and Psychiatry* 58, no. 12 (2017): 1330–1340. http://doi.org/10.1111/jcpp.12728.
Green, Shulamite A., Leanna Hernandez, Nim Tottenham, Kate Krasileva, Susan Y. Bookheimer, and Mirella Dapretto. "Neurobiology of Sensory Overresponsivity in Youth with Autism Spectrum Disorders." *JAMA Psychiatry* 72, no. 8 (2015): 778–786. doi: 10.1001/jamapsychiatry.2015.0737.
Greene, Ross. *The Explosive Child*. New York: HarperCollins, 1998.〔R・W・グリーン『親を困らせる子どもを上手に伸ばす』田辺希久子訳、PHP 研究所、2003 年〕
Greene, Robert R., and Nancy P. Kropf. *Caregiving and Care Sharing: A Life Course Perspective*. Washington, DC: NASW Press, 2014.
Greenland, Susan Kaier. *The Mindful Child*. New York: Simon & Schuster, 2010.
Greenspan, Stanley. *First Feelings: Milestones in the Emotional Development of Your Baby and Child*. New York: Viking Penguin, 1985.
Greenspan, Stanley. *Infancy and Early Childhood: The Practice of Clinical Assessment and Intervention with emotional and Developmental Challenges*. Madison, CT: International Universities Press, 1992.
Greenspan, Stanley. *The Growth of the Mind: And the Endangered Origins of Intelligence*. Reading, MA: Perseus Books, 1997.
Greenspan, Stanley. *Building Healthy Minds: The Six Experiences that Create Intelligence and Emotional Growth in Babies and Young Children*. Cambridge, MA: Perseus Books, 1999.
Greenspan, Stanley, and Stuart Shanker. *The First Idea: How Symbols, Language, and Intelligence Evolved from Our Primate Ancestors to Modern Humans*. Cambridge, MA: DeCapo Press, 2004.
Greenspan, Stanley, and Serena Wieder. *The Child with Special Needs*. Reading, MA: Perseus Press, 1998.
Greenspan, Stanley, and Serena Wieder, eds. *Diagnostic Manual for Infancy and Early Childhood: Mental Health, Developmental, Regulatory-Sensory Processing, Language and Learning Disorders*. Bethesda, MD: Interdisciplinary Council on Developmental and Learning Disorders, 2005.
Greenspan, Stanley, and Serena Wieder. *Engaging Autism: Using the Floortime Approach to Help Children Relate, Communicate, and Think*. Reading, MA: Perseus Press, 2006.〔S・グリーンスパン、S・ウィーダー『自閉症の DIR 治療プログラム――フロアタイムによる発達の促し』広瀬宏之訳、創元社、2009 年〕
Greenspan, Stanley, and Serena Wieder. *Infant and Early Childhood Mental Health: A Comprehensive Developmental Approach to Assessment and Intervention*. Washington, DC: American Psychiatric Publishing, 2006.
Greenspan, Stanley, and Serena Wieder. "The Interdisciplinary Council on Developmental and Learning Disorders Diagnostic Manual for Infants and Young Children: An Overview." *Journal of the Canadian Academy of Child and Adolescent Psychiatry* 17, no. 2 (2008): 76–89.
Greenspan, Stanley, Serena Wieder, Robert A. Nover, Alicia F. Lieberman, Reginald S. Lourie, and Mary E. Robinson, eds. *Infants in Multi-Risk Families: Case Studies in Preventive Intervention* (*Clinical Infant Reports*, No. 3). Madison, CT: International Universities Press, 1987.
Hamlin, Theresa. *Autism and the Stress Effect: A 4-Step Lifestyle Approach to Transform Your Child's Health, Happiness and Vitality*. London: Jessica Kingsley Publishers, 2016.
Hanson, Rick. *Hardwiring Happiness: The New Brain Science of Contentment, Calm and Confidence*. New York: Harmony Books, 2013.〔R・ハンソン『幸せになれる脳をつくる――「ポジティブ」を取り込む 4 ステップの習慣』浅田仁子訳、実務教育出版、2015 年〕
Harris, Nadine Burke. *The Deepest Well: Healing the Long-Term Effects of Childhood Adversity*. New York: Houghton Mifflin Harcourt, 2018.〔N・B・ハリス『小児期トラウマと闘うツール――進化・浸透する ACE 対

策』片桐恵理子訳、パンローリング、2019年〕

Hartley Sigan L., Erin T. Barker, Marsha Mailick Seltzer, Frank Floyd, Jan Greenberg, Gael Orsmond, and Daniel Bolt. "The Relative Risk and Timing of Divorce in Families of Children with an Autism Spectrum Disorder." *Journal of Family Psychology* 24, no. 4 (2010): 449–457. doi:10.1037/a0019847.

Harvard University. "Brain architecture." Center on the Developing Child. https://developingchild.harvard.edu/science/key-concepts/brain-architecture/ (2018年8月16日アクセス)

Harvard University. "Executive Function & Self-Regulation." Center on the Developing Child. https://developingchild.harvard.edu/science/key-concepts/executive-function/ (2018年8月13日アクセス)

Harvard University. "InBrief: The Impact of Early Adversity on Children's Development." Center on the Developing Child. https://developingchild.harvard.edu/resources/inbrief-the-impactof-early-adversity-on-childrens-development/ (2018年9月15日アクセス)

Harvard University. "Resilience." Center on the Developing Child. https://developingchild.harvard.edu/science/key-concepts/resilience/ (2018年8月15日アクセス)

Hastings, Richard P., and Helen M. Taunt. "Positive Perceptions in Families of Children with Developmental Disabilities." *American Journal on Mental Retardation* 107, no. 2 (2002): 116–27.

Hatfield, Bridget E., and Amanda P. Williford. "Cortisol Patterns for Young Children Displaying Disruptive Behavior: Links to a Teacher-Child, Relationship-Focused Intervention." *Prevention Science* 18, no. 1 (2017): 40–49. doi:10.1007/s11121-016-0693-9.

Heffron, Mary Claire, and Trudi Murch *Reflective Supervision and Leadership in Infant and Early Childhood Programs.* Washington, DC: ZERO TO THREE, 2010.

Herring, Sally E., Kylie M. Gray, John Taffe, Bruce Tonge, Deborah J. Sweeney, and Steward L. Einfeld. "Behaviour and Emotional Problems in Toddlers with Pervasive Developmental Disorders and Developmental Delay: Association with Parental Mental Health and Family Functioning." *Journal of Intellectual Disability Research* 50, no. 12 (2006): 874–882. doi:10.1111/j.1365-2788.2006.00904.x.

Higashida, Naoki. *The Reason I Jump*. Translated by Keiko A. Yoshida and David Mitchell. New York: Random House, 2013. First published 2007 in Japan. 〔東田直樹『自閉症の僕が跳びはねる理由』エスコアール、2007年／文庫版 KADOKAWA、2016年〕

Huebner, Dawn, and Bonnie Matthews. *What to Do When You Worry Too Much: A Kid's Guide to Overcoming Anxiety*. Washington, DC: Magination Press, 2006. 〔D・ヒューブナー／ボニー・マシューズ（絵）『だいじょうぶ　自分でできる心配の追いはらい方ワークブック』上田勢子訳、明石書店、2009年〕

Jeans, Laurie M., Rosa Milagros Santos, Daniel J. Laxman, Brent A. McBride, and W. Justin Dyer. "Examining ECLS-B: Maternal Stress and Depressive Symptoms When Raising Children with ASD." *Topics in Early Childhood Special Education* 33, no. 3 (2013): 162–171.

Johanning, Mary Lea. "Premack Principle." In *Encyclopedia of School Psychology*, edited by Steven W. Lee, 365. Thousand Oaks, CA: SAGE Publications, 2005.

Jones, Jessica, and Jennifer Passey. "Family Adaptation, Coping and Resources: Parents of Children with Developmental Disabilities and Behaviour Problems." *Journal of Developmental Disabilities* 11, no. 1 (2004): 25–43.

Jones, Leahrichard P. Hastings, Vasiliki Totsika, Lisa Keane, and Neisha Rhule. "Child Behavior Problems and Parental Well-Being in Families of Children with Autism: The Mediating Role of Mindfulness and Acceptance." *American Journal on Intellectual and Developmental Disabilities* 119, no. 2 (2014): 171–185.

Kabat-Zinn, Jon. *Full Catastrophe Living: Using the Wisdom of Your Body and Mind to Face Stress, Pain, and Illness.* New York: Random House, 1990. 〔J・カバット - ジン『マインドフルネスストレス低減法』春木豊訳、北大路書房、2007年〕

Karst, Jeffrey S., and Amy Vaughn Van Hecke. "Parent and Family Impact of Autism Spectrum Disorders: A Review and Proposed Model for Intervention Evaluation." *Clinical Child and Family Psychology Review* 15, no. 3 (2012): 247–77. doi:10.1007/s10567-012-0119-6.

Kasari, Connie, Amanda C. Gulsrud, Connie Wong, Susan Kwon, and Jill Locke. "Randomized Controlled Caregiver Mediated Joint Engagement Intervention for Toddlers with Autism." *Journal of Autism and Developmental*

Disabilities 40, no. 9 (2010): 1045–1056.
Kasari, Connie, Amanda Gulsrud, Tanya Paparella, Gerhard Hellemann, and Kathleen Berry. "Randomized Comparative Efficacy Study of Parent-Mediated Interventions for Toddlers with Autism." *Journal of Consulting and Clinical Psychology* 83, no. 3 (2015): 554–563.
Kedar, Ido. *Ido in Autismland.* Self-published, 2012. 〔I・ケダー『自閉症のぼくが「ありがとう」を言えるまで』入江真佐子訳、飛鳥新社、2016年〕
Keen, Deb, Donna Couzens, Sandy Muspratt, and Sylvia Rodger. "The Effects of a Parent-Focused Intervention for Children with a Recent Diagnosis of Autism Spectrum Disorder on Parenting Stress and Competence." *Research in Autism Spectrum Disorders* 4, no. 2 (2010): 229–241. doi:10.1016/j.rasd.2009.09.009.
Keysers, Christian, and Valeria Gazzola. "Hebbian Learning and Predictive Mirror Neurons for Actions, Sensations and Emotions." *Philosophical Transactions of the Royal Society B: Biological Sciences* 369, no. 1644 (2014): 20130175. http://doi.org/10.1098/rstb.2013.0175.
Kolb, Bryan, Richelle Mychasiuk, Arif Muhammad, Yilin Li, Douglas O. Frost, and Robin Gibb. "Experience and the Developing Prefrontal Cortex." Supplement, *Proceedings of the National Academy of Sciences of the United States of America* 109, no. S2 (2012): 17186–17193. http://doi.org/10.1073/pnas.1121251109.
Koulivand, Peir H., Maryam Khaleghi Ghadiri, and Ali Gorji. "Lavender and the Nervous System." *Evidence-Based Complementary and Alternative Medicine*, no. 2013 (2013): 681304. doi:10.1155/2013/681304.
Kuypers, Leah M. *The Zones of Regulation: A Curriculum Designed to Foster Self-Regulation and Emotional Control.* San Jose, CA: Th ink Social Publishing, 2011.
Leary, Martha R., and Anne M. Donnellan. *Autism: Sensory-Movement Differences and Diversity.* Cambridge, WI: Cambridge Book Review Press, 2012.
LeDoux, Joseph. "Rethinking the Emotional Brain." *Neuron* 73, no. 4 (2012): 653–676.
LeDoux, Joseph. *Anxious: Using the Brain to Understand and Treat Fear and Anxiety.* New York: Random House, 2015.
Lee, Gloria K. "Parents of Children with High Functioning Autism: How Well Do They Cope and Adjust?" *Journal of Developmental and Physical Disabilities* 21, no. 2 (2009): 93–114. doi:10.1007/s10882-008-91-114.
Lickenbrock, Diane M., Naomi Ekas, and Thomas L. Whitman. "Feeling Good, Feeling Bad: Influences of Marital Perceptions of the Child and Marital Adjustment on Well-Being in Mothers of Children with an Autism Spectrum Disorder." *Journal of Autism and Developmental Disorders* 41, no. 7 (2011): 848–858.
Lillas, Connie, and Janiece Turnbull. *Infant/Child Mental Health early Intervention, and Relationship-Based Therapies: A Neurorelational Framework for Interdisciplinary Practice.* New York: W.W. Norton, 2009.
Linehan, Marsha M. *DBTR Skills Training Manual.* 2nd ed. New York: Guilford Press, 2014.
Little Flower Yoga. "The School Yoga Project." http://littlefl oweryoga.com/programs/the-school-yoga-project（2018年8月16日アクセス）
Lives in the Balance. "About the CPS model." https://www.livesinthebalance.org/aboutcps（2018年8月16日アクセス）
Lupien, Sonia J., Maxime Sasseville, Nathe François, Charles-Éduoard Gigue re, Janick Boissonneault, Pierrich Plusquellec, Roger Godbout et al. "The *DSM-5*/RDoC Debate on the Future of Mental Health research: Implication for Studies on Human Stress and Presentation of the Signature Bank." *Stress: The International Journal on the Biology of Stress* 20, no. 1 (2017): 95–111. doi: 10.1080/10253890.2017.1286324.
Malik, Rasheed. "New Data Reveal 250 Preschoolers Are Suspended or Expelled Every Day." *Center for American Progress*, November 6, 2017. https://www.americanprogress.org/issues/early-childhood/news/2017/11/06/442280/new-data-reveal-250-preschoolers-suspended-expelled-every-day/.
McEwen, Bruce S. "Stressed or Stressed Out: What is the Difference?" *Journal of Psychiatry and Neuroscience* 30, no. 5 (2005): 315–318.
McEwen, Bruce S., and Peter J. Gianaros. "Central Role of the Brain in Stress and Adaptation: Links to Socioeconomic Status, Health, and Disease." *Annals of the New York Academy of Sciences* 1186, no. 1 (2010): 190–222. http://doi.org/10.1111/j.1749-6632.2009.05331.x.

McEwen, Bruce S., and Eliot Stellar. "Stress and the Individual. Mechanisms Leading to Disease." *Archives of Internal Medicine* 153, no. 18 (1993): 2093–2101. doi:10.1001/archinte.153.18.2093.
McNerney, Samuel. "A Brief Guide to Embodied Cognition: Why You Are Not Your Brain." *Scientific American*, November 4, 2011. https://blogs.scientifi camerican.com/guest-blog/a-brief-guide-to-embodiedcognition-why-you-are-not-your-brain/.
Mehta, Neeta. "Mind/body Dualism: A Critique from a Health Perspective." *Mens Sana Monographs* 9, no. 1 (2011): 202–209. doi:10.4103/0973-1229.77436.
Miller, Lucy Jane. *Sensational Kids: Hope and Help for Children with Sensory Processing Disorder*. New York: Penguin Books, 2007.
Mindsight Institute. "The Mindsight Approach to Well-Being: A Comprehensive Course in Interpersonal Neurobiology." https://www.mindsightinstitute.com/comprehensive-coursein-ipnb（2018年8月16日アクセス）
Miodrag, Nancy, and Robert M. Hodapp. "Chronic Stress and Health Among Parents of Children with Intellectual and Developmental Disabilities." *Current Opinion in Psychiatry* 23, no. 5 (2010): 407–411. doi:10.1097/YCO.0b013e32833a8796.
Moh, Teresa Ailing, and Iliana Magiati. "Factors Associated with Parental Stress and Satisfaction During the Process of Diagnosis of Children with Autism Spectrum Disorders." *Research in Autism Spectrum Disorders* 6, no. 1(2012): 293–303. doi:10.1016/j.rasd.2011.05.011.
National Institute of Mental Health. "PANDAS Questions and Answers." U.S. Department of Health and Human Services. Last modified September 2016. https://www.nimh.nih.gov/health/publications/pandas/index.shtml.
National Institute of Mental Health. "Research Domain Criteria (RDoC)." https://www.nimh.nih.gov/research-priorities/rdoc/index.shtml（2018年7月26日アクセス）
Neff, Kristin. *Self-Compassion: The Proven Power of Being Kind to Yourself.* New York: HarperCollins, 2011.〔クリスティン・ネフ『セルフ・コンパッション〈新訳版〉』石村郁夫他訳、金剛出版、2021年〕
Neff, Kristin D. "The Self-Compassion Scale is a Valid and Theoretically Coherent Measure of Self-Compassion." *Mindfulness* 7, no. 1 (2016): 264–274.
Neff, Kristin D., and Daniel J. Faso. "Self-Compassion and Well-Being in Parents of Children with Autism." *Mindfulness* 6, no. 4 (2015): 938–947.
Neff, Kristin, and Christopher Germer. *The Mindful Self-Compassion Workbook: A proven way to accept yourself, build inner strength, and thrive*. New York: Guildford Press, 2018.〔K・ネフ、C・ガーマー『マインドフル・セルフ・コンパッションワークブック――自分を受け入れ、しなやかに生きるためのガイド』富田拓郎監訳、大宮宗一郎他訳、星和書店、2019年〕
Nelson, Libby, and Dara Lind. "The School to Prison Pipeline, Explained." *Justice Policy Institute*, February 24, 2015. http://www.justicepolicy.org/news/8775.
Neurorelational Framework Global Communities. "The NRF Manual." http://nrf-gc.org/nrf-manual/（2018年8月16日アクセス）
Nissenbaum, Michal S., Nona Tollefson, and Matthew Reese. "The Interpretative Conference: Sharing a Diagnosis of Autism with Families." *Focus on Autism and Other Developmental Disabilities* 17, no. 1 (2012): 30-43.
Ogden, Pat. "Polyvagal Theory and Sensorimotor Psychotherapy." In *Clinical Applications of the Polyvagal Theory: The Emergence of Polyvagal-Informed Therapies*, edited by Stephen W. Porges and Deb Dana, 34–49. New York: W.W. Norton, 2018.
Paul, Jeree H., and Maria St. John. *How You Are Is as Important as What You Do.* Washington, DC: ZERO TO THREE: National Center for Infants, Toddlers, and Families, 1998.
Perry, Bruce D. "Maltreatment and the Developing Child: How Early Childhood Experience Shapes Child and Culture." Inaugural lecture presented at the Centre for Children & Families in the Justice System, London, ON, September 23, 2004. https://childtrauma.org/wp-content/uploads/2013/11/McCainLecture_Perry.pdf.
Perry, Bruce, and Maia Szalavitz. *The Boy Who Was Raised as a Dog: And Other Stories from a Child Psychiatrist's Notebook*. New York: Basic Books, 2017. First published 2006 by Basic Books (New York).〔B・D・ペリー、M・サラヴィッツ『犬として育てられた少年――子どもの脳とトラウマ』仁木めぐみ訳、紀伊國

屋書店、2010 年〕
Petcharat, Manika, and Patricia R. Liehr. "Mindfulness Training for Parents of Children with Special Needs: Guidance for Nurses in Mental Health Practice." *Journal of Child and Adolescent Psychiatric Nursing* 30, no. 1 (2017): 35–46. doi:10.1111/jcap.12169.
Picard, Rosalind, and Jonathan Klein. "Computers that Recognise and Respond to User Emotion: Theoretical and Practical Implications." *Interacting with Computers* 14, no. 2 (2002): 89–172.
Pope, Alexander. "An Essay on Criticism: Part II." In *An Essay on Criticism*, lines 215–216. London: W. Lewis, 1711.
Porges, Stephen W. "Articles and Interviews." http://stephenporges.com/index.php/articlesand-interviews（2018 年 7 月 26 日アクセス）
Porges, Stephen W. "Neuroception: A Subconscious System for Detecting Threats and Safety." *ZERO TO THREE* 24, no. 5 (2004): 19–24.
Porges, Stephen W. "The Polyvagal Perspective." *Biological Psychology* 74, no. 2 (2007): 116–143. http://doi.org/10.1016/j.biopsycho.2006.06.009.
Porges, Stephen W. "The Polyvagal Theory: New Insights into Adaptive Reactions of the Autonomic Nervous System." Supplement, *Cleveland Clinic Journal of Medicine* 76, no. S2 (2009): S86–S90. doi:10.3949/ccjm.76.s2.17.
Porges, Stephen W. *The Polyvagal Theory: Neurophysiological Foundations of Emotions, Attachment, Communication, and Self-Regulation.* New York: W.W. Norton, 2011.
Porges, Stephen W. "Human Nature and Early Experience." *YouTube* video, 46:38. October 24, 2014. https://www.youtube.com/watch?v=SRTkkYjQ_HU&t=1236s.
Porges, Stephen W. *Associate Manual Safe and Sound Protocol.* Aurora, CO: Integrated Listening Systems, 2018.
Porges, Stephen W. *The Pocket Guide to the Polyvagal Theory: The Transformative Power of Feeling Safe.* New York: W.W. Norton, 2017.〔S・W・ポージェス『ポリヴェーガル理論入門』花丘ちぐさ訳、春秋社、2018 年〕
Porges, Stephen W., Olga V. Bazhenova, Elgiz Bal, Nancy Carlson, Yevgeniya Sorokin, Keri J. Heilman, Edwin H. Cook, et al. "Reducing Auditory Hypersensitivities in Autistic Spectrum Disorder: Preliminary Findings Evaluating the Listening Project Protocol." *Frontiers in Pediatrics* 2, no. 80 (2014): 1–10.
Porges, Stephen W., and Deb Dana, eds. *Clinical Applications of the Polyvagal Theory: The Emergence of Polyvagal-Informed Therapies.* New York: W.W. Norton, 2018.
Porges, Stephen W., Matthew Macellaio, Shannon D. Stanfill, Kimberly McCue, Gregory F. Lewis, Emily R. Harden, Mika Handelman, et al. "Respiratory Sinus Arrhythmia and Auditory Processing in Autism: Modifiable Deficits of an Integrated Social Engagement System?" *International Journal of Psychophysiology* 88, no. 3 (2013): 261–270.
Profectum Foundation. "What is DIR and Why Is It Important?" https://profectum.org/about/dir/（2018 年 8 月 16 日アクセス）
Punwar, Alice J., and Suzannie M. Peloquin. *Occupational Therapy: Principles and Practice*. Philadelphia: Lippincott, 2000.
Quas, Jodi A., Ilona S. Yim, Tim F. Oberlander, David Nordstokke, Marilyn J. Essex, Jeffrey M. Armstrong, Nicole Bush et al. "The Symphonic Structure of Childhood Stress Reactivity: Patterns of Sympathetic, Parasympathetic, and Adrenocortical Responses to Psychological Challenge." *Development and Psychopathology* 26, no. 4 (2014): 963–982. http://dx.doi.org/10.1017/S0954579414000480.
Quintero, Nicole, and Laura Lee McIntyre. "Sibling Adjustment and Maternal Well-Being: An Examination of Families with and Without a Child with an Autism Spectrum Disorder." *Focus on Autism and Other Developmental Disabilities* 25, no. 1 (2010): 37–46.
Robinson, Ricki G. *Autism Solutions: How to Create a Healthy and Meaningful Life for Your Child.* Ontario, Canada: Harlequin, 2011.
Rogers, Sally J., and Geraldine Dawson. *Early Start Denver Model for Young Children with Autism.* New York: Guilford Press, 2010.〔S・J・ロジャース、G・ドーソン『自閉スペクトラム症超早期介入法――アーリー・スタート・デンバー・モデル』ASD ヴィレッジ出版、2018 年〕

Rogers, Stanley J., Laurie A. Vismara, Arnold L. Wagner, Carolyn E. McCormick, Gregory Young, and Sally Ozonoff . "Autism Treatment in the First Year of Life: A Pilot Study of Infant Start, a Parent-Implemented Intervention for Symptomatic Infants." *Journal of Autism and Developmental Disorders* 44, no. 12 (2014): 2981–2995. doi:10.1007/s10803-014-2202-y.

Roggman, Lori, Lisa Boyce, and Mark Innocenti. *Developmental Parenting: A Guide for Early Childhood Practitioners.* Baltimore: Brookes Publishing, 2008.

Rozin, Paul, and Edward B. Royzman. "Negativity Bias, Negativity Dominance, and Contagion." *Personality and Social Psychology Review* 5, no. 4 (2001): 296–320.

Rutter, Michael. *Genes and Behavior: Nature-Nurture Interplay Explained.* Maiden, MA: Blackwell Publishing, 2006.

Satir, V. Banmen, J., Gerber, J., & Gomon, M. *The Saitr Model: Family Therapy and Beyond.* Palo Alto, CA: Science and Behavior Books, 1991

Schore, Allan N. *Affect Dysregulation and Disorders of the Self.* New York: W.W. Norton, 2003.

Selye, Hans. "A Syndrome Produced by Diverse Nocuous Agents." *Nature* 138, no. 3479 (1936): 32.

Sesame Street in Communities. "Breathe." https://sesamestreetincommunities.org/activities/breathe-bundle/（2018年8月16日アクセス）

Shahmoon-Shanok, Rebecca. "Reflective Supervision for an Integrated Model: What, Why and How?" In *Mental Health in Early Intervention: Achieving Unity in Principles and Practice*, edited by Gilbert Foley and Jane Hochman, 343–381. San Francisco: Jossey-Bass, 2006.

Shanker, Stuart. *Self-Reg: How to Help Your Child (and You) Break the Stress Cycle and Successfully Engage with Life.* New York: Penguin Books, 2016.〔S・シャンカー『「落ち着きがない」の正体』小佐田愛子訳、東洋館出版社、2017年〕

Shonkoff , Jack P., and Deborah A. Phillips, eds. *From Neurons to Neighborhoods: The Science of Early Childhood Development.* Washington, DC: National Academy Press, 2000.

Siegel, Daniel J. *The Developing Mind: Toward a Neurobiology of Interpersonal Experience.* New York: Guilford Press, 1999.

Siegel, Daniel J., and Tina Payne Bryson. *The Whole Brain Child.* New York: Random House, 2011.〔D・J・シーゲル、T・P・ブライソン『しあわせ育児の脳科学』森内薫訳、早川書房、2012年〕

Siegel, Daniel J., and Tina Payne Bryson. *No Drama Discipline.* New York: Random House, 2014.〔D・J・シーゲル、T・P・ブライソン『子どもの脳を伸ばす「しつけ」：怒る前に何をするか——「考える子」が育つ親の行動パターン』桐谷知未訳、大和書房、2016年〕

Silver, Rebecca B., Jeffrey R. Measelle, Jeffrey M. Armstrong, and Marilyn J. Essex. "Trajectories of Classroom Externalizing Behavior: Contributions of Child Characteristics, Family Characteristics, and the Teacher- Child Relationship During The School Transition." *Journal of School Psychology* 43, no. 1 (2005): 39–60.

Solomon, Richard, Laurie A. Van Egeren, Gerald Mahoney, Melissa S. Quon Huber, and Perri Zimmerman. "PLAY Project Home Consultation Intervention Program for Young Children with Autism Spectrum Disorders: A Randomized Controlled Trial." *Journal of Developmental and Behavioral Pediatrics* 35, no. 8 (2014): 475–485.

Sroufe, L. Allen. "Attachment and Development: A Prospective, Longitudinal Study from Birth to Adulthood." *Attachment and Human Development* 7, no. 4 (2005): 349–367.

STAR Institute. "STAR Institute for Sensory Processing Disorder." https://www.spdstar.org（2018年8月14日アクセス）

Substance Abuse and Mental Health Services Administration. "National Center for Trauma-Informed Care and Alternatives to Seclusion and Restraint (NCTIC)." Updated October 26, 2015. https://www.samhsa.gov/nctic/about.

Tarullo, Amanda R., Jelena Obradović, and Megan R. Gunnar. "Self-Control and the Developing Brain." *ZERO TO THREE* 29, no. 3 (2009): 31–37.

Taylor, Ann Gill, Lisa E. Goehler, Daniel I. Galper, Kim E. Innes, and Cheryl Bourguignon. "Top-Down and Bottom-Up Mechanisms in Mind/body Medicine: Development of an Integrative Framework for Psychophysiological Research." *EXPLORE: The Journal of Science and Healing* 6, no. 1 (2010): 29–41. http://doi.org/10.1016/

j.explore.2009.10.004.

Taylor, Renee R., Sun Wook Lee, Gary Kielhofner, and Manali Ketkar. "Therapeutic Use of Self: A Nationwide Survey of Practitioners' Attitudes and Experiences." *American Journal of Occupational Therapy* 63, no. 2 (2009): 198–207.

Thaut, Michael H. "A Music Therapy Treatment Model for Autistic Children." *Music Therapy Perspectives* 1, no. 4 (1984): 7–13. https://doi.org/10.1093/mtp/1.4.7.

The Academy of Neurologic Music Therapy. "Neurologic Music Therapy." https://nmtacademy.co/home/clinic/（2018年8月17日アクセス）

The American Heritage Idioms Dictionary. "Behavior." In *The American Heritage Idioms Dictionary*. http://www.dictionary.com/browse/behavior?s=t（2018年7月26日アクセス）

Torres, Elisabeth B., and Caroline Whyatt, eds. *Autism: The Movement-Sensing Perspective*. Boca Raton, FL: CRC Press, 2018.

Tronick, Ed. *The Neurobehavioral and Social Emotional Behavior of Infants and Children*. New York: W.W. Norton, 2007.

Turner, Lauren M., and Wendy L. Stone. "Variability in Outcome for Children with an ASD Diagnosis at Age 2." *Journal of Child Psychology and Psychiatry* 48, no. 8 (2007): 793–802.

U.S. National Library of Medicine. "What is Precision Medicine?" Genetics Home Reference. Updated September 25, 2018. https://ghr.nlm.nih.gov/primer/precisionmedicine/definition.

van der Helm, Els, and Matthew P. Walker. "Overnight Therapy? The Role of Sleep in Emotional Brain Processing." *Psychological Bulletin* 135, no. 5 (2009): 731–748. doi:10.1037/a0016570.

van der Kolk, Bessel. *The Body Keeps the Score: Brain, Mind, and Body in the Healing of Trauma*. New York: Penguin Books, 2014.〔B・ヴァン・デア・コーク『身体はトラウマを記録する――脳・心・体のつながりと回復のための手法』柴田裕之訳、杉山登志郎解説、紀伊國屋書店、2016年〕

van Steensel, Francisca J. A., and Emma J. Heeman. "Anxiety Levels in Children with Autism Spectrum Disorder: A Meta-Analysis." *Journal of Child and Family Studies* 26, no. 7 (2017): 1753–1767. http://doi.org/10.1007/s10826-017-0687-7.

Vygotsky, Lev S. Mind in Society: The Development of Higher Psychological Processes. Edited by Michael Cole, Vera John-Steiner, Sylvia Scribner, and Ellen Souberman. Cambridge, Massachusetts: Harvard University Press, 1978.

Waller, Erika M., and Amanda J. Rose. "Brief Report: Adolescents' Co-Rumination with Mothers, Co-Rumination with Friends, and Internalizing Symptoms." Journal of Adolescence 36, no. 2 (2013): 429–433. doi:10.1016/j.adolescence.2012.12.006.

White, Nia, and Richard P. Hastings. "Social and Professional Support for Parents of Adolescents with Severe Intellectual Disabilities." *Journal of Applied Research in Intellectual Disabilities* 17, no. 3 (2004): 181–190.

Wieder, Serena. "PLAY: The Window into the Child's Emotional Experiences." Profectum Foundation. https://profectum.org/wp-content/uploads/2015/03/PLAY-HANDOUT.pdf（2018年8月16日アクセス）

Wieder, Serena, and Stanley Greenspan. "Developmental Pathways to Mental Health: The DIR Model for Comprehensive Approaches to Assessment and Intervention." In *The Handbook of Training and Practice in Infant and Preschool Mental Health* edited by Karen Moran Finello, 377–401. San Francisco: Jossey-Bass, 2005.

Wieder, Serena, and Harry Wachs. *Visual/Spatial Portals to Th inking, Feeling and Movement: Advancing Competencies and Emotional Development in Children with Learning and Autism Spectrum Disorders*. Mendham, NJ: Profectum Foundation, 2012.

Winnicott, Donald W. "The Theory of the Parent-Infant Relationship." In *The Maturational Processes and the Facilitating Environment*, 37–55. New York: International Universities Press, 1960.

Yogman, Michael, Andrew Garner, Jeffrey Hutchinson, Kathy Hirsh-Pasek, and Robert Michnick Golinkoff. "The Power of Play: A Pediatric Role in Enhancing Development in Young Children." *Pediatrics* 142, no. 3 (2018): e20182058.

Zeltzer, Lonnie K., and Christina Blackett Schlank. *Conquering Your Child's Chronic Pain*. New York: HarperCollins,

2005.
ZERO TO THREE. "National Parent Survey Overview and Key Insights." Updated June 6, 2016. https://www.zerotothree.org/resources/1424-national-parent-survey-overview-and-key-insights.
ZERO TO THREE. *Diagnostic Classification of Mental Health and Developmental Disorders of Infancy and Early Childhood, Revised (DC:0-3R)*. Washington, DC: ZERO TO THREE, 2005.〔Zero to Three [編]『精神保健と発達障害の診断基準：0 歳から 3 歳まで』本城秀次、奥野光訳、ミネルヴァ書房、2000 年／邦訳は 1994 年版に基づく〕
ZERO TO THREE. "Toddlers and Self-Control: A Survival Guide for Parents." Updated October 3, 2016. https://www.zerotothree.org/resources/1603-toddlers-and-self-control-a-survival-guide-for-parents.
ZERO TO THREE. "Parent Survey Reveals Expectation Gap for Parents of Young Children." Updated October 13, 2016. https://www.zerotothree.org/resources/1612-parent-survey-reveals-expectation-gap-forparents-of-young-children.

情報源

〔以下で紹介するサイトはすべて英語版だが、学びを深めるための参考として掲載する〕

著者のブログ、情報、講演依頼

モナ・デラフーク（Mona Delahooke, PhD）: www.monadelahooke.com

脳および社会的発達について

The Child Mind Institute（子どもの精神学会）: https://childmind.org
The Center on the Developing Child（子ども発達センター）: https://developingchild.harvard.edu
The NeuroRelational Framework (NRF) Institute: Research To Resilience（神経関係性フレームワーク学会）: http://www.nrfr2r.com
Mindsight Institute（マインドサイト・インスティチュート）: https://www.mindsightinstitute.com/team
ティナ・ブライソン（Tina Bryson, PhD）: https://www.tinabryson.com

マインドフルネスおよびマインドフル・セルフ・コンパッションについて

UCLA Mindful Awareness Research Center（ULCA マインドフル・アウェアネス研究センター）: https://www.uclahealth.org/marc/
Mindful（マインドフル）: https://www.mindful.org/about-mindful/
スーザン・カイザー・グリーンランド（Susan Kaiser Greenland）: https://www.susankaisergreenland.com
Center for Mindful Self-Compassion（マインドフル・セルフ・コンパッションのためのセンター）: https://centerformsc.org
リック・ハンソン（Rick Hanson, PhD）: https://www.rickhanson.net

親を介した介入および学際的トレーニング

DIR フロアタイムモデル

The Profectum Foundation（プロフェクタム財団）: https://profectum.org/about/dir/
The Play Project（プレイ・プロジェクト）: https://www.playproject.org
The Interdisciplinary Council on Development and Learning（発達と学習のための多分野統合型委員会）: http://www.icdl.com

協調的・能動的ソリューション

Lives in the Balance（ライブズ・イン・ザ・バランス）: https://www.livesinthebalance.org/about-cps
ロス・グリーン（Ross Greene, PhD）: http://drrossgreene.com

感覚処理および作業療法

The Star Institute（スター・センター）: https://www.spdstar.org
The American Occupational Therapy Association（米国作業療法学会）: https://www.aota.org

ポリヴェーガル理論および応用

ステファン・ポージェス（Stephen Porges, PhD）: www.stephenporges.com
デブ・デイナ（Deb Dana, LCSW）: www.debdanalcsw.com
Rhythm of Regulation（リズム・オブ・レギュレーション）: https://www.rhythmofregulation.com

トラウマおよびトラウマ・インフォームド・ケア

National Child Traumatic Stress Network（米国国立子どもトラウマティックストレスネットワーク）: https://www.nctsn.org
Sanctuary Web（サンクチュアリ・ウェブ）: http://www.sanctuaryweb.com
Child Trauma（子どものトラウマ）: http://childtrauma.org
Trauma Center（トラウマ・センター）: http://www.traumacenter.org

* 本書を購入いただいた読者は www.pesi.com/BeyondBehaviors からワークシートや資料をダウンロードし印刷することができます〔英語版〕。

■著者紹介
モナ・デラフーク　*Mona Delahooke*
臨床心理士として30年以上の経験を持ち、子どもとその家族のケアに携わる。ニューロダイバーシティ（神経多様性）のある子どもや青年、成人の家族を支援する組織、プロフェクタム財団のシニア・ファカルティー・メンバー、ロサンゼルス郡精神衛生局トレーナー。カリフォルニア州の乳幼児メンタルヘルス分野における最高レベルの承認であるRPM（Reflective Practice Mentor）を取得。保護者のグループや研究所、学校、公共機関などで頻繁に講演、研修、コンサルテーションをおこなう。発達、行動、感情、学習の進み方に違いのある子どもたちへの、思いやりのある、人間関係に基づいた神経的発達のための介入を促進することに人生を捧げている。
著書に *Social and Emotional Development in Early Intervention: A Skills Guide for Working with Children*（PESI, 2017）がある。

■訳者紹介
花丘ちぐさ　*Chigusa Theresa Hanaoka*
ポリヴェーガル・インスティテュート・インターナショナル・パートナー
ソマティック・エクスペリエンシング®・ファカルティ
桜美林大学非常勤講師
早稲田大学教育学部国語国文学科卒業、米国ミシガン州立大学大学院人類学専攻修士課程修了、桜美林大学大学院国際人文社会科学専攻博士課程修了。博士（学術）。公認心理師。社団法人日本健康心理学会公認指導健康心理士。A級英語同時通訳者。著書に『その生きづらさ、発達性トラウマ？』（春秋社）、訳書にS・W・ポージェス『ポリヴェーガル理論入門』、ポージェス＆デイナ編著『ポリヴェーガル理論 臨床応用大全』、D・デイナ『セラピーのためのポリヴェーガル理論』、S・ローゼンバーグ『からだのためのポリヴェーガル理論』、P・A・ラヴィーン『トラウマと記憶』（以上、春秋社）他多数、共編著に『なぜ私は凍りついたのか』（春秋社）がある。
国際メンタルフィットネス研究所 代表
http://i-mental-fitness.co.jp/
ポリヴェーガル・インスティテュート・ジャパン 代表
https://polyvagalinstitutejapan.jimdofree.com/

Beyond Behaviours:
Using Brain Science and Compassion to Understand
and Solve Children's Behavioural Challenges
by Mona Delahooke

発達障害からニューロダイバーシティへ

ポリヴェーガル理論で解き明かす子どもの心と行動

2022年 9 月13日　第 1 刷発行
2024年 2 月20日　第 2 刷発行

著者――――モナ・デラフーク
訳者――――花丘ちぐさ
発行者――――小林公二
発行所――――株式会社 **春秋社**
〒101-0021東京都千代田区外神田2-18-6
電話03-3255-9611
振替00180-6-24861
https://www.shunjusha.co.jp/
印刷所――――株式会社 太平印刷社
製本所――――ナショナル製本協同組合
装丁――――鈴木伸弘

ISBN978-4-393-36568-7　C0011
定価はカバー等に表示してあります